완벽을 추구하는

인상채득

적합이 좋은 보철물 제작을 위한 정밀인상의 이해

나카무라 키미오 · 사사키 타케시 · 니시카와 토루 · 야타베 마사루 · 나카무라 준조

경희대학교 치과대학 보철과

이 성 복 교수 역

대한나래출판사

DaehanNarae Publishing, Inc.

Deokwon Bldg. #202
102-65 Yongdu-dong
Dongdaemun-gu
SEOUL 130-820, KOREA
Tel: +82-2-922-0840
Fax: +82-2-922-0841
E-mail: dhpub@chol.com
Website: www.dhpub.com

Title of the original Japanese language edition:
印象採得·精密印象を知る－適合のよい補綴物製作のために
中村公雄 外著

Translated into Korean by DaehanNarae Publishing, Inc.

ISBN 978-89-5741-091-2

Printed in Korea

간행에 즈음하여

국소의치, 총의치 또는 고정성 보철을 막론하고 적합이 좋은 보철물을 제작하는 데 있어서 근본이 되는 것은 구강내 결손부 치조제, 치열 또는 지대치의 상태와 보철물을 제작하는 모형이 동일해야 한다는 점이다. 거기에는 구강 내를 인상채득 하기 좋은 상태로 정돈하고 그 후 인상을 정확하게 채득하고 정밀하게 확인하는 과정이 요구되며, 더 나아가 정밀도 높은 모형을 제작하는 것이 필요하다. 모형상에서 정확하게 제작된 보철물을 구강 내에 장착했을 때 적절한 위치에 오지 않는 이유는 모형이 구강내 상태와 다르다는 것을 의미하며, 치과기공사가 잘못된 모형으로 보철물을 제작하게 된다. 보철물의 적합에 있어서 치과의사가 관여하는 부분은 정밀도 높은 모형을 제작할 수 있도록 구강 내의 정확한 임상을 치과기공사에게 제공하는 일일 것이다.

보철물을 제작하는 과정에 사용되는 재료를 보면 체적 변화가 큰 제품이 많고 재료를 잘못 조작하게 되면 적합이 좋은 보철물을 제작할 수 없다. 인상재도 그 중의 한 가지이며, 적절한 조작이 필요하다. 이와 함께 구강내 조직에 대한 조작, 채득한 인상이 정확한지에 대한 판단이 필요하다.

보철물의 제작과정 전반에 걸쳐 적합을 높이기 위한 특별한 방법은 없으며 이는 인상에 있어서도 마찬가지이다. 기본적인 내용을 확실하게 실천하는 것이 좋은 결과로 이어진다.

본 서는 임상 현장에서 평소에 실천하고 있는 인상의 실제, 그리고 누구에게나 가능한 정밀한 인상채득법을 해설하고 있다. 보다 정밀도 높은 보철물을 환자에게 제공하는 데 이 책이 일조하기를 바라는 바이다.

2005년 봄

나카무라 키미오

역자 서문

3박 4일 간의 스페인 출장, 번갯불에 콩볶아 먹듯이 다녀오고 있다. 모든 승객이 잠들어 있는 적막한 기내에서 사명감을 갖고 무겁게 책장을 넘긴다. 이제 20여장만 타이핑하면 또 다른 큰 기쁨을 만끽할 수 있다. 누구도 대리할 수 없는 나만의 개인적인 만족감일 것이다.

생명체의 존재 유무와 관련 없이 우주 안에는 보이지 않는 질서의 원리와 원칙이 있다고 믿는다. 그 어느 한 가지도 공들인 바 없이 저절로 잘 되고 풍성하게 열매 맺는 법은 없다. 그것이 인과응보의 진리이고 이 우주의 질서를 창조하는 공정하고도 엄격한 법칙이라고 믿는다. 순리의 삶이란 그 같은 질서를 믿고 따르는 것을 의미한다.

모든 사람들이 제각기 맡은 바 전문분야에서 열심히 일하고 자기 몫을 충실히 꾸려내야 우리 사회는 건강하고 함께 살아가는 이웃들이 서로 고맙게 느껴질 것이다.

집배원은 우편물을 배달하고, 소방대원은 소방차에 물을 가득 채워놓고 화재현장으로 달려가기 위해 대기하고, 환경미화원은 거리를 열심히 청소하듯이 서로 나누어 맡은 자신의 몫을 해낼 때 이 세상은 건강한 유기체로서 존재할 수 있고 모든 일이 원활하게 소통될 것이다.

더불어 살고 있는 우리 사회는 서로 각자가 맡은 바를 훌륭하게 수행해 주기를 바라고 또 촉구한다. 역시 세상으로부터도 많은 주문을 받고 있다. 우리 사회의 도덕성이 건강하도록 모든 국민들은 남의 잘못을 지적할 줄도 알고 바로잡을 줄도 알아야 한다. 인간이라는 생명체가 살고 있는 이 지구상에서 결과적으로 이루어진 일들, 그 일이 이루어질 때마다 참 많은 애를 써야 하고 또 애가 탈 때도 많은 줄로 안다. 우리 몸에 어디엔가 '애' 가 있는 것만 같다. 애를 써야 일이 되고, 애가 탈 때 일이 이루어지고, 크고 어려운 일은 애간장이 녹는 듯해야 일이 이루어짐을 우리는 너무나 잘 알고 있지 않은가.

부지런한 농부가 땀 흘려 농사를 지어야 가을의 추수 마당이 풍요로운 것과 같이, 치의학도들은 전문인의 길로 들어서기 위해 수도정진에 큰 공을 들여야 비로소 치과의사로서의 인격과 인품, 그리고 실력을 발휘할 수 있다고 믿는다.

책을 한 권 다 읽을 때마다 나는 새롭게 탈바꿈하는 것을 느낀다. 곤충이나 동물이 자신의 묵은 껍질을 벗을 때에도 많은 고통 끝에야 이루어지는 일이지만, 책을 번역한다는 탈바꿈의 과정 역시 뇌와 눈, 그리고 엉덩이에 많은 통증을 느껴야 결론을 볼 수 있다. 하지만 책을 읽고 있는 그 순간순간들은 모두 나에게 너무나 행복한 일이었다. 이렇게 깔끔하게 잘 정리된 원서를 기쁜 마음으로 음미할 수 있는 능력을 주신 주님, 이렇게 미련하도록 건강한 지구력을 물려주신 부모님께 감사드리고 싶다.

2007년 3월 16일 대한항공 기내에서

경희대학교 치과대학

동서신의학병원 치대병원 생체재료보철과장

심미치과센터 소장, 교수 **이 성 복**

목차

제 3 장 총의치의 인상채득 91

제1장 크라운 브릿지의 인상채득

나카무라 키미오/사사키 타케시/니시카와 토루

개 요

제1장 크라운 브릿지의 인상채득

나카무라 키미오/사사키 타케시/니시카와 토루

영속성이 높은 보철치료를 지향하며

우리 치과의사는 자신이 장착한 보철물이 환자의 구강 내에서 장시간 유지되기를 바라며 치료에 임하고 있지만 보철물 제작에 필요한 조건을 지키지 않아 다시 치료하게 되는 경우가 많은데 그것은 매우 유감스러운 일이다. 구강 내에 장착한 보철물의 예후를 보다 확실하게 하기 위해서는 보철치료 과정에서 다양한 배려가 필요한데 보철물의 적합성을 높이는 작업은 그 중에서도 가장 중요하다고 할 수 있다. 보철물의 적합성을 높이기 위해서는 매끄러운 면과 margin line을 갖고 언더컷이 없는 적절한 지대치형성과 형성면을 정확하게 재현하는 정밀인상이 중요하며 그러기 위해서는 각 치료과정을 확실하게 수행할 필요가 있다.

본 장에서는 적합의 정밀도를 높이고 영속성이 있는 보철치료를 실천하기 위한 견해와 그 실천 방법에 대해 설명하겠다.

보철치료에 임하기 전 치주조직의 정비

치과치료의 목표가 (1) 치아, 치열의 장기유지 및 안정과 (2) 치료결과의 영속성에 있음에도 불구하고 현실에서의 치과치료는 약 80%가 재치료라고 한다. 보철물 자체의 기능과 심미장애, 이탈 또는 파손 등도 그 원인의 한 가지가 되고 있는데 대부분의 재치료는 이차우식이나 치근파절 또는 근단병변 등의 지대치 문제와 지대치 주위 치주조직의 상실에 기인하는 것들이다(그림 1-1~1-3).

두 가지에 공통되는 내용은 환자나 술자 입장에서 청소하기 곤란한 상태가 많고 치료결과를 장기적으로 유지하기 위해서는 청소하기 용이한 조건을 어떻게 조성하느냐에 달려있다고 해도 과언이 아니다. 깊은 치주낭이나 골의 형태 이상, 치은연하 우식 등 치주조직에 문제가 있는 상태에서 보철치료를 진행하면 정밀한 작업이 불가능할 뿐만 아니라 적합 정밀도가 높은 보철물을 제작하기가 곤란하다.

특히 sulcus 내에 마진을 설정하는 보철물의 경우에는 치은에 염증이 있으면 형성, 인상 등 적합성에 영향을 미치는 처치를 완벽하게 진행할 수 없다. 아무리 정밀하게 보철치료를 했더라도 잔존하는 치주조직의 문제는 청소성을 떨어뜨리며, 지대치의 예후를 불안하게 만든다. 치주조직의 문제를 해결하고 치주조직을 청소하기 양호한 상태로 정돈하는 것이 보철물의 영속성을 높이는 첫걸음이 된다(그림 1-4, 1-5).

적합이 좋은 보철물의 제작을 위해

치주조직을 정돈하고 보철치료 환경을 확립했을 때 비로소 지대치형성을 하고 인상을 채득한다. '삭제한 부분을 확실하게 처리하고 청소하기 용이한 보철물을 제작한다' 는 보철치료의 기본을 달성하기 위해서는 다음의 필수과정이 필요하다.

1. 매끄러운 형성면과 margin line을 갖고 언더컷이 없는 지대치형성을 한다(그림 1-6).

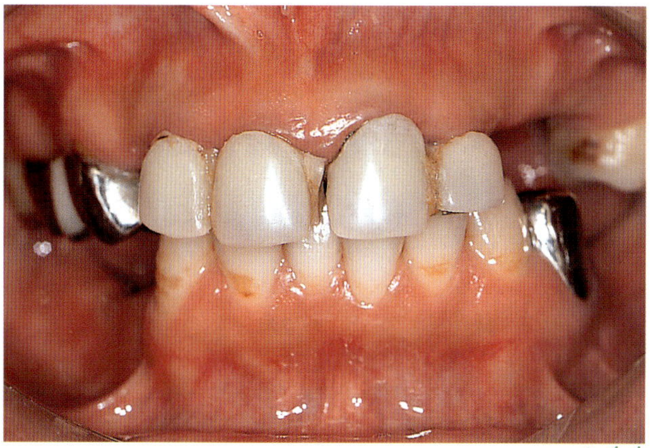

▲ 1-1

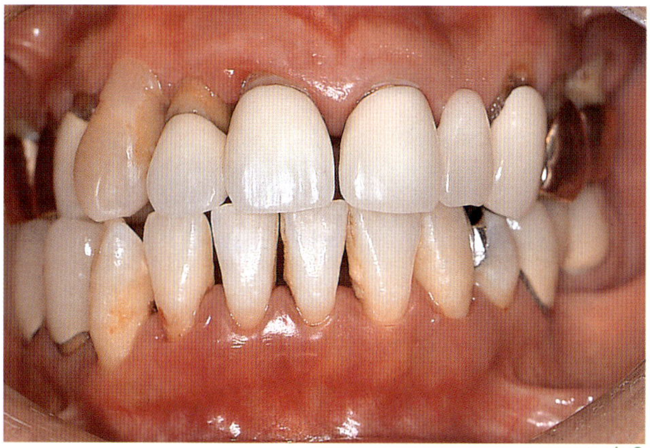

▲ 1-2

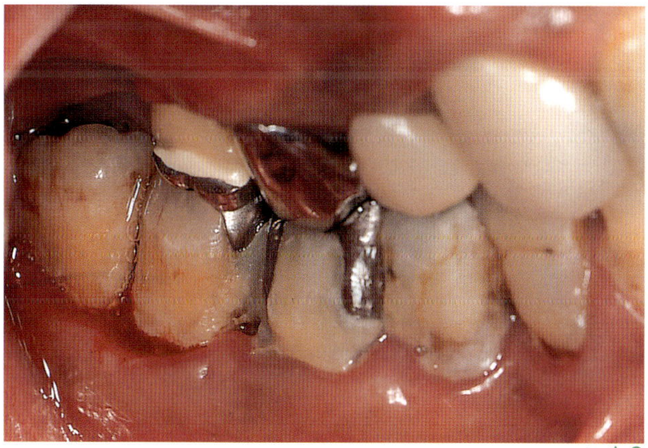

▲ 1-3

[보철치료를 시작하기 전 치주조직의 정비]

그림 1-1~1-3. 보철치료를 다시하게 되는 주요 원인은 이차우식이나 치근파절, 근단병소 등의 지대치 문제, 지대치 주위 치주조직의 상실이다. 보철치료를 시작하기 전에 청소하기 용이한 환경을 조성하는 것이 중요하다.

2. 구강 내에 조화로운 임시 보철물을 제작하고 치과기공사에게 사이드의 형태와 교합에 관한 정보를 정확하게 전달한다(그림 1-7).
3. 정밀한 인상채득을 한다(그림 1-8~1-10).

특히 인상채득은 지대치의 정보(원형)를 정확하게 기공소(모형)에 전달하는 중요한 과정이며, 적합성이 높은 보철물을 제작하기 위해서는 원형=모형이 되도록 다양한 배려가 필요하다. 또한 적합성 향상에 반드시 필요한 micro 기공의 효과를 더 발휘할 수 있도록 확대경(그림 1-11)이나 현미경을 이용해 지대치를 활택하게 형성하는 것이 중요하다.

[인상채득시 염증이 없는 건강한 치은환경을 만든다]

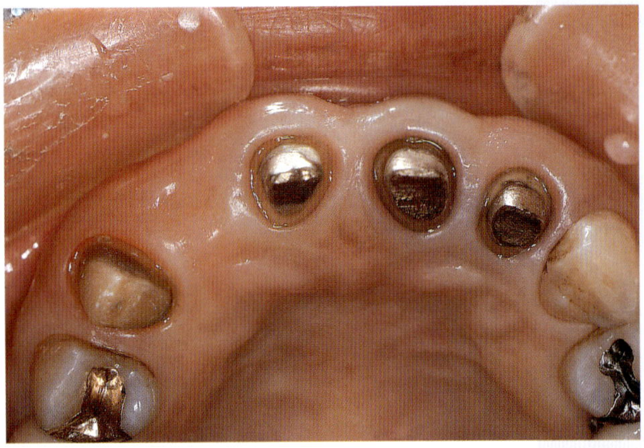

그림 1-4. 인상채득시 염증이 없는 건강한 치주조직으로 정비하는 것이 중요하다.

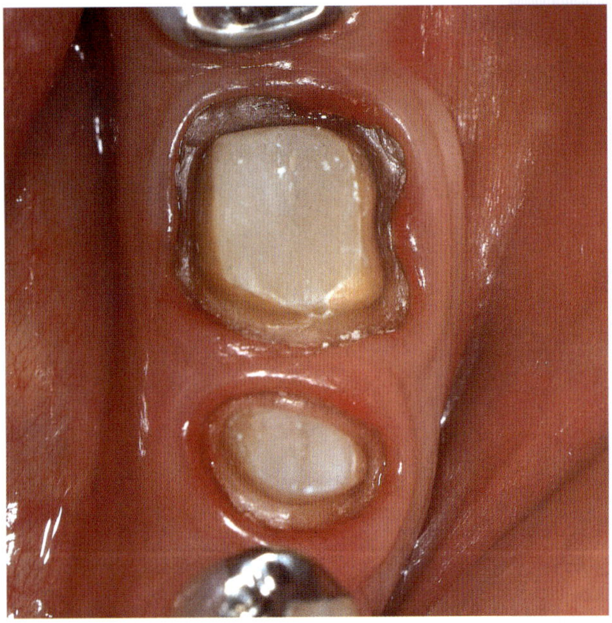

그림 1-5. 치은에 염증이 있는 상태. 이러한 상태는 형성, 인상 등 적합성에 영향을 미치는 처치를 꼼꼼하게 진행하기가 곤란하다.

Point

보철치료를 시작하기 전 치주조직의 정비

청소하기 용이한 치주환경의 확립

깊은 치주낭, 골의 형태이상, 치근분지부 병변, 치은치조점막의 문제, 치은연하우식, 치아의 위치이상, 결손부 치조제의 형태이상 등을 해결한다.

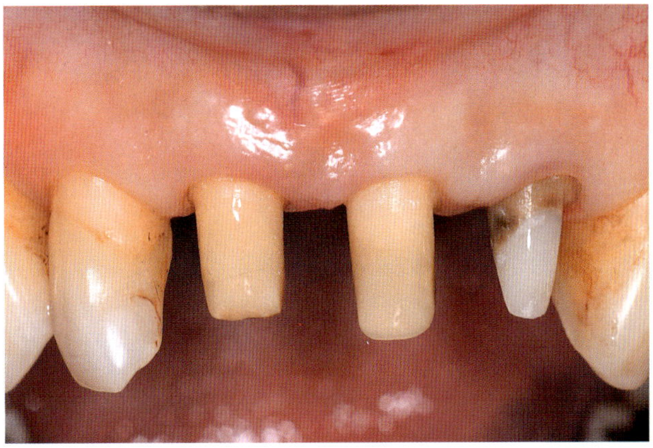

[언더컷이 없는 이행적인 지대치형성]

그림 1-6. 형성면은 언더컷이 생기지 않도록 주의하고 활택하게 정리한다. Margin line은 연속성을 갖고 예리하게 마무리한다.

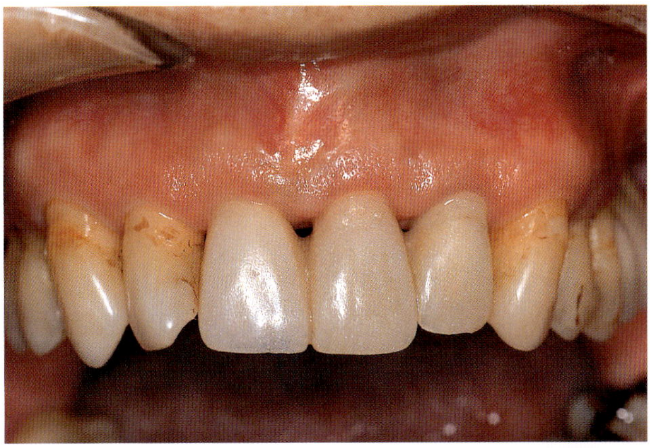

[임시 보철물]

그림 1-7. 구강 내에 조화를 이루는 임시 보철물을 제작하고 형태와 교합에 관한 정보를 기공측에 전달한다.

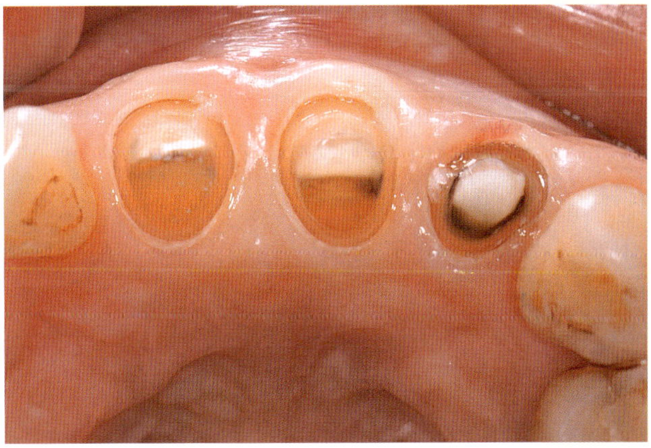

[정밀 인상채득]

그림 1-8. 치은압배하고 인상을 준비한다.

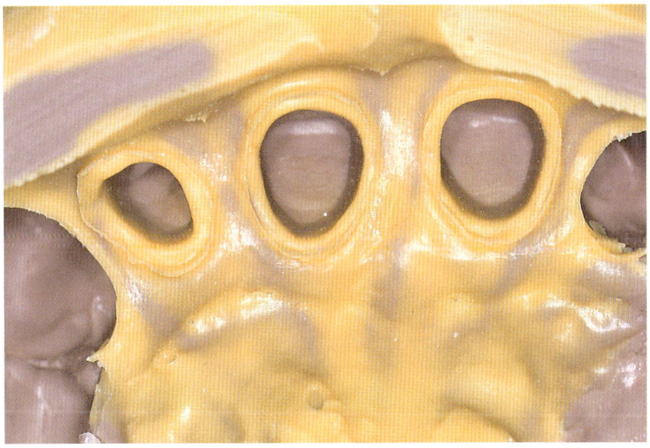

그림 1-9. 지대치의 정보(원형)를 기공측(모형)에 정확하게 전달한다.

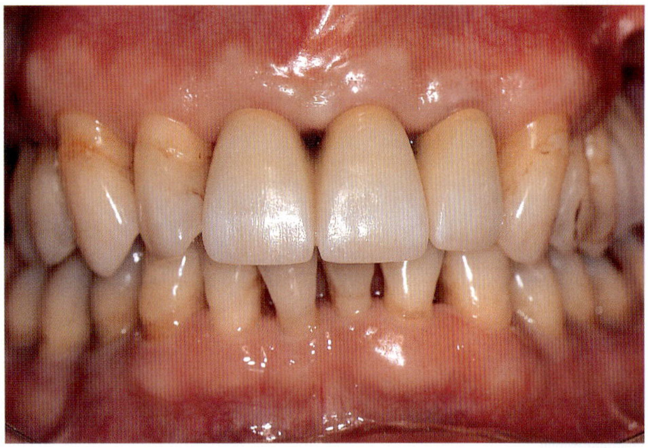

[보철물 장착]

그림 1-10. '삭제한 곳을 확실하게 처리하고 청소하기 좋은 보철물을 제작한다' 라는 보철치료의 기본을 달성하였다.

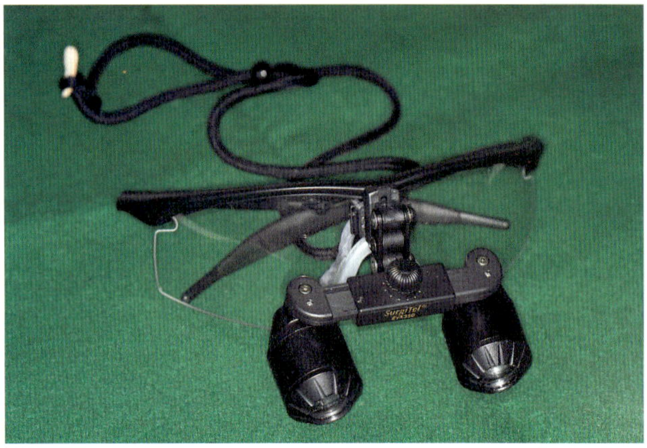

[확대경]

그림 1-11. 3~5배 확대해 작업하면 정밀한 치료가 가능해진다.

Point

보철치료의 기본

- 삭제한 곳을 확실하게 처리한다.
- 청소하기 좋은 보철물을 제작한다.

Point

적합성이 높은 보철물을 제작하려면

- 확대한 상태에서 적절한 지대치 형성(활택한 형성면과 margin line, 언더컷이 없는 축면).
- 정밀인상(원형=모형이 기본).
- 최종 보철물의 지표가 되는 임시 보철물의 조정.

정밀인상채득 원형=모형을 지향하며

치은압배: 형성시

Sulcus 내에 margin line을 설정할 경우 마진부를 명시하고 치주조직이 훼손되지 않도록 지대치를 형성하려면 치은압배가 필요하다. 보통 치은압배는 혈관수축제(보스민 등)를 적신 면사에 의한 기계화학적 압배법을 이용한다.

그러나 치주조직의 상태(치주외과 처치의 유무, 방법 등)에 따라 치아와 치은의 부착양식에 차이가 있고 sulcus의 깊이도 다르기 때문에 압배사의 두께, 종류 및 압배기의 형상을 고려할 필요가 있다.

[생물학적 폭경이 확립되어 있는 경우]

치주낭을 제거할 목적으로 치주외과 처치를 하고 골 레벨을 조정하고 확인해 생물학적 폭경(그림 1-12)을 확립할 경우 완성된 sulcus는 상당히 얕아지므로(1mm 이하) 우리들은 가는 압베사(GinPack #0[井上 attachment]나 Ultrapak #000[Yoshida], 그림 1-13)와 폭과 두께가 얇은 압배기(Hu-Friedy, 그림 1-14)를 사용해 압배를 하고 있다. 이때 부착이 파괴되지 않도록 주의하면서 적절한 압배압(15~20g)으로 치은연을 측방으로 밀듯이 삽입해 간다. 압배사를 너무 깊게 삽입하면 조직이 훼손될 수 있으므로 주의가 요구된다.

압배사를 삽입해 치은을 배제하고 연상에 노출된 치아를 치은연의 위치까지 형성하면 sulcus 내에 약 0.3~0.4mm의 깊이로 margin line을 설정할 수 있다(그림 1-15~1-19). 생물학적 폭경이 확립되어 있으므로 술후에 걱정되는 치은퇴축에 의한 마진의 노출위험이 낮다고 생각되며, 얕은 margin line은 심미성과 청소성이 양호한 장기적 예후를 기대할 수 있는 조건이라 생각된다.

[생물학적 폭경의 확립을 확인할 수 없는 경우]

치주외과를 생략하는 경우 골 레벨을 확인할 수는 없지만 치주조직이 건강하고 생물학적 폭경이 확립되어 있다고 생각된다면(sulcus는 1~2mm의 얕은 상태) sulcus 내의 약간 깊은 위치(0.5~0.7mm)에 margin line을 설정한다. 생물학적 폭경의 존재가 불확실(그림 1-20)하고 깊은 sulcus(2~3mm), 긴 상피성 부착이 잔존하는 경우는 치은변연의 위치가 불안정해지고 술후 치은퇴축 가능성이 높기 때문에 미래에 마진이 노출될 가능성이 있다는

[생물학적 폭경이 확립되어 있을 때]

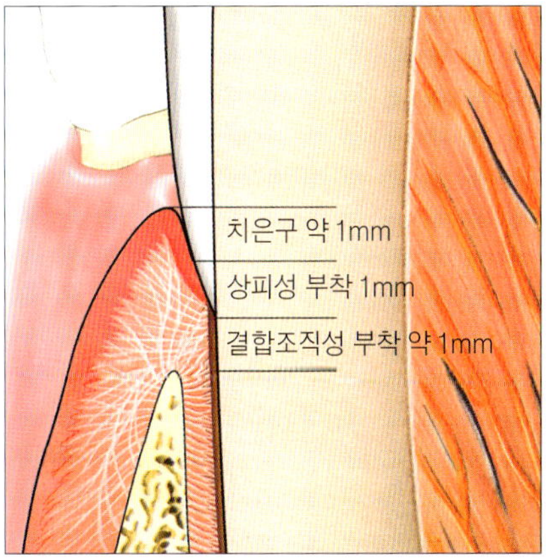

그림 1-12. 생물학적 폭경이 확립되어 있는 순측 중앙부 단면도.

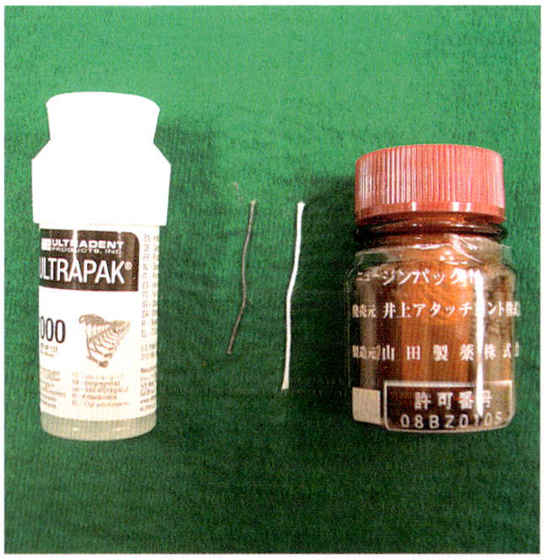

그림 1-13. 가는 압배사 Ginpack #0(井上 attachment)과 Ultrapak #000(Yoshida).

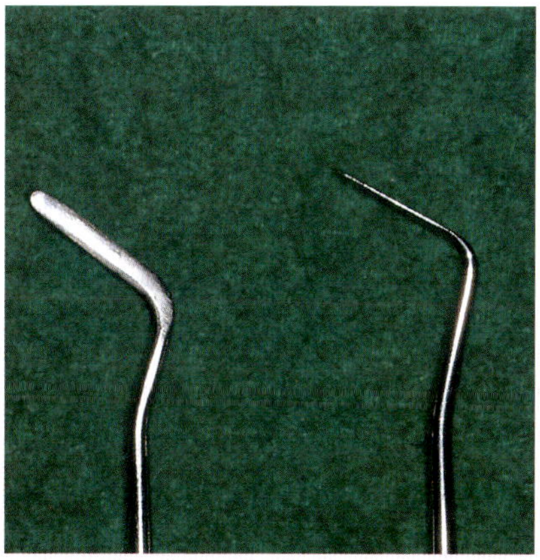

그림 1-14. 폭, 두께가 얇은 압배기구(Hu-friedy).

[생물학적 폭경이 확보되었을 때 crown margin의 위치/sulcus 내에 약 0.3~0.4mm]

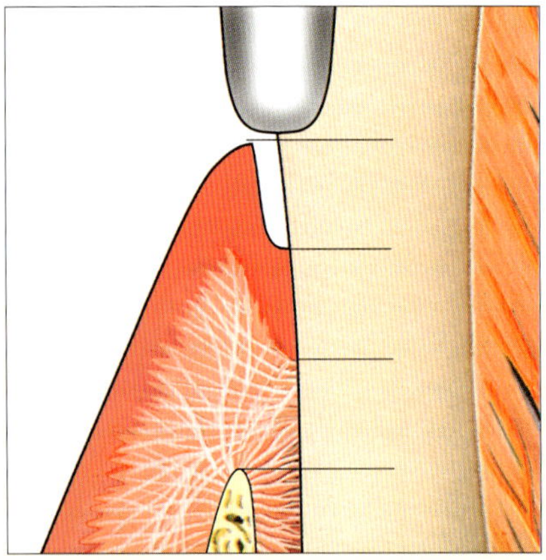

그림 1-15. 압배 전에 치은연을 따라 형성하고 치은연상의 형성이 거의 종료되었다.

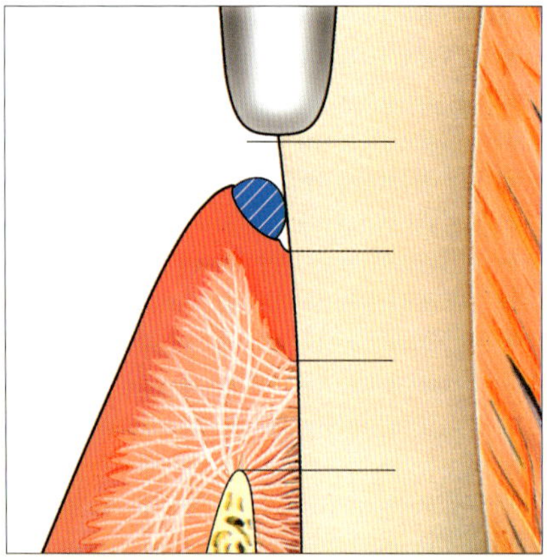

그림 1-16. Ginpack #0 또는 Ultrapak #000의 압배사로 압배하면 0.3~0.4mm 정도 근단측에 치은이 압배되고 치근이 노출한다.

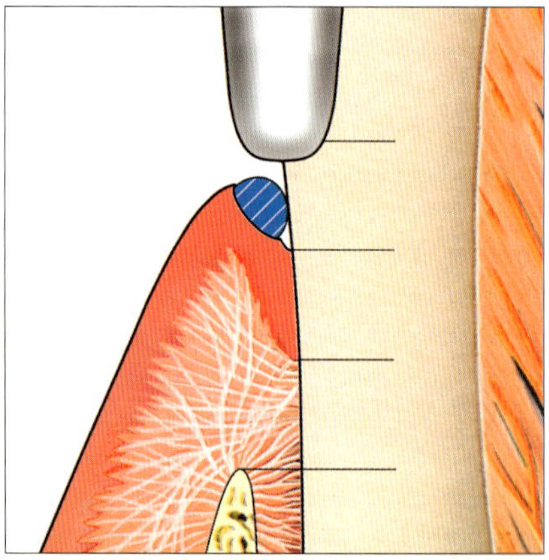

그림 1-17. 압배사를 삽입한 상태에서 치은연상에 노출한 부분을 형성한다.

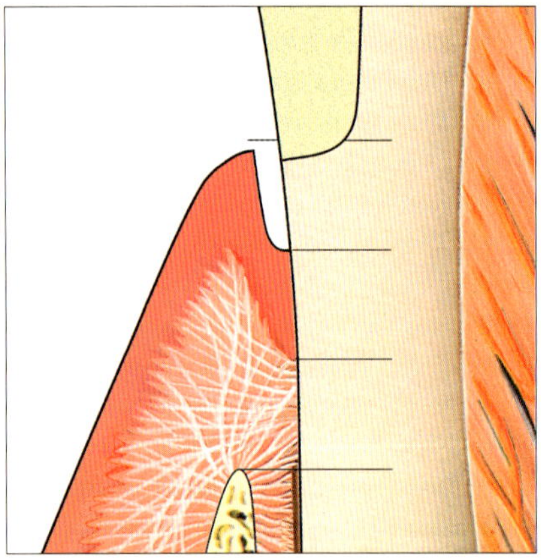

그림 1-18. 압배사를 분리하면 치은이 원래의 높이로 돌아와 sulcus내 마진이 된다.

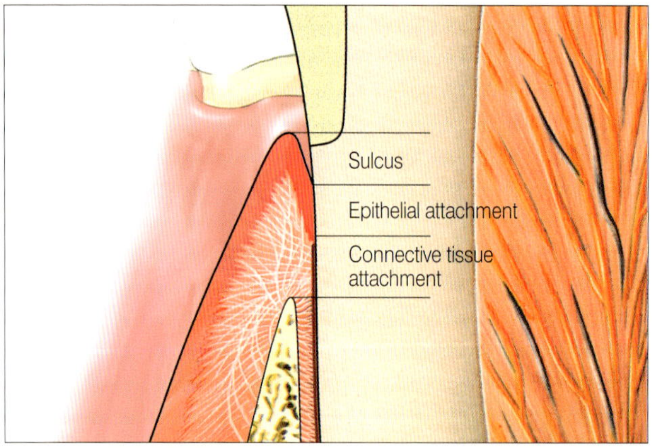

그림 1-19. 생물학적 폭경이 확보된 crown margin의 위치. Sulcus내 마진은 치은연에서 치근단측으로 약 0.3~0.4mm, 골정에서 약 2.5mm 위치가 된다. 치은연에서 sulcus저까지는 약 1mm이다.

점을 환자에게 이해시킨 후 치료를 진행하는 것이 좋다. 이때 가는 압배사로 압배하려고 해도 압배사가 치은연에서 근단측으로 완전히 들어가 묻혀버려 압배 역할을 하지 못하기 때문에(그림 1-21) 두꺼운 압배사(Ultrapak #00, 그림 1-22)를 사용하는데 sulcus가 깊으면 두꺼운 실을 사용해도 치은을 완전히 배제하기가 곤란하며 치은연에서 근단측을 더 형성할 필요가 증가해 치은을 훼손할 수 있다(그림 1-23). 또한 두꺼운 압배사를 사용하면 부착이 파괴될 위험이 있고(그림 1-24), 두꺼운 압배사를 쉽게 삽입할 수 있는 상태는 건강한 치주조직이라 할 수 없으며, 보철치료가 가능한 환경이 아닌 경우가 많다. 과도한 압배조작으로 부착을 침범하거나 마진위치를 너무 깊게

[생물학적 폭경의 존재가 불분명한 경우]

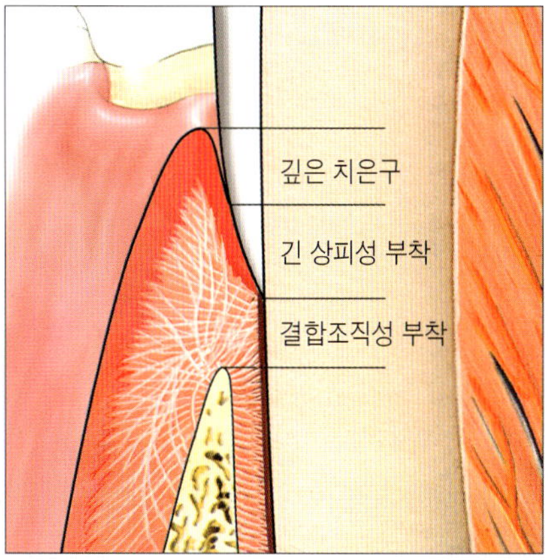

그림 1-20. 생물학적 폭경이 불분명한 경우의 순측 중앙부 단면 모식도.

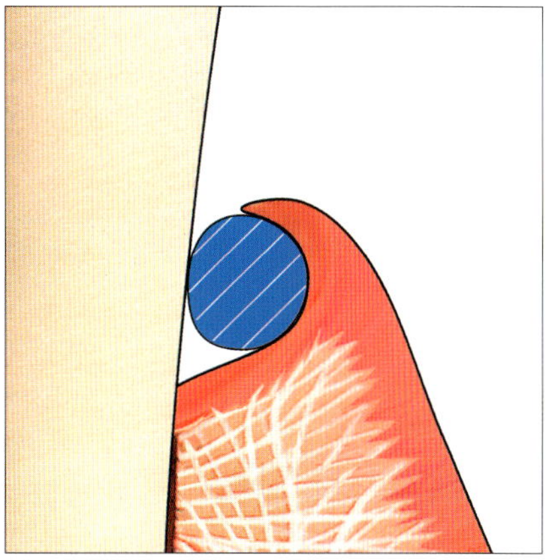

그림 1-21. Probing depth가 2~3mm 정도인 경우 가는 압배사로 압배하면 압배사가 완전히 치은연에서 치근단측으로 들어가 압배 역할을 못하게 된다.

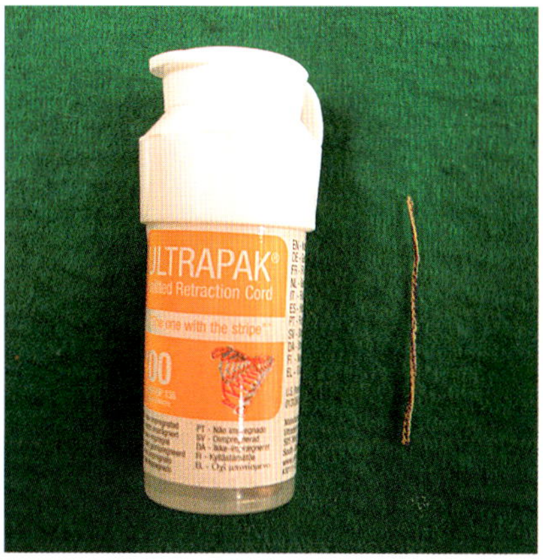

그림 1-22. 깊은 sulcus에는 두꺼운 압배사(Ultrapak #00)를 사용한다.

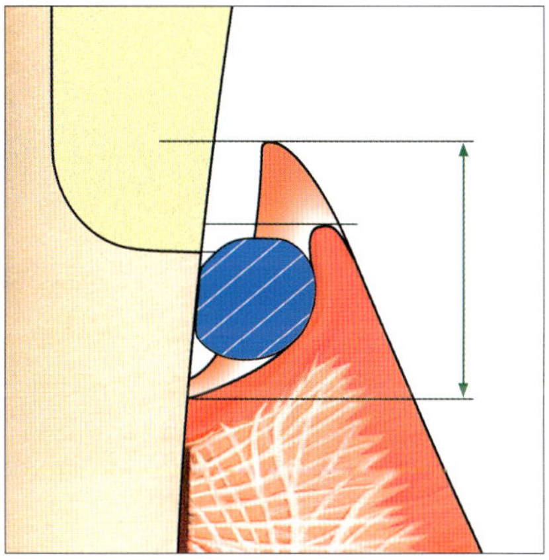

그림 1-23. Probing depth가 2~3mm 정도 있는 경우 두꺼운 압배사로 압배하게 되는데 치은을 압배해도 치은연에서 치근단측을 형성해야 하기 때문에 압배사를 삽입해도 버에 의한 치은의 손상을 피하기는 곤란하다.

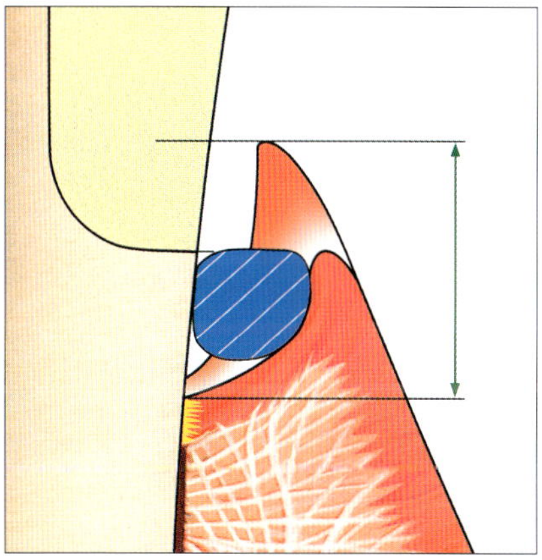

그림 1-24. 마진부를 명시하기 위해 두꺼운 압배사를 사용하거나 이중압배를 하면 누르는 힘이 강하게 작용해 치주조직을 훼손하기 쉽다.

설정해 청소가 곤란하지 않도록 주의한다.

또한 최종형성이 종료된 후에는 임시 보철물을 세밀하게 조정하고 치태조절을 충분히 하도록 환자를 지도해 인상시 염증이 없는 건강한 치은으로 정돈하는 것이 중요하다.

Point

형성시 치은압배

- 마진부를 명시한다.
- 치주조직을 보호한다.

Point

인상시 치은압배

- Margin line을 명시한다.
- Margin line에서 근단측 치은과 치근면 사이에 인상재를 위한 공간을 확보한다.
- 침출액을 배제한다.

Point

치은압배시 주의사항

- 적절한 두께의 압배사를 선택한다.
- 적절한 압력(15~20g)으로 압배한다.
- 압배하면서 마진부 형성이 부족한 부분이 있는지 확인한다.

치은압배: 인상시

인상시 치은압배는 치은을 치아의 형성 한계부에서 분리하고 다음과 같은 목적으로 시행한다.

1. Margin line을 명시한다.
2. 근단측 치은과 치근면 사이에 인상재가 주입될 수 있는 공간을 확보한다.
3. 침출액을 배제한다.

보통 최종형성과 인상은 다른 날에 진행하는 경우가 많고 인상전 압배시 margin line의 설정 위치나 마진부의 연속성, 유리 에나멜의 유무를 재확인하고 부족한 부분이 있다면 수정한 후 인상을 채득한다.

최종형성이 종료되더라도 다음 날 부족한 부분이 발견되거나 치은변연의 위치가 형성시와 차이가 있는 경우가 있으므로 이 단계의 확인 작업은 중요하다.

형성시와 마찬가지로 sulcus의 깊이에 맞게 압배사의 두께를 선택하고 치주조직이 훼손되지 않도록 적절한 압력으로 압배하는 것이 중요하다.

쉽게 인상하기 위해 이중압배를 하는 경우가 있는데 압배사를 이중으로 사용하면 내측 코드를 심하게 눌러 부착이 손상될 위험이 있다. 생물학적 폭경이 확립되어 있는 경우 이중압배는 곤란하며, 2개의 압배사가 쉽게 삽입되는 상태는 sulcus가 건강하지 못한 경우가 많다.

압배 요령

1. Sulcus 깊이에 맞게 적절한 두께의 압배사를 선택한다. 너무 가늘면 치은구의 입구는 폐쇄되고, 너무 두꺼우면 압배사가 치은구에서 밀려나온다. 경우에 따라서는 실 한 가닥을 빼내 압배사를 가늘게 한다. 하얀 압배사보다 검정색 압배사(그림 1-25)가 유리 에나멜질 같은 마진 확인이 용이하다.
2. 치아 전체 둘레보다 약간 길게 압배사를 자르고 보스민(지혈제)에 적신다. 이때 연구용 모형을 참고하면 알기 쉽다.
3. 치아 주위를 가볍게 건조시키는데 유수치는 너무 건조시키지 않도록 주의할 필요가 있다. 비교적 삽입이 용이한 인접면부터 시작하고 시계반대방향으로 압배를 진행한다. 실이 풀리지 않도록 얇고 폭이 좁은 압배기를 사용하여 치근면을 따라 회전시키면서 치은구 입구를 밀어내듯이 압배사를 삽입한다(그림 1-26). 삽입된 압배사의 끝을 삽입해 가는 방향에 대해 반대방향으로 조작하면서(그림 1-27) 나머지 1/4 부분까지 진행한다. 이 시점에서 치아주위길이를 예측하고 압배사를 필요한 길이로 자른다. 삽입이 곤란한 부분은 무리하게 진행하지 말고 압배사를 약간 길게 남겨 삽입하기 쉬운 부분부터 진행하고 삽입하기 곤란한 치은구에 압

[압배 요령]

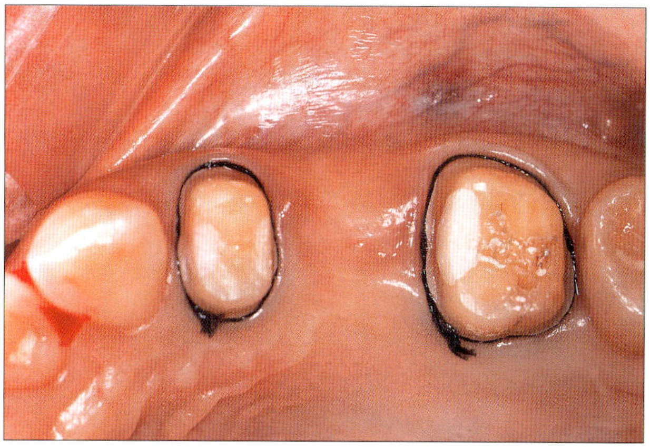

그림 1-25. 검은 압배사를 사용하면 마진부의 확인이 쉽다.

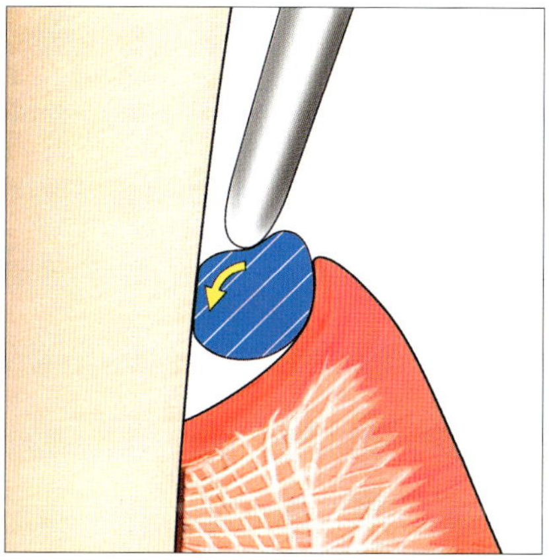

그림 1-26. 압배사를 치근면을 따라 회전시키듯이 압배기구를 사용하면 압배사를 쉽게 삽입할 수 있다.

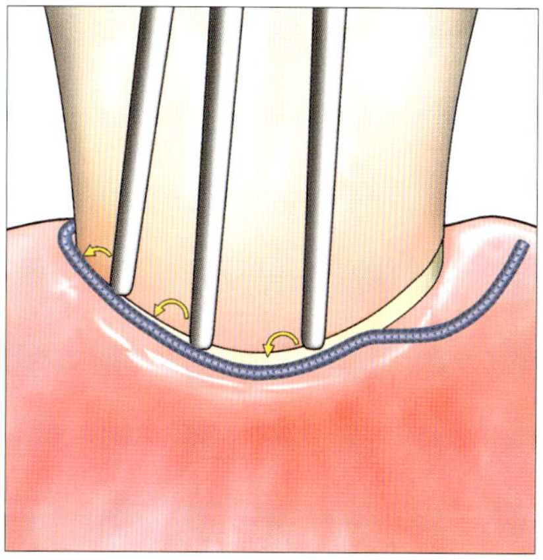

그림 1-27. 압배사를 삽입해 가는 방향에 대해 약간 반대방향으로 힘을 가하면서 sulcus 내에 확실하게 삽입한다.

배사를 다시 삽입한다.

4. 양쪽 끝의 겹치는 부분이 약 2mm가 되는 곳에서 압배사의 한쪽 끝을 남겨 삽입을 종료한다. 가볍게 바람을 쏘이고 치은구에서 압배사가 밀려나오지 않았는지 확인한다.

인상채득

인상 정밀도에 대해서는 실험적으로 인상재의 종류나 인상 방법에 따라 다소 차이가 있다는 연구가 소개되고 있다. 그러나 임상에서는 치주조직의 조절, 지대치형성 및 치은압배 등 인상정밀도에 영향을 미치는 요인이 많고, 인상재 종류와 인상법은 한 가지 요인으로 평가할 필요가 있다.

적합이 좋은 보철물을 제작하기 위해서는 인상의 정밀도를 좌우하는 작업을 확실하게 진행하고 인상면의 확인에서 기공작업을 포함한 임상 시스템의 확립이 중요하다.

인상재

현재 일반적으로 최종인상용으로 이용되는 인상재에는

[인상재]

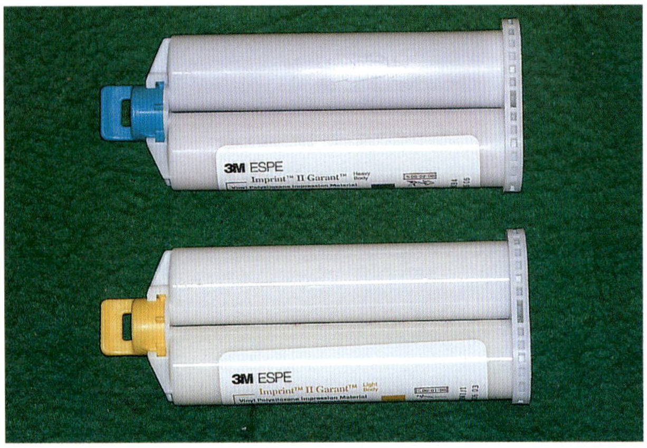

그림 1-28. 크라운 브릿지의 정밀인상에는 친수성 부가중합형 실리콘인상재(Imprint Ⅱ : 3M ESPE)를 사용하고 있다.

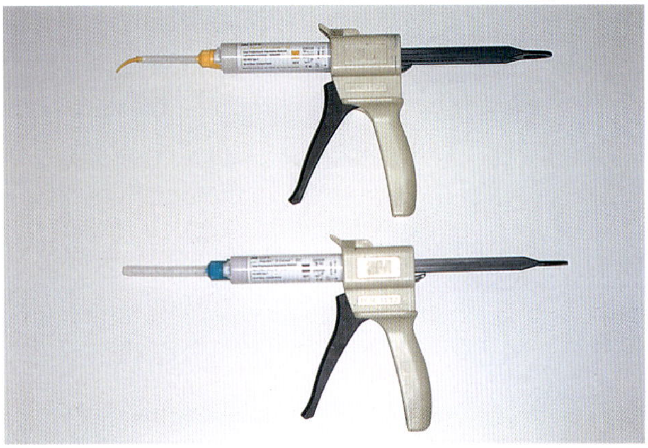

그림 1-29. Mixing tip이 있는 gun type을 사용할 수 있다.

Point

인상재(크라운 브릿지)

- 한천과 알지네이트
- 실리콘러버
- 폴리설파이드러버 · 폴리에테르러버 등
  체적정밀도, 경시적 변화, 인상재와 석고의 친화력, 조작성, 조작시간, 비용 등 인상재의 특징을 이해하고 증례에 맞게 선택한다.

한천, 한천과 알지네이트 연합, 실리콘러버나 폴리설파이드러버 등의 러버계 인상재가 있다. 이들 인상재 중에 재현 정밀도에 문제가 있는 제품은 없다고 생각되며, 지대치의 조건이나 숫자 등의 증례를 고려해 선택하는 것이 중요하다. 또한 인상재의 사용은 인상법과 마찬가지로 친화성이 커다란 영향을 미치므로 치과기공사와의 관계도 고려하면서 인상재를 능숙하게 사용할 필요가 있다.

우리들은 체적 정밀도나 경시적인 변화, 인상재와 석고의 친화성, 조작성 및 조작시간을 고려해 크라운 브릿지의 정밀인상에는 주로 친수성 부가중합형 실리콘인상재(Imprint Ⅱ : 3M ESPE)를 사용하고 있다(그림 1-28).

이 인상재는 친수성이 좋고 정밀도가 높으며 체적 변화가 매우 적어 뛰어난 물성을 갖는다. 조작시간과 경화시간이 짧고, mixing tip이 있는 gun type(그림 1-29)이므로 연화도 용이하며, 기포가 적은 균질한 페이스트를 얻을 수 있다. 단점으로는 구강 내에서 인상재를 철거하기가 곤란하며, 개량되기는 했지만 잘 찢어지고 고가라는 점을 들 수 있다.

단관이나 소규모 브릿지이며 비용적인 측면을 고려해야 하는 증례는 조작성이 좋고 인상시간도 짧은 한천+알지네이트 혼합인상을 사용하고 있다.

인상법

인상채득 시 사용하는 트레이는 인상재의 종류나 목적에 따라 달라진다. 크게 분류하면 기성 트레이를 사용하는 경우와 레진제 개인 트레이를 사용하는 경우가 많다. 또한 전악 트레이와 부분 트레이가 있는데 인레이처럼 교합에 대한 영향력이 적은 소규모 수복 이외에는 기본적으로 전악 트레이를 사용하는 것이 바람직하다.

우리들은 정밀인상을 채득할 경우 전악적인 개인 트레이(치열 트레이)를 사용하고 조도(稠度)가 다른 wash와 heavy body에 의한 연합인상 1회법을 이용하는 경우가 많다.

[기성 트레이]

망트레이(그림 1-30)

치열에 맞춰 형상을 섬세하게 조정할 수 있다. 그러나 강도가 약하고 구강 내에서 철거할 때 변형될 가능성이 있어 정밀도 측면에서 불안하다.

Rim lock tray(그림 1-31)

망트레이보다 비교적 견고하므로 인상 철거시 변형이 적다. 한천과 알지네이트 혼합인상을 할 경우 트레이의 유지 구멍만으로는 유지가 약하므로 전용 접착제가 필요하다.

[개인 트레이](그림 1-32)

레진제이고 강도나 인상재의 양 측면에서 균형이 뛰어나다. 반면 트레이 제작에 시간과 비용이 소요된다. 트레이 변형에 따른 인상의 왜곡을 방지하기 위해 트레이의 두께를 2.5~3mm 확보하고 견고하게 제작하는 것이 중요하다. 또한 러버계 인상재를 사용할 때는 전용 접착제를 도포할 필요가 있다.

[인상채득용 트레이]

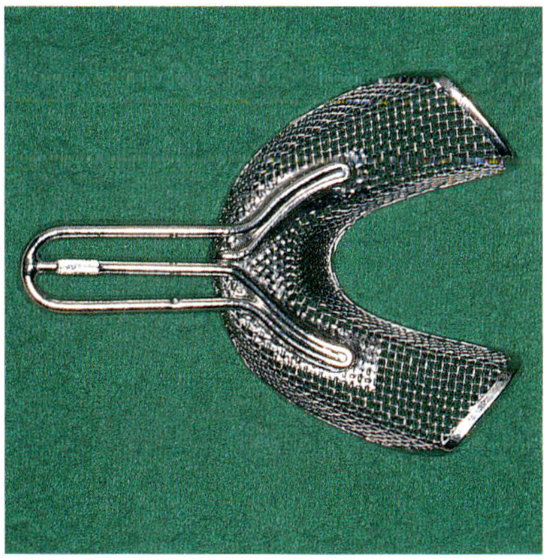

그림 1-30. 망트레이. 강도가 약하고 정밀도가 불안하다.

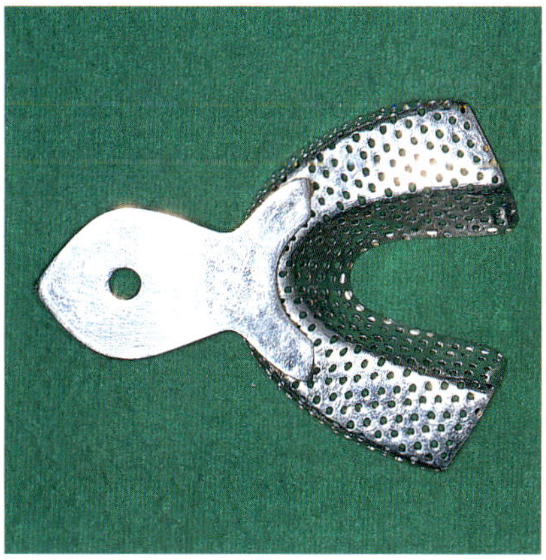

그림 1-31. Rim lock tray. 망트레이보다 견고하므로 인상철거시 변형이 적다.

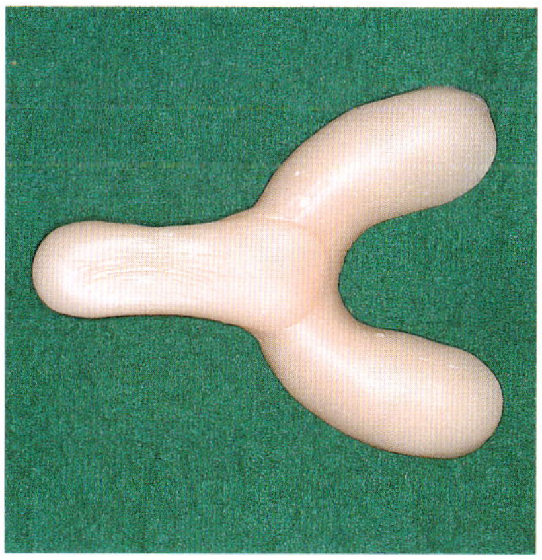

그림 1-32. 개인 트레이. 레진제이고 강도나 balance가 뛰어나다. 반면 제작시간과 비용이 많이 든다.

Point

인상법

- 전악용 개인 트레이를 사용하고 조도가 다른 wash, heavy body에 의한 연합인상 1회법을 이용한다.
- 인상재는 주로 친수성 부가중합형 실리콘인상재(Imprint II: 3M ESPE)를 사용하고 있다.

인상채득의 실제(그림 1-33~1-64)

[임시 보철물의 철거]

인상을 채득하는 날은 임시 보철물을 철거하기 전에 치은의 염증 유무와 치은연의 위치를 확인하고 인상을 채득할 수 있는 상태인지를 평가한다. 임시 보철물을 철거하고 margin line이나 sulcus내 가착 시멘트 잔존에 주의하면서 치은이 훼손되지 않도록 지대치를 청소한다. 가착할 때 지대치에 수용성 분리재(Solbase)를 도포하면 시멘트를 쉽게 철거할 수 있다.

또한 임시 보철물의 두께를 측정하고 보철물의 형태와 색조를 적절하게 재현할 수 있을 정도의 형성량이 확보되어 있는지 재확인하는 것도 중요하다.

[치은압배]

치은을 압배하고 마진부를 명시한 후 보스민 등의 지혈제를 적신 솜을 준비한다. 이것을 마진부에 맞춰 지대치에 삽입하고 습윤 상태에서 3~5분간 방치해 출혈이나 침출액을 억제한다.

그동안 주위 치아의 치간 공간은 왁스로 block out한다. 치간공간을 block out하면 인상을 철거할 때 인상재가 찢어지거나 변형되는 것을 방지할 수 있다.

[개인 트레이의 준비]

개인 트레이를 시적하고 통증이나 위화감이 없는지, 트레이 변연의 길이가 적절한지 확인한다. 치조골 자체의 언더컷이 강한 경우는 트레이 변연의 길이를 약간 단축하는 것이 좋다. 트레이가 적절하다면 트레이에 전용 접착제를 내면은 물론 트레이 변연에서 외면 2~3mm 범위까지 얇고 균일하게 도포한다.

[압배사 제거]

구강내를 방습, 건조시키고 인상 직전에 천천히 압배사를 철거한다. 이때 압배사는 습윤 상태에 있어야 한다. 압배사를 철거하기 전에 마진부를 너무 철저히 건조시키면 철거조작으로 상피가 박리되어 출혈이 발생할 수 있기 때문이다.

압배사를 철거한 후 마진부에 약하게 바람을 쏘여 완전히 건조시킨다.

[Wash 주입]

시린지 주입구의 끝을 마진부를 따라 마진 직하의 치은과 치근면 사이 공간에 위치시키면서 인상재를 주입해 간다. 보통 인접면부에서 주입을 시작하여 인상재의 연결이 끊어지지 않도록 지대치 주위를 한 번에 둘러준다.

Mixing tip을 장착한 건 타입으로 직접 주입해도 좋지만 주입 감각을 느낄 수 있고 조작성이 좋은 시린지를 사용하는 것도 효과적이다.

[인상재가 도포된 트레이를 치열에 압접]

지대치 축면에서 교합면, 주위치아 교합면에 wash를 주입하는 동안 기포가 들어가지 않도록 주의하면서 heavy body를 트레이에 축성하고 wash를 주입한 후 치열에 압접한다. 인상재가 인두부로 흘러들어가지 않도록 트레이를 후방에서 전방으로 압접한다.

인상재가 경화될 때까지 트레이를 확실하게 고정하고 경화 후 트레이 한쪽을 살짝 들어 공기가 들어가도록 하고 그곳부터 천천히 철거한다. 갑자기 철거하거나 무리하게 철거하면 인상재가 sulcus 내에서 찢어져 남거나 왜곡되므로 주의가 필요하다.

인상하는 지대치 개수가 많으면 인상작업을 꼼꼼하게 진행하지 않으면 안 된다. 타액 조절, 혀의 움직임, 구토반사의 억제 등 인상작업을 방해하는 요인이 많은데 표면마취나 침윤마취를 효과적으로 이용하고 치과위생사의 vacuum 조작이나 건조 조작이 숙달되면 실패가 적은 인상채득이 가능해질 것이다.

[인상채득의 실제]

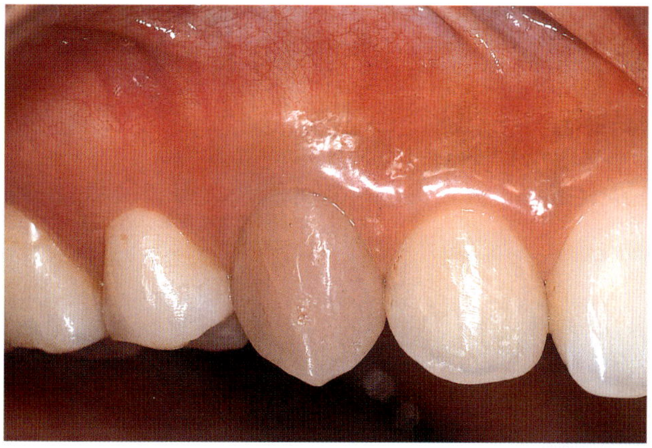

그림 1-33. 형성 전 상태. Sulcus는 순설측 약 1mm, 인접면 약 2mm로 얕고 생물학적 폭경이 확립되어 있는 것으로 판단되었다.

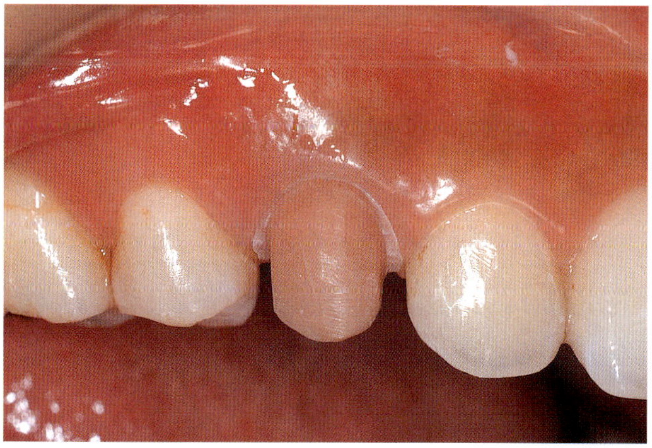

그림 1-34. 치은연까지 대충 형성한다.

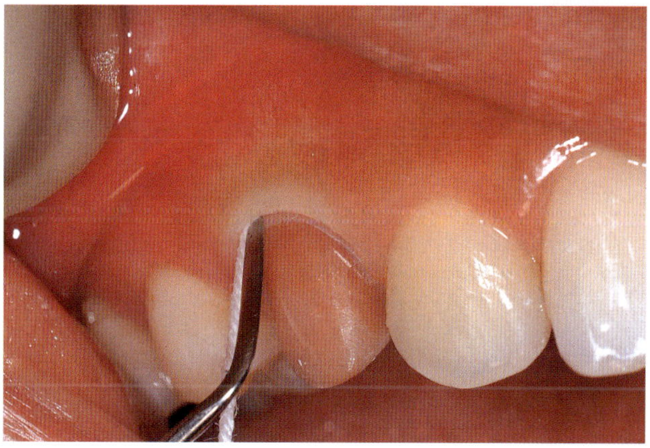

그림 1-35. 최종형성 전 치은압배. 치주조직이 손상되지 않도록 주의한다.

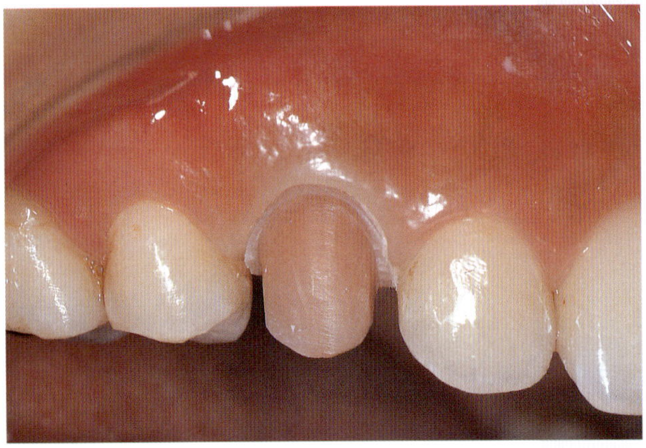

그림 1-36. 압배종료시. 치은연상에 sulcus내 치면이 노출되어 있다.

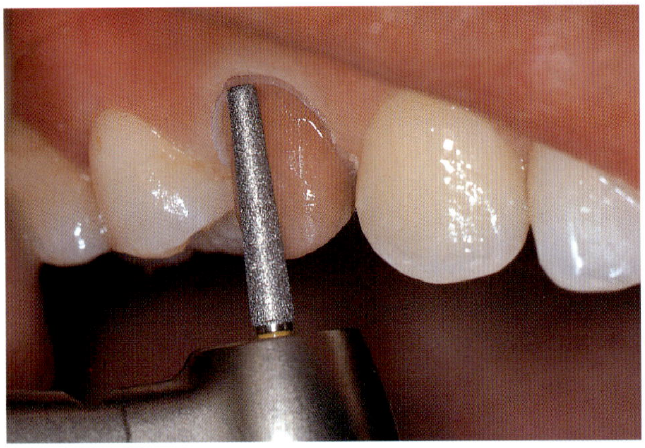

그림 1-37. 노출한 치면을 형성하는 데 치은이 훼손되지 않도록 주의한다.

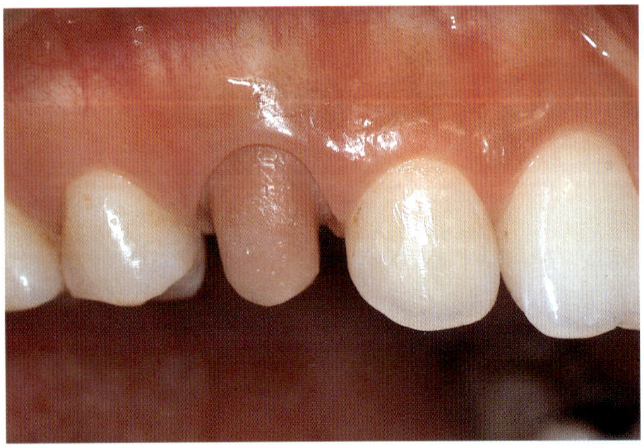

그림 1-38. 최종형성 종료시. Sulcus내 0.5~0.7mm 위치에 마진을 설정하였다.

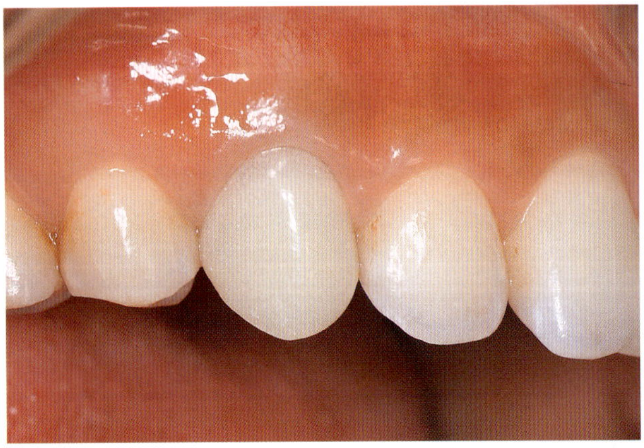

그림 1-39. 최종 보철물의 지표가 되도록 임시 보철물을 정밀하게 조정한다.

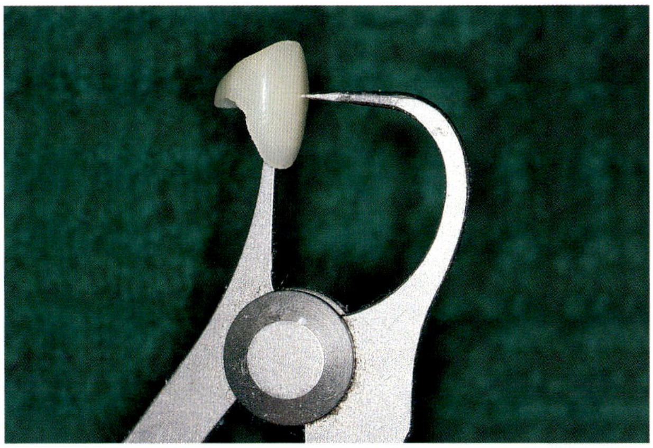

그림 1-40. 임시 보철물의 두께를 측정하고 지대치의 삭제량을 확인한다.

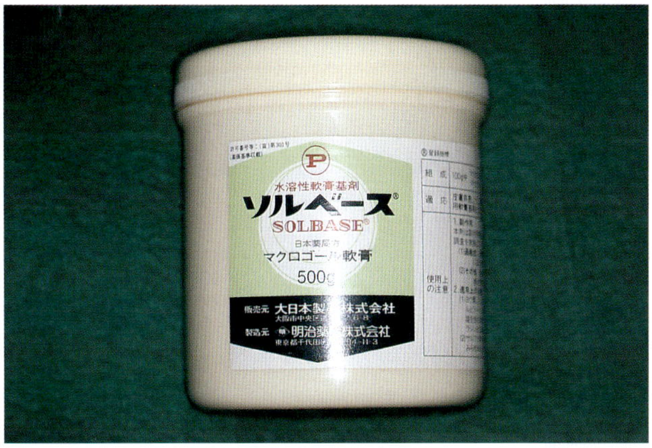

그림 1-41. 가착시 수용성 분리재를 도포해 두면 인상전 지대치의 시멘트를 쉽게 제거할 수 있다.

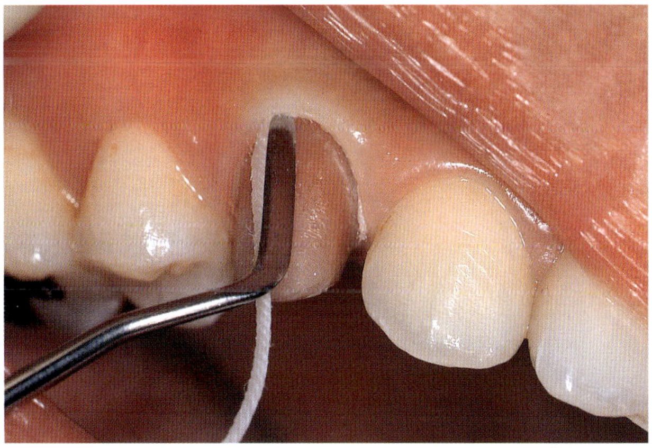

그림 1-42. 인상전 치은압배. 치주조직은 잘 조절되고 치은에 염증이 없다.

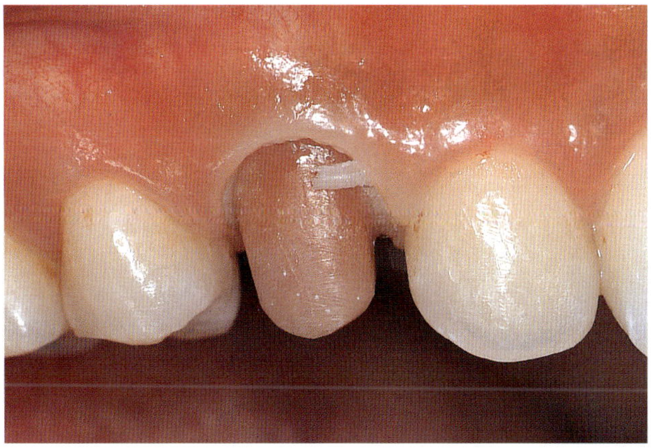

그림 1-43. 압배 종료시. Margin line의 위치나 연속성 및 형태에 부족한 부분이 없는지 확인한다.

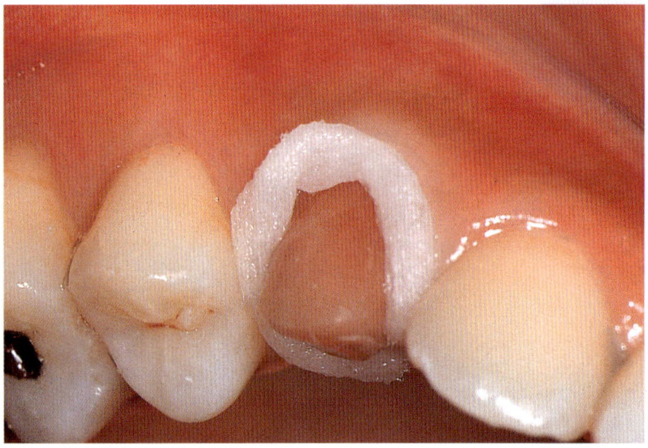

그림 1-44. 보스민(지혈제)을 묻힌 솜을 마진 주위에 끼워 출혈이나 침출액을 억제한다.

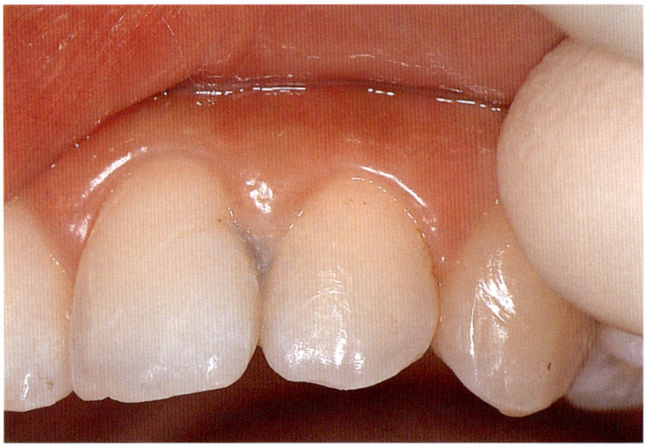

그림 1-45. 치간부 embrasure를 block out한다.

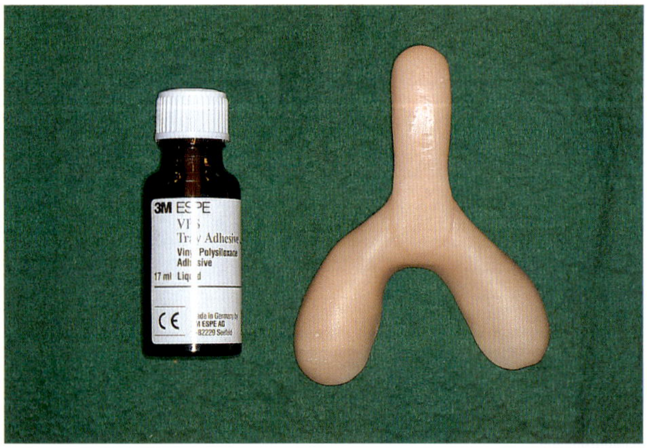

그림 1-46. 개인 트레이와 전용 접착제.

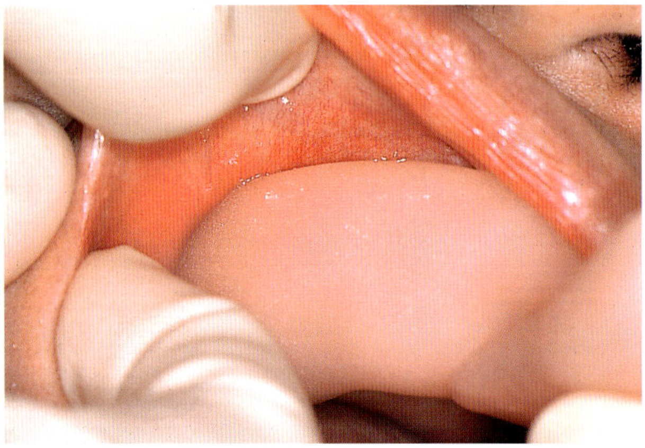

그림 1-47. 개인 트레이의 시적. 트레이를 삽입할 때 통증이나 불쾌감이 없는지 확인한다. 변연의 길이가 적절한지, 트레이가 치아나 치조제 또는 골융기와 접촉해 있지 않은지를 확인한다.

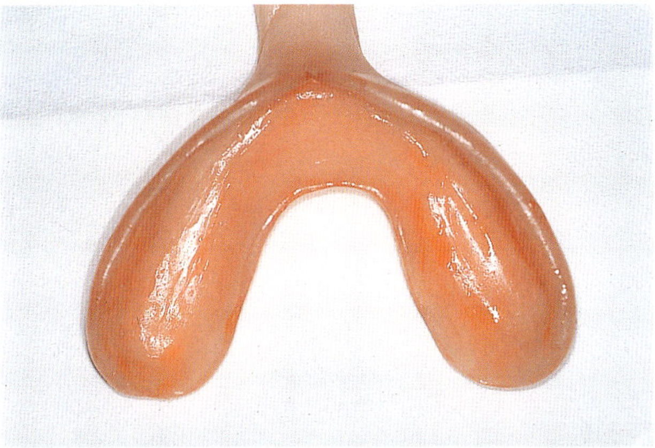

그림 1-48. 트레이의 내면과 외면 2~3mm 범위에 접착제를 얇고 균등하게 도포한다.

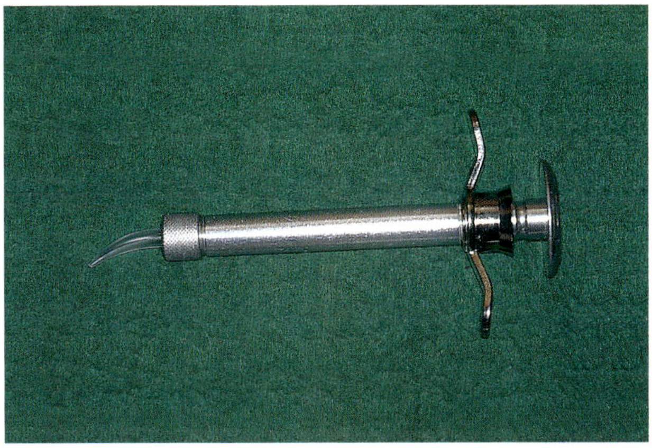

그림 1-49. Injection(wash) 주입에 시린지를 사용하면 주입 감각을 느낄 수 있고 조작성도 좋다.

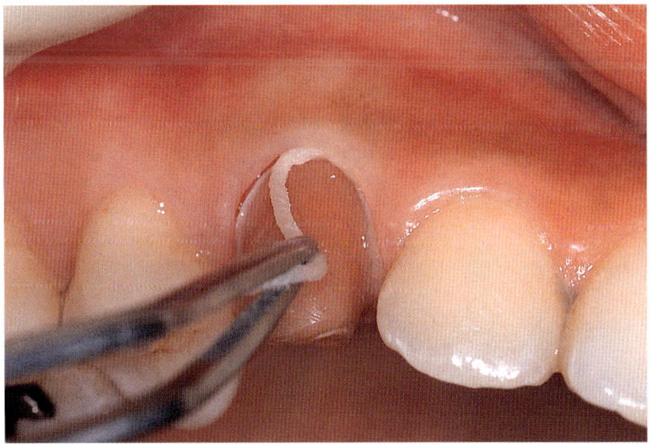

그림 1-50. 인상 직전에 천천히 압배사를 분리하여 꺼낸다. 이때 압배사는 습윤상태를 유지해야 하며, 압배사 제거 후 다시 마진부를 약한 air blow로 철저하게 건조시켜야 한다.

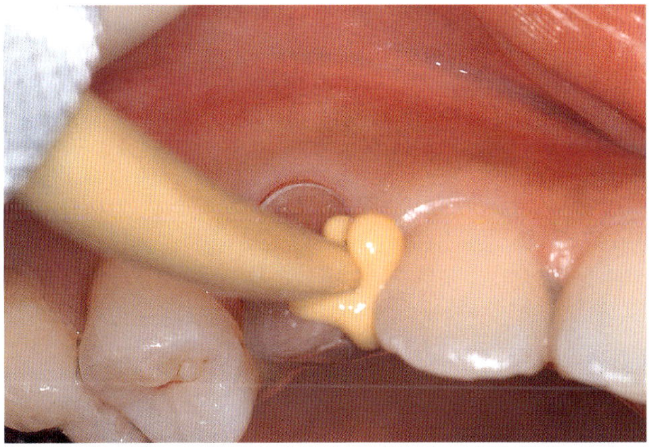

그림 1-51. 압배사를 제거하고 마진부를 약하게 air blow로 건조시킨다. 마진부를 따라 치근면과 치은 공간에 tip으로 wash를 주입한다.

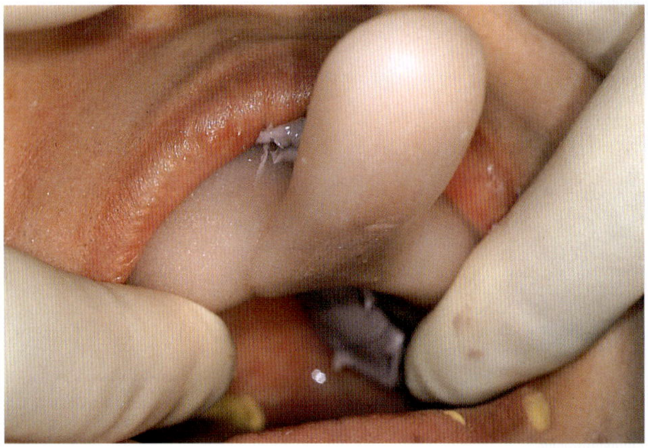

그림 1-52. 지대치 주위에 wash를 주입한 후 heavy body가 축성된 트레이를 압접한다.

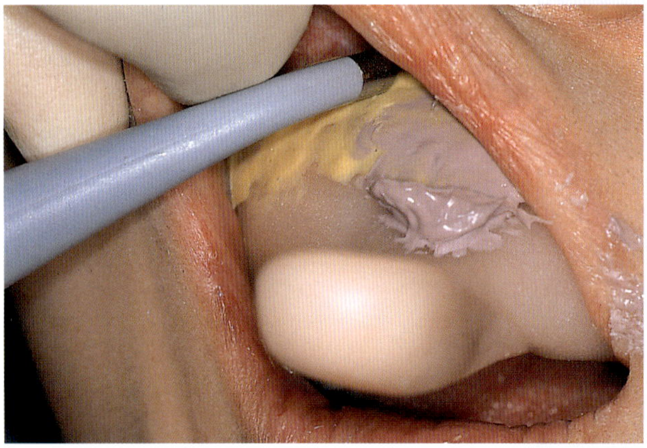

그림 1-53. 경화 후 트레이 편측에 공기를 넣어 쉽게 철거할 수 있도록 한다.

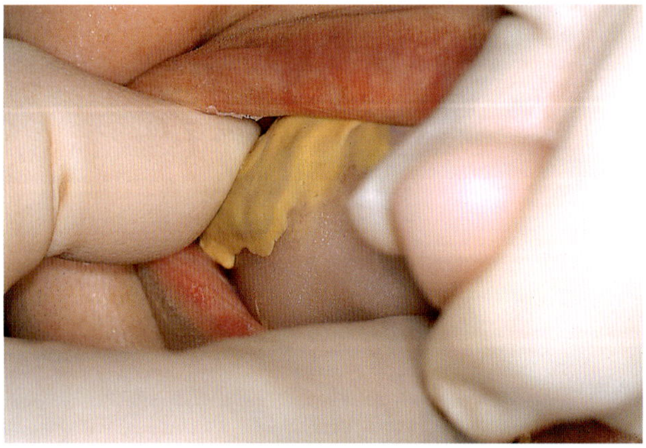

그림 1-54. 트레이는 천천히 철거한다. 인상재가 변형되거나 찢어지지 않도록 주의한다.

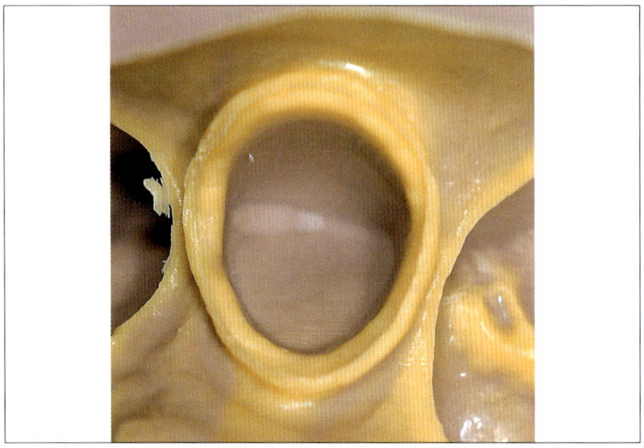

그림 1-55. 마진부의 정밀한 재현은 물론 마진 직하방의 치근면에 관한 정보는 자연치가 갖는 자연스러운 풍융을 보철물에 적절하게 부여하는 데 매우 중요하다.

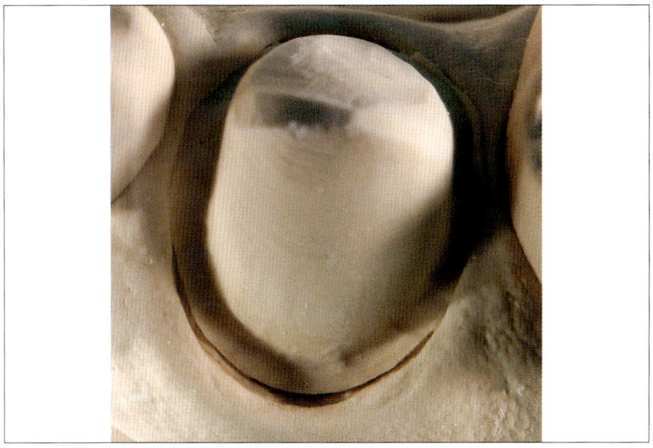

그림 1-56. 활택한 형성면과 예리하고 연속적인 margin line이 정확하게 재현되어 있다.

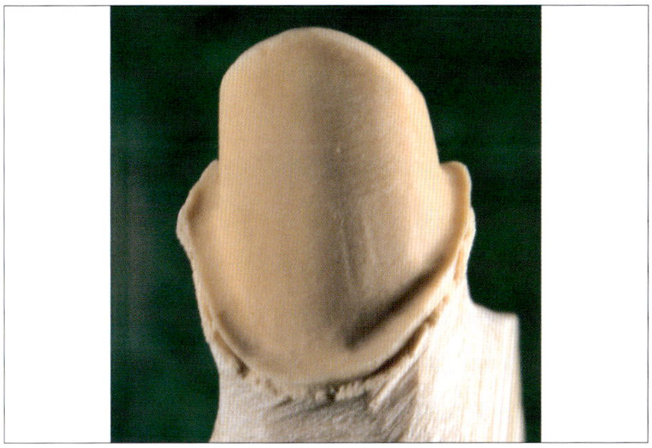

그림 1-57. 마진 직하 인상이 정확하게 채득되어 있어 전체적인 트리밍작업이 비교적 쉽다.

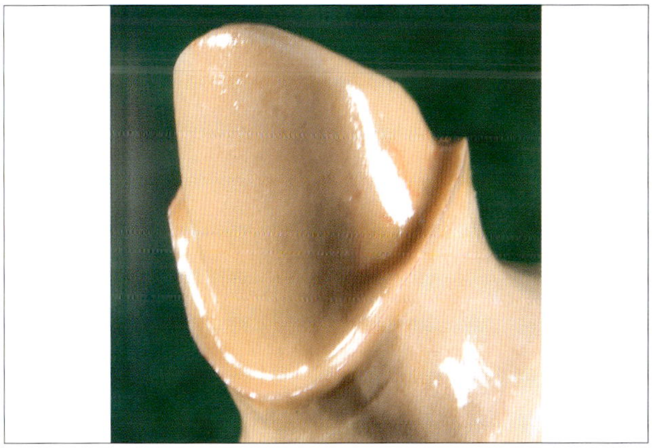

그림 1-58. 필요하다면 미세한 언더컷이나 기포를 수정하고 코팅한다.

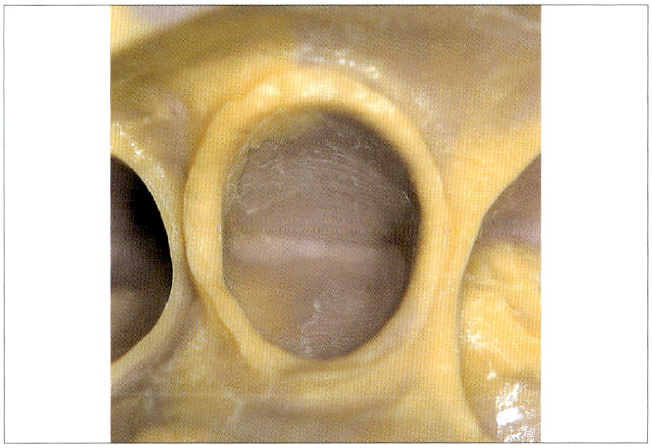

그림 1-59. 침출액, 출혈의 조절 또는 압접 타이밍이 잘못되면 인상면에 주름이나 연속성이 끊긴 부분(misrun)이 발생한다.

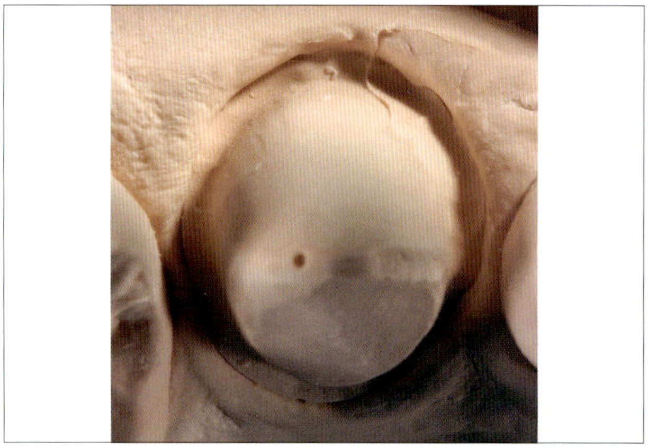

그림 1-60. 그림 1-59의 인상에 석고를 주입하였다. Margin line은 선명하지 않고 원형=모형이 달성되지 않았다.

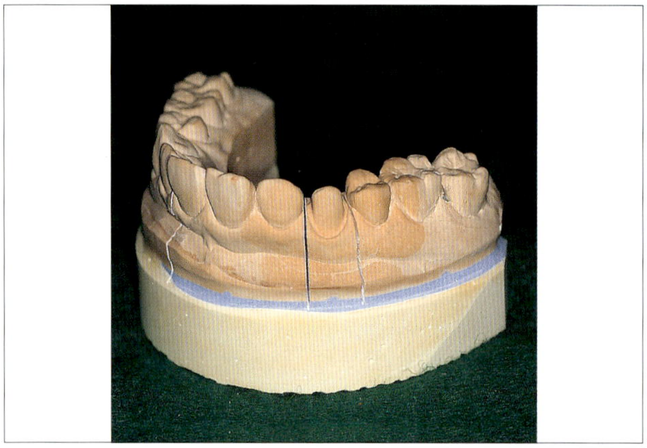

그림 1-61. 작업모형의 완성. 인상재와 친화력, 모형의 정밀도를 고려하고 1차석고(지대)에는 GC New FujiRock(초경석고), 2차석고(접합면)에는 Whip-mix ResinRock(초경석고), 3차석고(토대)에는 GC 뉴 프라스톤(초경석고)을 사용하고 있다.

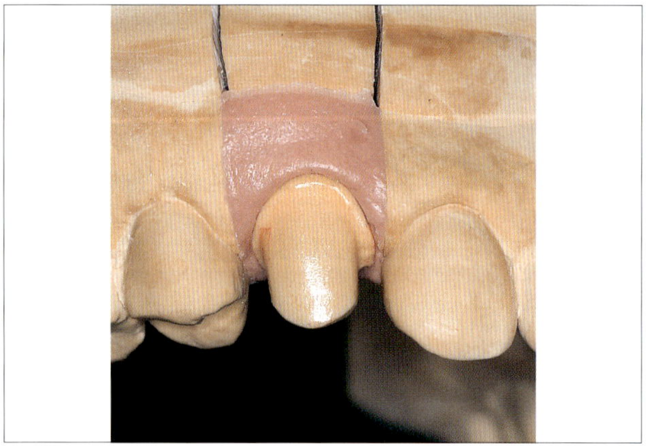

그림 1-62. Gum mask 제작. 트리밍한 치은형태를 회복하고 보철물과 치은이 조화를 이루도록 한다.

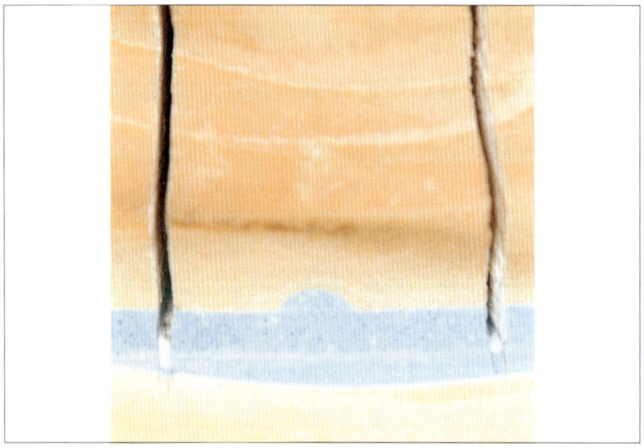

그림 1-63. 지대치모형이 작업모형내에 확실하게 복위하는 정밀도가 중요하다.

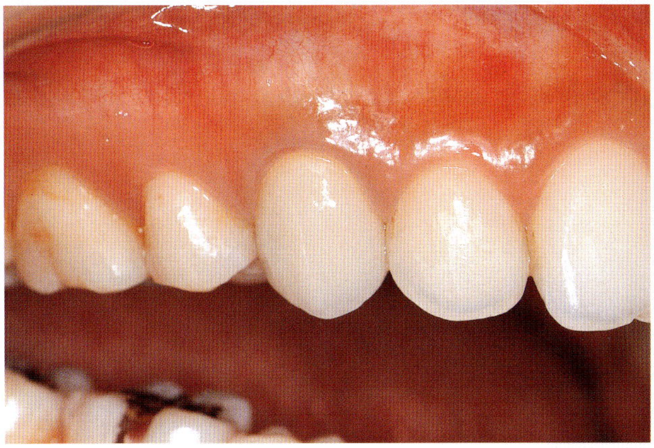

그림 1-64. 최종 보철물 장착시. 원형=모형을 추구하고 적합성이 높은 수복처치가 가능하였다. 높은 적합성을 달성하기 위해 invisible metal margin으로 처리하였다.

인상 확인

구강 내에서 인상을 철거하면 타액이나 출혈을 수세하고 인상면을 확인한다. 마진부의 적합 정밀도를 높이고 자연치의 자연스러운 emergence profile을 적절하게 부여하기 위해서는 마진부의 정밀한 재현은 물론 margin line 직하의 치근면 정보가 필요하다(그림 1-65).

[현미경에 의한 인상 관찰]

기포, 거친 표면, misrun 및 찢김 등의 인상결함의 유무, margin line의 연속성 등의 형성 불량을 현미경으로 주의 깊게 관찰한다(그림 1-66). 눈으로 확인할 수 없는 미세한 결함도 현미경을 10~15배 확대하면 발견할 수 있다.

이 작업은 보철물을 제작하는 치과기공사가 담당하는 것이 좋다. '원형=모형'을 달성하기 위해 진료실 측에서 작업이 확실하게 진행되었는지 치과기공사가 눈으로 꼼꼼하게 확인하고 해결할 수 있다면 그 후 책임은 기공사 측이 맡게 된다.

Point

인상 확인

- 인상은 10~15배 현미경을 사용해 확인한다.
- 인상의 확인작업은 보철물을 제작하는 치과기공사가 진행하는 것이 좋다.

인상면의 check point

■ 인상재의 트레이에서 벗겨지지 않았는지?

트레이 외면을 꼼꼼하게 관찰하고 기성 트레이라면 유지부에 인상재가 확실하게 들어있는지, 내부에 커다란 기포가 없는지를 확인한다(그림 1-67). 개인 트레이는 빛에 비추어 내부기포를 확인하고 내면의 의심되는 부분은 instrument로 직접 가볍게 찔러본다.

■ 기포는 없는지?

인상재를 연화할 때 기포가 들어가거나(그림 1-68) 1차인상과 2차인상이 만날 때 공기가 들어가거나(그림 1-69) 교합면처럼 복잡한 부분과 인상재가 접촉할 때 공기가 들어가는 등 기포가 없는지 관찰한다.

[인상 확인]

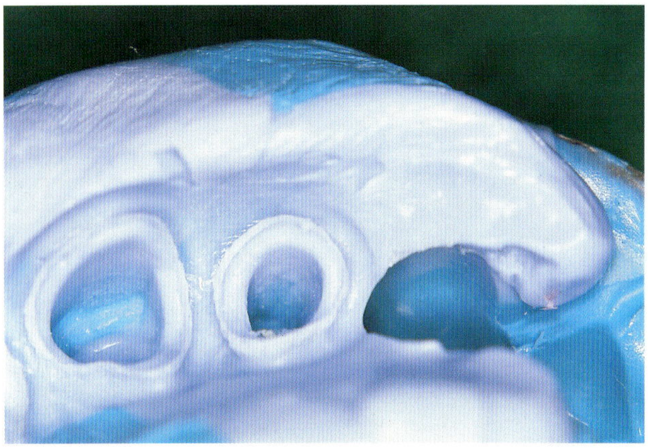

그림 1-65. Margin line 뿐만 아니라 마진 직하의 치근면도 정확하게 인상되어야 한다.

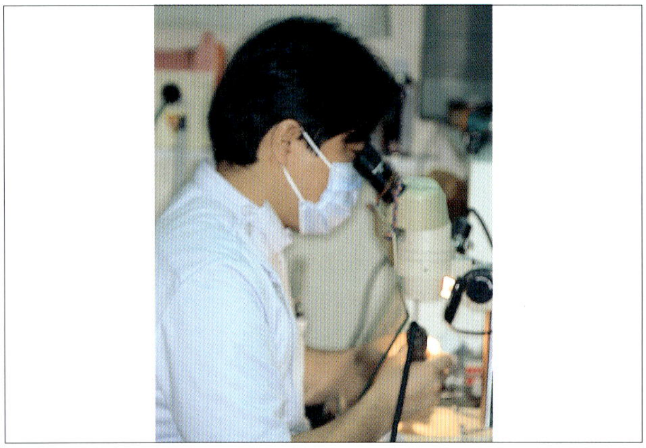

그림 1-66. 현미경으로 확대해 인상을 확인하고 기공작업을 정밀하게 진행한다.

[인상면의 check point]

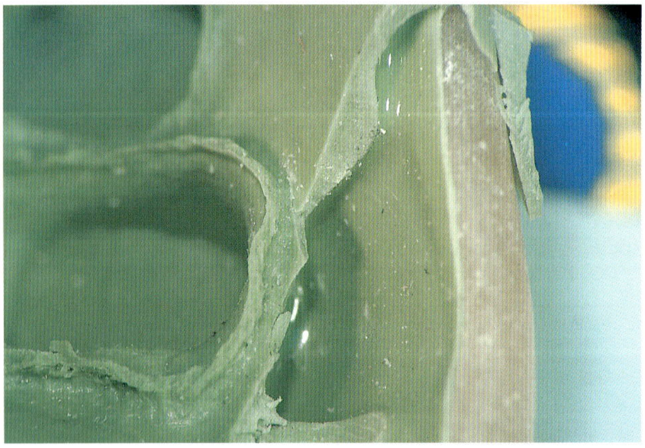

그림 1-67. 내부에 커다란 기포가 없는지 확인한다.

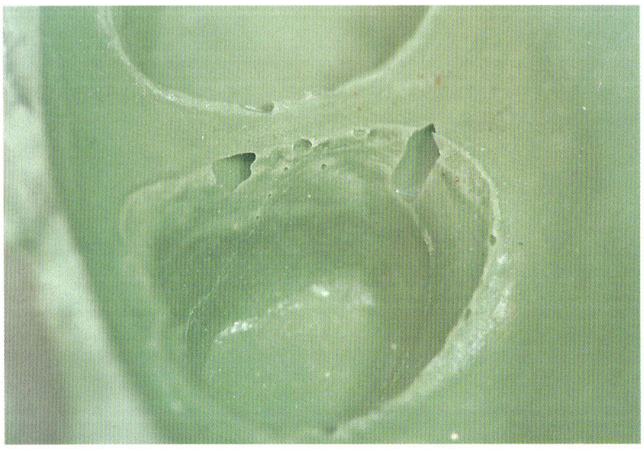

그림 1-68. 인상재를 연화할 때 공기가 들어갔다.

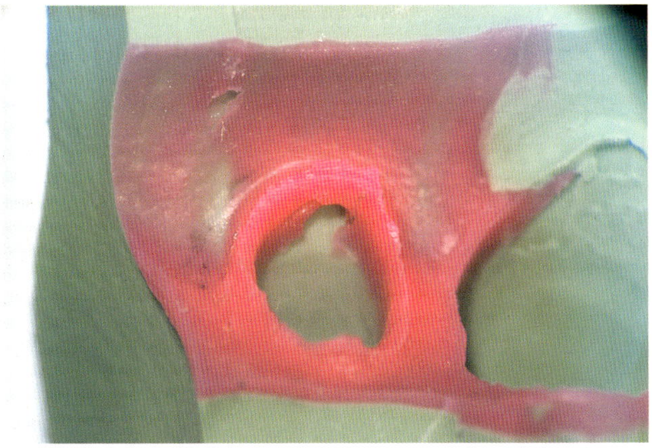

그림 1-69. 1차인상과 2차인상이 만나는 곳에 공기가 들어가 있다.

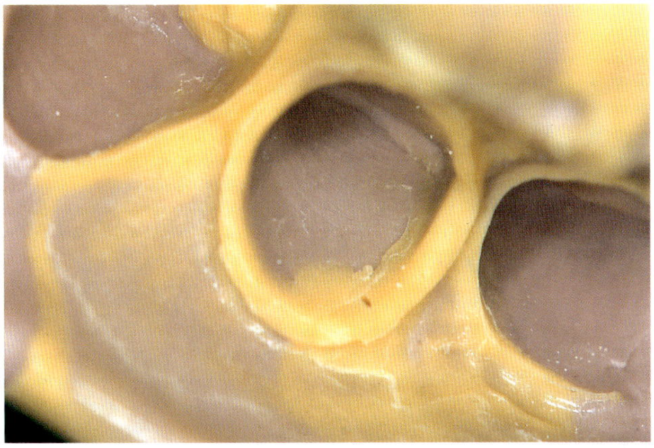

그림 1-70. 1차인상과 2차인상의 친화성이 떨어지는 경우는 이행부 높이에 차이가 생겨 주름이 생긴다.

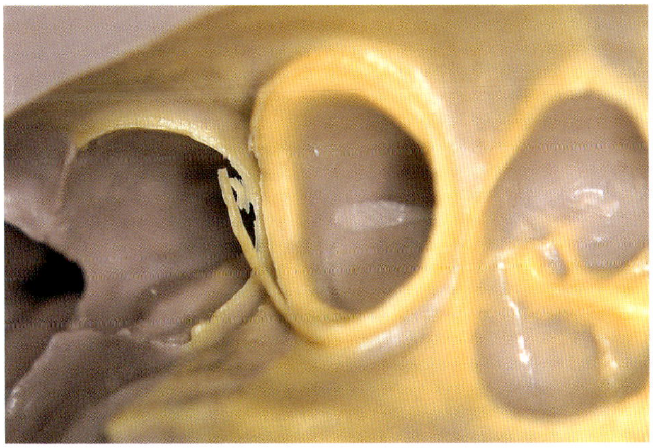

그림 1-71. 마진부의 edge가 샤프하게 형성될수록 마진 연하 인상 부분은 인상을 철거할 때 잘 찢어진다.

■ 주름은 없는지?

Wash한 한천이나 silicone injection을 지대치 마진부에 주입할 때 시작점과 종료점이 만나는 부분과 wash와 heavy body의 친화성이 떨어지는 경우 이행 부분에는 높이 차이로 인해 주름이 생긴다(그림 1-70). 또한 경화가 개시된 인상재를 갖고 강제로 인상을 채득했을 때 물결모양의 주름이 발생한다.

■ 찢어지지 않았나?

지대치 마진부의 가장자리가 선명하게 형성되어 있을수록 그곳에 연결되는 마진연하의 인상부분은 인상을 철거할 때 찢어지게 된다(그림 1-71). 또한 embrasure가 큰 경우 block out하지 않고 인상을 채득하면 순협측과 설측 인상재가 공간 내로 들어가 인상을 철거할 때 찢어지므로 인상이 변형된다.

■ Misrun(연속성이 끊어진 곳)은 없는지?

특히 지대치 마진부근에서 인상재가 경화하는 도중에 점막조직에서 나오는 혈액이나 침출액에 밀리거나 겉돌아 인상의 세부가 애매해지고(misrun, 그림 1-72) 인상 재현성은 현저히 저하된다.

■ Rough surface는 없는지?

연화, 중합부족에 의한 화학적인 rough surface(그림 1-73), 치아 표면에 가착 시멘트나 레진 등의 이물질이 부착되어 있는 물리적 rough surface 등이 있다. 이외에 측방경사가 강한 치아의 경우는 인상의 착탈 방향과 치축 방향에 차이가 심하면 치아 선단이 인상내면을 강하게 접촉해 면이 거칠어질 수 있다.

■ 치아 · 점막과 트레이가 접촉하는지?

트레이가 치아와 강하게 접촉한 경우(그림 1-74) 치아가 움직이게 되고 구강 내와 석고모형의 위치 관계가 변하게 된다(특히 전치부의 flare out에 주의). 또한 점막에 트레이가 접촉한 경우에는 리바운드 되어 위치관계가 변할 수 있다. 1차인상 시 putty 타입의 silicone rubber 인상재를 사용한 경우 치아 · 점막이 1차 인상면에 접촉하면 리바운드 될 가능성이 높다(그림 1-75).

■ 인상재가 적절한 상태에서 압접되어 있는가?

인상조작이 늦어 인상재가 초기경화가 진행되기 시작한 상태에서 구강 내에 압접한 경우 한천-알지네이트는 갈라지고 벗겨지며, 실리콘 러버는 이상하게 신장되거나 인상이 얇아지게 된다.

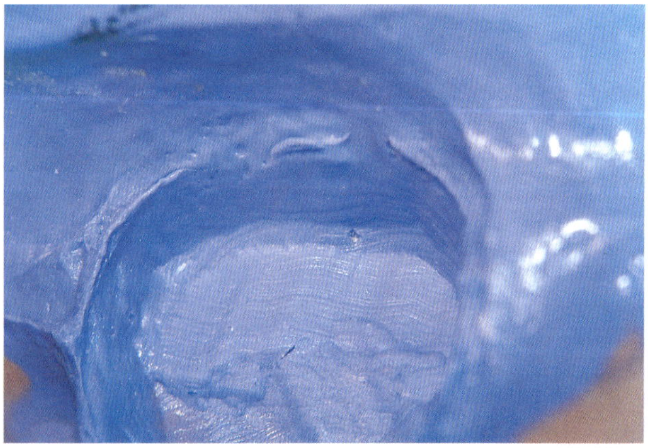

그림 1-72. 마진부근은 인상재가 경화되는 도중에 점막에서 나오는 침출액에 밀리거나 겉돌아 인상의 세부가 둥글고 misrun이 발생한다.

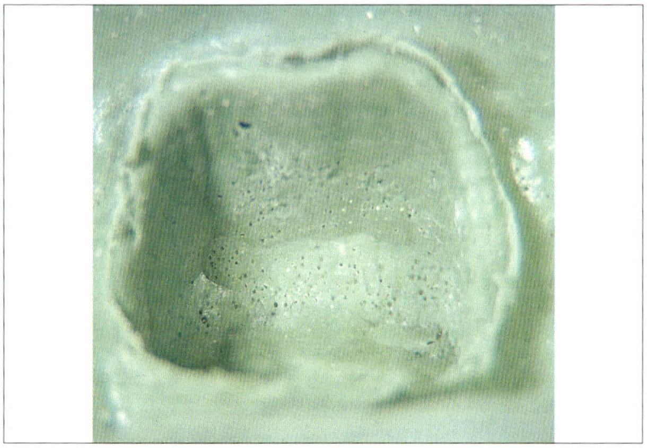

그림 1-73. 인상재의 연화 및 중합부족으로 화학적인 거친 표면이 생겼다.

■ 지대치의 형성 상태는 적절한가?

형성면이나 margin line의 마무리가 잘 안되었거나(그림 1-76), 유리에나멜이 있거나, margin line이 치은연하에 들어가 있지 않거나, 다수치의 경우 지대치간 평행성이 확보되지 않았거나 등의 인상이 아니라 지대치형성 자체에 문제가 있는 경우는 재형성이 필요하다.

그러나 인상의 결함에는 눈으로 확인할 수 있는 것과 현미경으로 확대해 관찰해도 확인할 수 없는 것이 있다. 인상 전체의 왜곡은 물론 부분적인 왜곡도 크게 변형되지 않은 이상 발견할 수 없다.

그러한 결함의 발생을 방지하려면 다음 사항에 주의해야 한다.

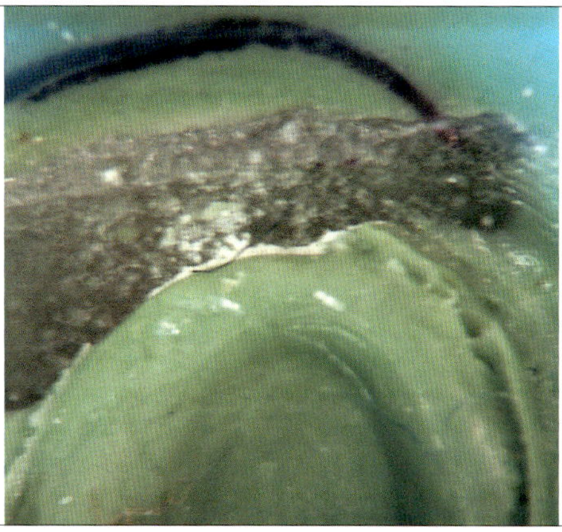

그림 1-74. 트레이가 치아와 강하게 접촉하면 치아가 움직여 구강 내와 모형의 위치 관계가 틀어지게 된다.

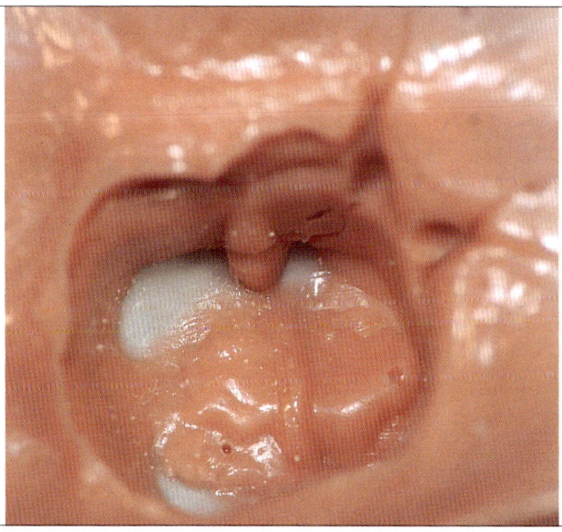

그림 1-75. 1차인상에 실리콘러버 인상재 putty 타입을 사용한 경우 치아 · 점막이 1차인상면과 접촉하면 리바운드될 가능성이 높다.

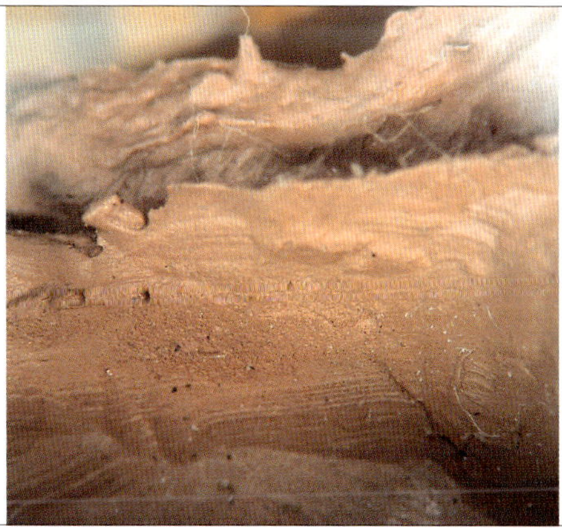

그림 1-76. 불확실한 margin line, 요철이 많은 형성면에는 정밀도 높은 적합을 기대할 수 없다.

Point

인상면의 check point

- 트레이에서 인상재가 벗겨지지 않았는지?
- 기포, misrun이 발생하거나 찢어져 margin line이 불분명하지 않은지?
- 인상면에 주름이나 rough surface는 없는지?
- 트레이 내면에 지대치나 잔존치열이 접촉해 있지 않은지?
- 지대치 주위 인상 내부에 커다란 기포가 내재해 있지 않은지?
- 지대치 형성이 적절한지?

Point

인상시 주의사항

인상은 microscope로 확인하는 것도 중요하지만 확대해도 볼 수 없는 인상의 왜곡을 방지하는 것이 중요하다.

- 형성면을 활택하게 마무리한다.
- 언더컷이 생기지 않도록 형성한다.
- 적합이 좋은 견고한 트레이를 사용한다.
- 트레이에 접착제를 정확하게 도포한다.
- 잔존치의 치간공간을 적절하게 block out한다.
- 악골에 언더컷이 생기지 않도록 한다.
- 인상재 내부에 기포가 들어가지 않도록 한다.

1. 형성면을 이행적으로 마무리한다.
2. 언더컷이 없는 형성을 한다.
3. 적합이 좋은 견고한 트레이를 사용한다.
4. 트레이에 접착제를 정확하게 도포한다.
5. 잔존치의 치간공간을 적절하게 block out한다.
6. 치조골에 언더컷이 생기지 않도록 한다.
7. 인상재 내부에 기포가 들어가지 않도록 한다.

재인상

위의 내용을 주의해도 인상채득이 100% 성공할 수 있는 것은 아니다. 특히 다수치를 한 번에 완전한 상태로 인상하기는 곤란하다. 한 개의 작업모형을 사용하는 것이 더 유리하므로 가능하면 한 개의 인상으로 모형을 제작했으면 하는데 다시 전악인상을 채득해도 완벽하게 인상이 가능하다는 보장은 없다. 그래서 우리들은 부분 트레이(그림 1-77)를 사용해 인상이 미비한 치아를 부분적으로 재인상하는 방법을 이용하고 있다.

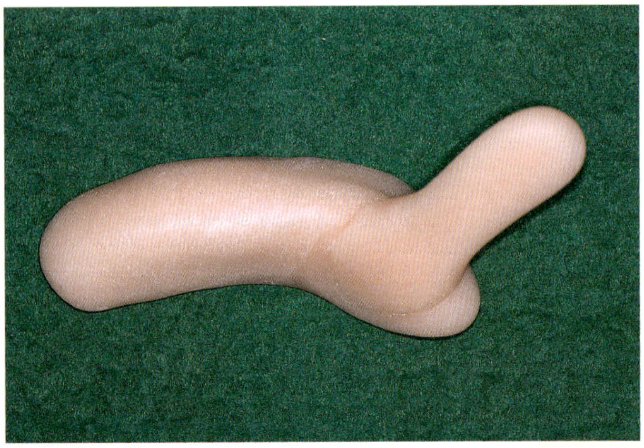

[재인상]

그림 1-77. 인상이 잘못된 치아를 재인상하기 위한 부분 트레이.

인상을 확인한 결과 부족한 부분이 확인된 지대치는 다음 내원 시 부분 트레이를 사용해 재인상한다. 기공측은 인상에 문제가 있는 지대치를 포함해 작업모형을 제작하고 교합채득용 resin shell(그림 1-78, 1-79)과 재인상용 부분 트레이를 준비한다. 부분 트레이로 재인상된 지대치는 기공 작업시 die를 교체하면 작업모형 내에 동일한 위치에 자리 잡기 때문에 포함되고 한 개의 작업모형으로 기공작업이 가능하게 된다.

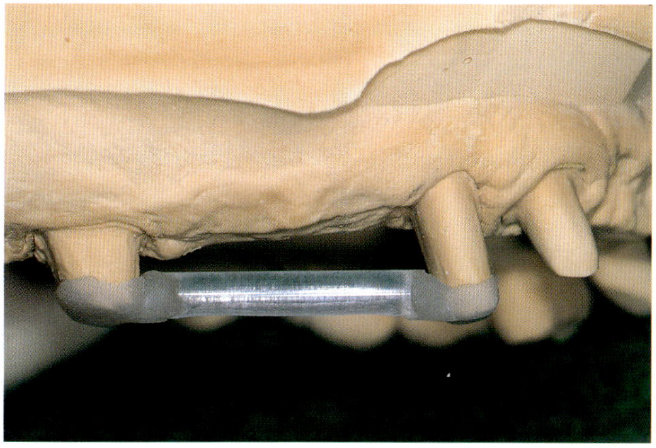

그림 1-78a. 교합채득용 resin shell(지대치용).

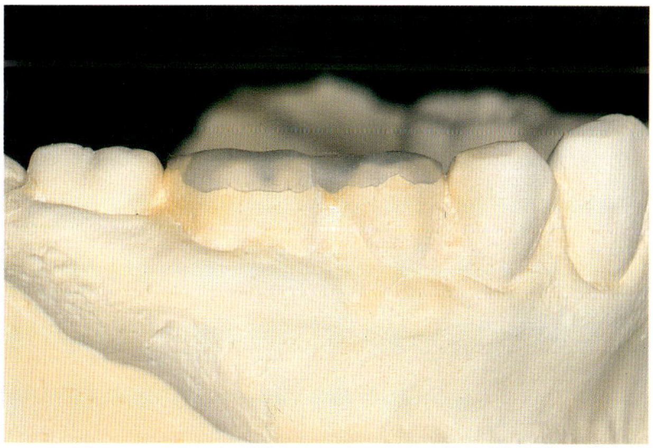

그림 1-78b. 교합채득용 resin shell(대합치용).

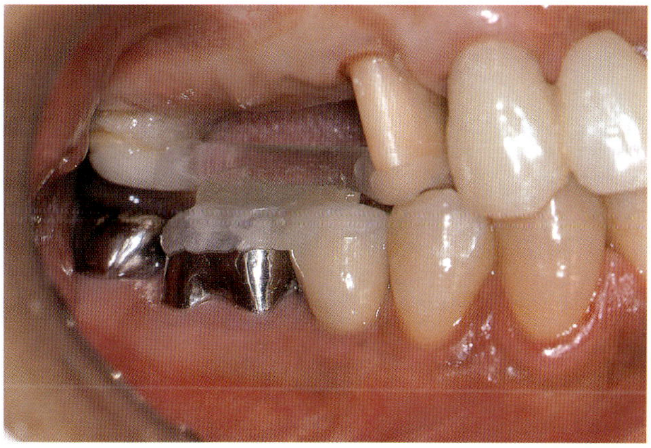

그림 1-79. 재인상한 당일 교합채득용 resin shell을 사용해 교합을 채득한다.

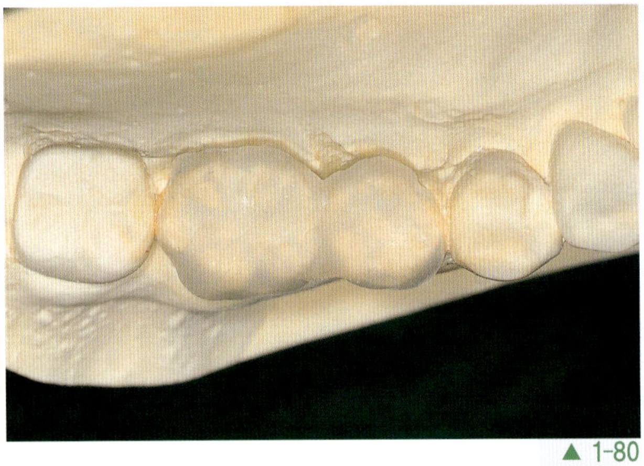

▲ 1-80

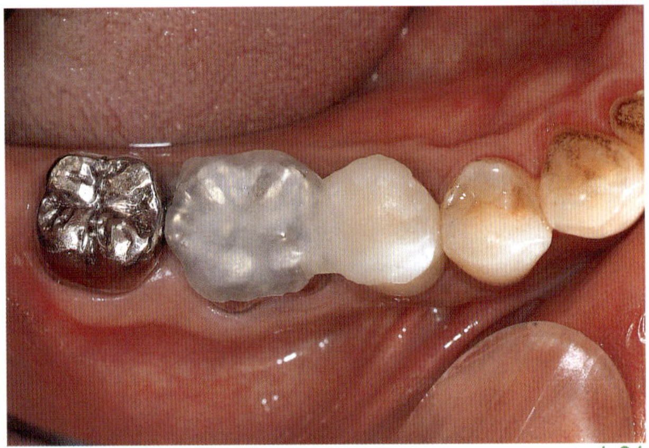

▲ 1-81

Point

대합치의 인상

- 일반적으로 알지네이트 인상재를 사용한다.
- 적절한 혼수비로 연화하고 기포를 충분히 제거한다.
- Rim lock tray처럼 견고한 트레이를 사용한다.
- 트레이에 접착제를 도포한다.
- 잔존치의 치간공간을 block out한다.
- 트레이를 압접하기 전에 교합면의 인상재를 손가락으로 압접도포한다.

대합치의 인상

보통 대합치의 인상은 알지네이트 인상재를 사용한다. 지대치의 인상은 정밀인상이므로 신중하게 채득하지만 대합치의 인상은 경시되는 경우가 많다. 그러나 대합치의

[대합치의 인상]

그림 1-80, 1-81. 교합채득용 resin shell의 적합도에 따라 대합치의 왜곡 유무를 확인할 수 있다.

Point

대합치의 왜곡 확인

교합채득용 resin shell의 적합도에 따라 대합치 왜곡의 유무를 확인한다.

인상에 주의를 기울이지 않으면 교합면에 기포가 들어가거나 인상 전체가 왜곡되어 교합관계에 심각한 왜곡이 발생할 수 있다.

Rim lock tray처럼 견고한 트레이를 사용하거나 잔존치의 치간공간을 block out해 변형을 방지하려는 노력이 필요하다. 대합치의 왜곡에 대해 확인하는 방법조차 갖고 있지 않고 간과되는 경우가 많다고 생각한다. 우리들은 교합채득용 resin shell의 적합도를 보고 대합치의 왜곡 유무를 확인하고 있다(그림 1-80, 1-81).

브릿지 또는 다수치 수복의 증례

브릿지나 다수치 수복 증례는 형성시 지대치간의 평행성 확보, 인상채득의 곤란, 복잡한 보철설계, 복잡한 기공작업 등 단관에 비해 적합이 좋은 보철물을 제작하기가 훨씬 까다롭다. 그러나 단관처럼 각각의 과정을 확실하게 실천하고 원형=모형을 추구하게 되면 청소성, 기능성 및 심미성이 조화를 이루는 보철치료가 가능하다.

하악 구치부(그림 1-82~1-89), 상악 전치부(그림 1-90~1-98), 상악 full mouth(그림 1-99~1-122)의 증례를 소개한다.

[하악 구치부의 인상채득]

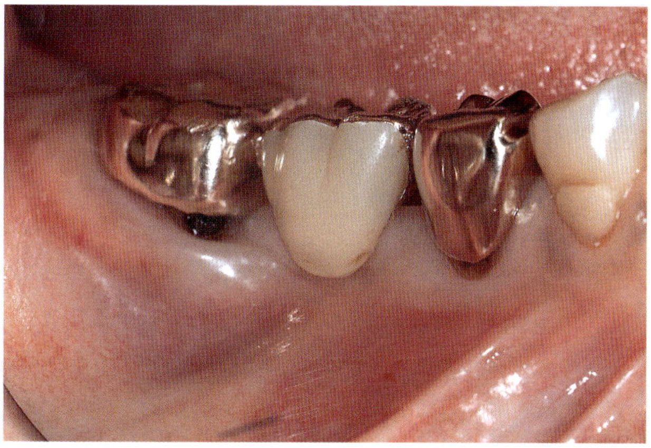

그림 1-82. 부적합 보철물의 영향으로 마진 직하에 우식(치은연하 우식)이 재발하고 있다. 구강전정이 얕고 부착치은의 부족으로 치은퇴축도 관찰된다.

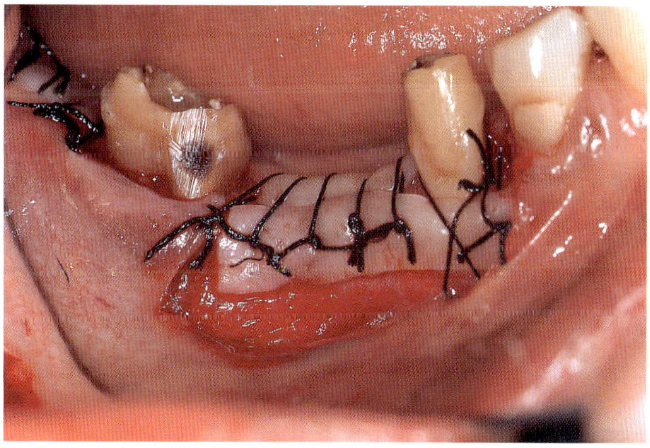

그림 1-83. 치은연하 우식을 개선하고 부착치은을 획득하기 위해 치주외과 처치를 시행한다.

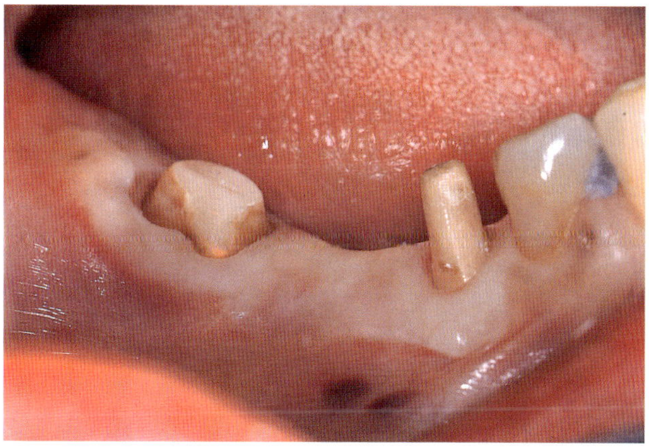

그림 1-84. 치주조직을 정비하고 보철치료가 가능한 환경을 확립한다.

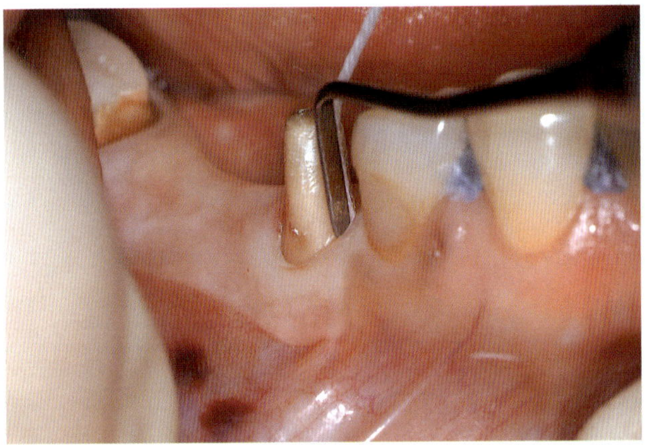

그림 1-85. 치은 압배.

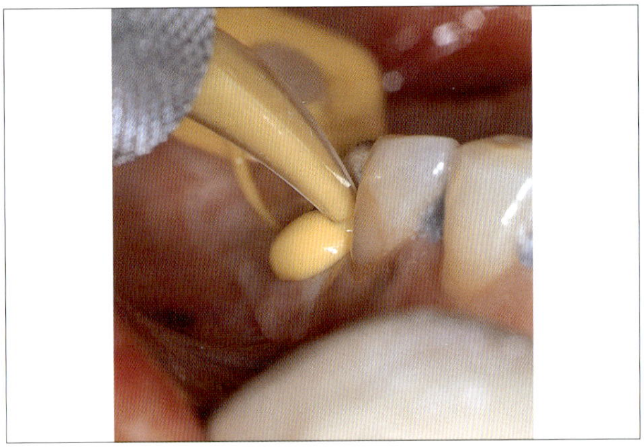

그림 1-86. 인상채득.

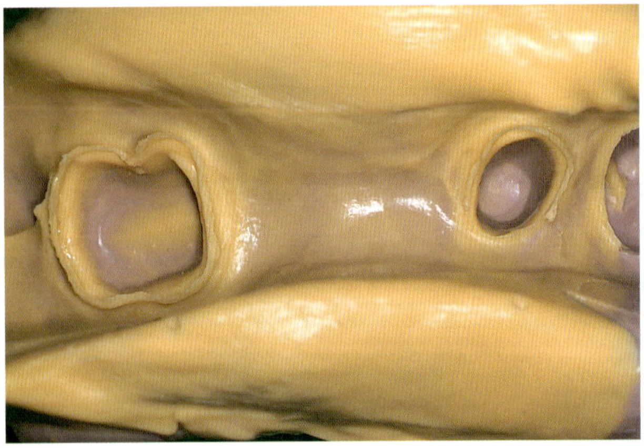

그림 1-87. 채득한 인상면.

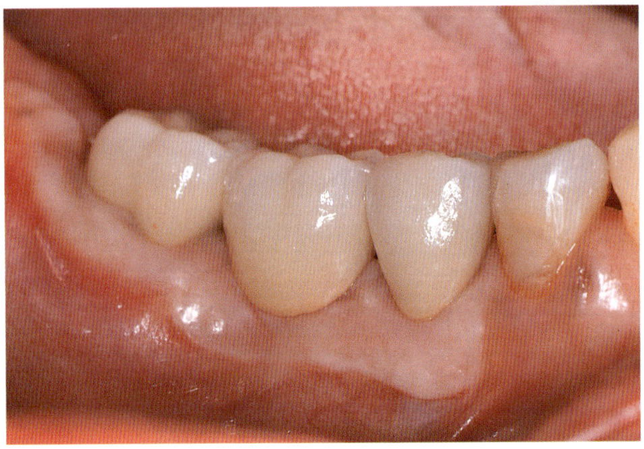

그림 1-88. 최종 보철물 장착시.

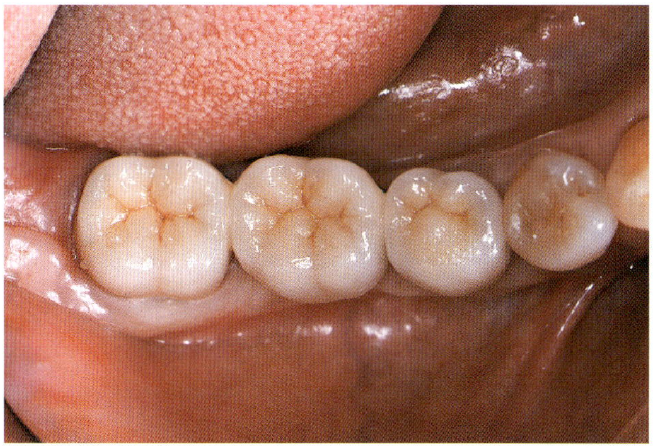

그림 1-89. 교합면 모습.

[상악 전치부의 인상채득]

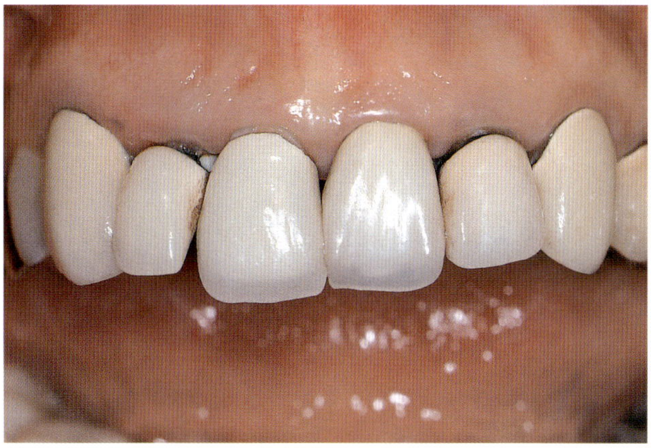

그림 1-90. 마진부의 노출에 다른 심미장애를 주소로 내원. 보철물의 변연 부적합에 의한 2차우식(치은연하 우식)이 심하다.

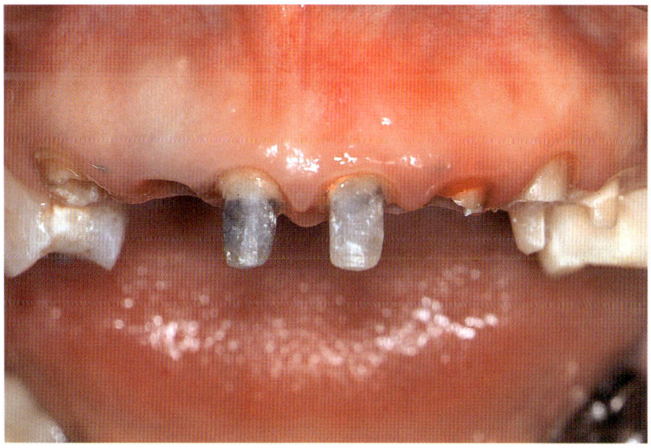

그림 1-91. 초기치료로 기존의 보철물을 임시 보철물로 변경한 후 SC/RP를 하고 근관치료와 3| 의 정출을 시행하였다.

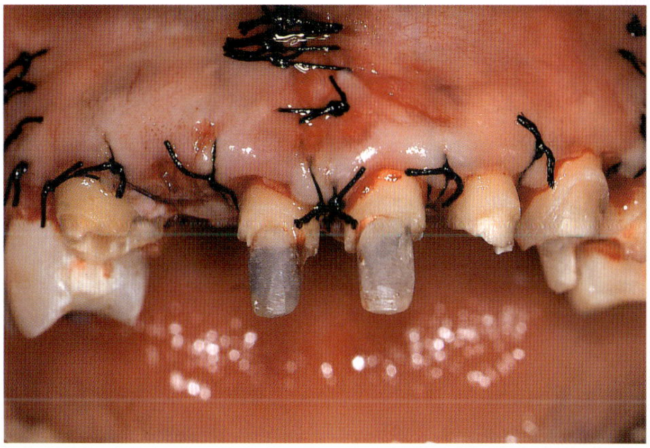

그림 1-92. 연하우식을 개선하기 위해 치주외과 처치를 시행하였다. 2| 는 우식이 깊어 발치하였다.

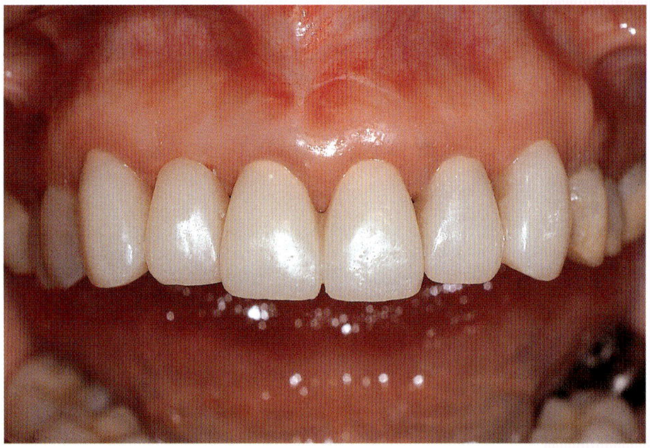

그림 1-93. 임시 보철물의 수정. 최종 보철물의 지표가 되도록 교합 · 형태를 조정하고 그 정보를 기공측에 전달한다.

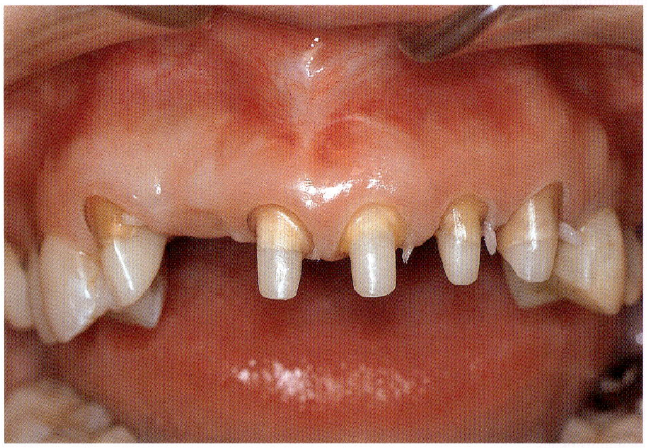

그림 1-94. 인상전 상태. 치은의 염증은 없으며 양호하게 조절되어 있다. 생물학적 폭경이 확립되고 sulcus는 상당히 얕기 때문에 (0.6~0.7mm) margin line은 sulcus 내 약 0.3~0.4mm에 설정되어 있다.

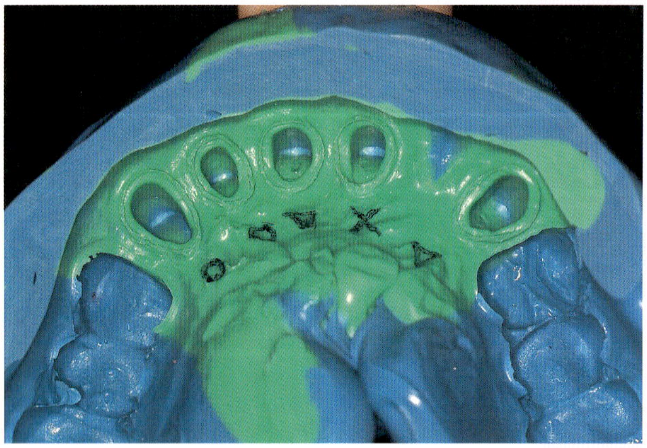

그림 1-95. 인상채득. 치과기공사가 현미경을 사용해 확인하고 완성도를 판정한다.

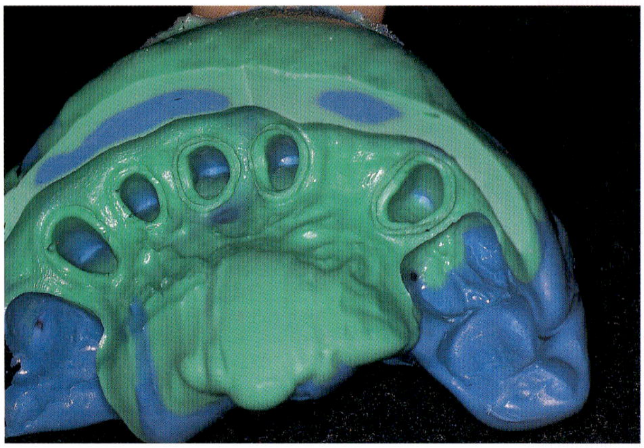

그림 1-96. 재인상. 본인상으로 인상을 정밀하게 채득할 수 없었던 지대치를 부분 트레이로 재인상한다.

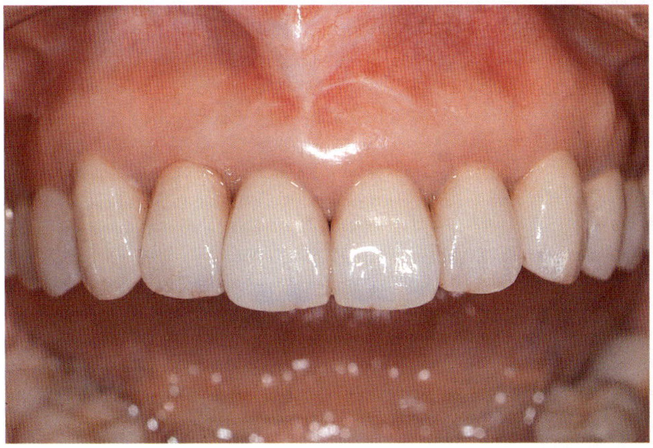

그림 1-97. 최종 보철물 장착시. 치주조직과 조화를 이루고 청소성, 기능성 및 심미성을 겸비한 수복이 종료되었다.

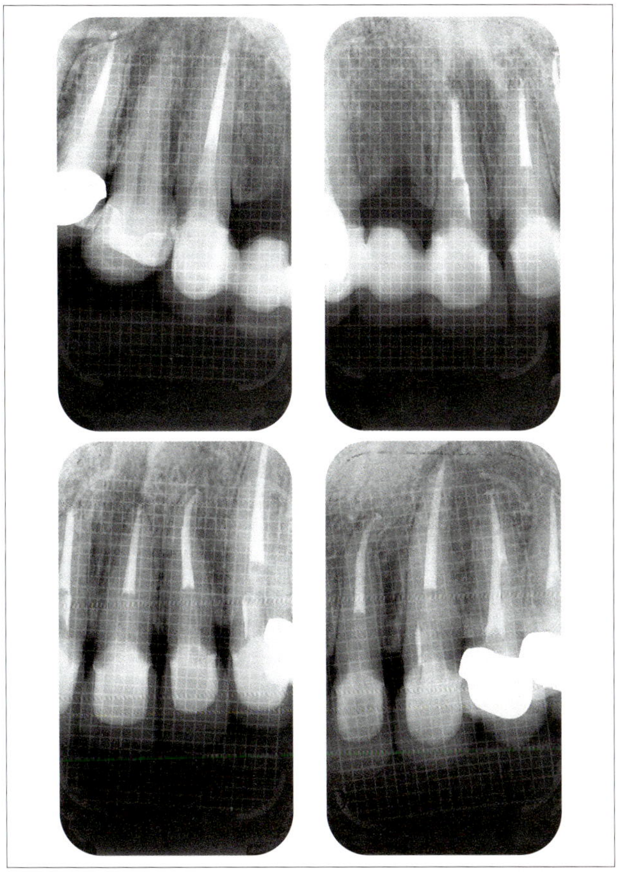

그림 1-98. 최종 보철물 장착시 상악 전치부의 방사선사진.

[상악 full mouth의 인상채득]

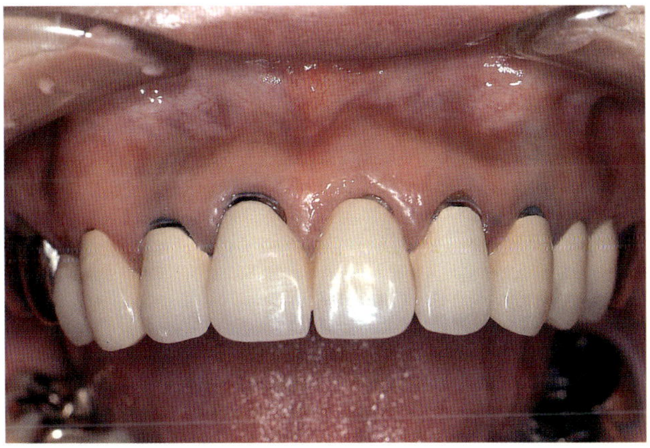

그림 1-99. 전악에 걸쳐 마진 부적합에 의한 2차우식이 관찰된다.

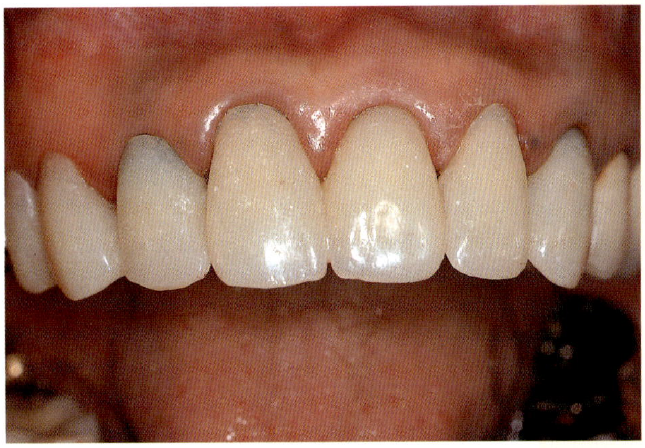

그림 1-100. 기존 보철물을 제거하고 임시 보철물을 장착한다.

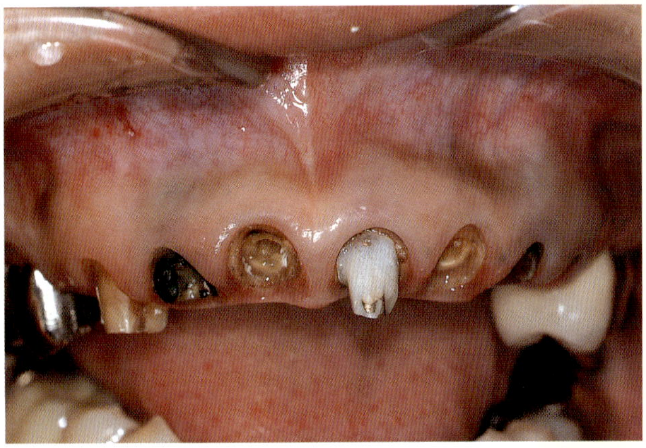

그림 1-101. 초기치료(SC/RP, 근관치료) 종료시. 치주환경을 정비(연하우식 개선)하기 위해 치주외과 처치가 필요하다.

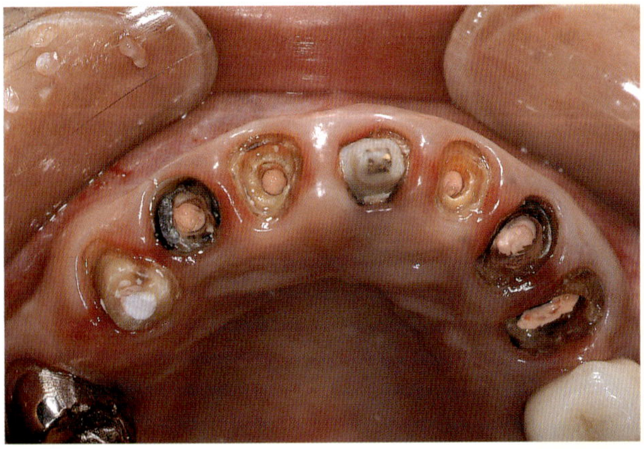

그림 1-102. 교합면 모습.

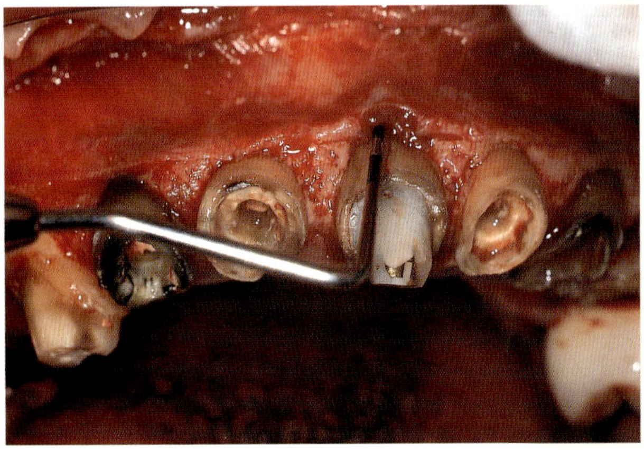

그림 1-103. ⌊1 은 치근이 파절되고 파절선을 따라 골이 흡수되어 있었다.

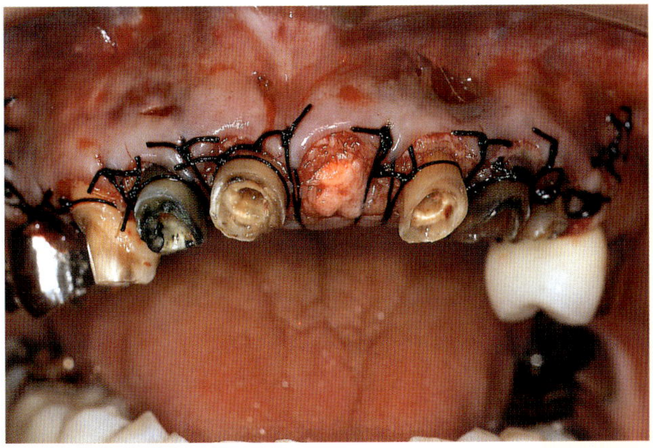

그림 1-104. 치주외과 처치후. 연하우식을 개선하고 생물학적 폭경의 확립을 기대한다. |1 은 발치하고 치조제 보존술을 시행하였다.

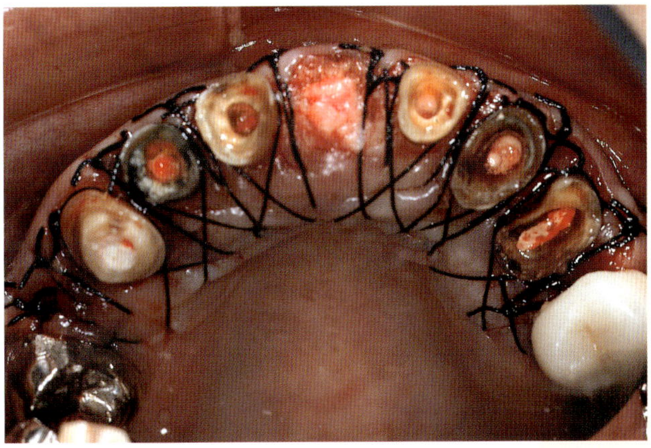

그림 1-105. 교합면 모습.

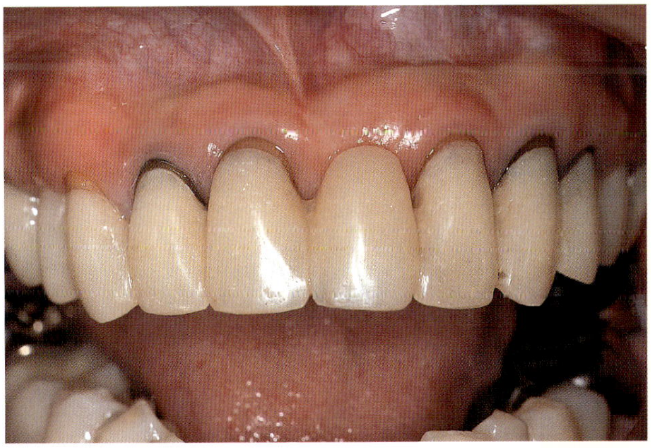

그림 1-106. 술후 6개월. 보철된 치주환경이 정비되었다.

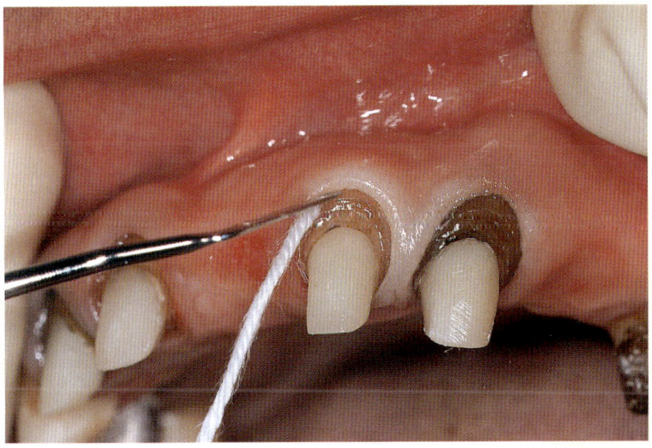

그림 1-107. 형성 전 치은압배.

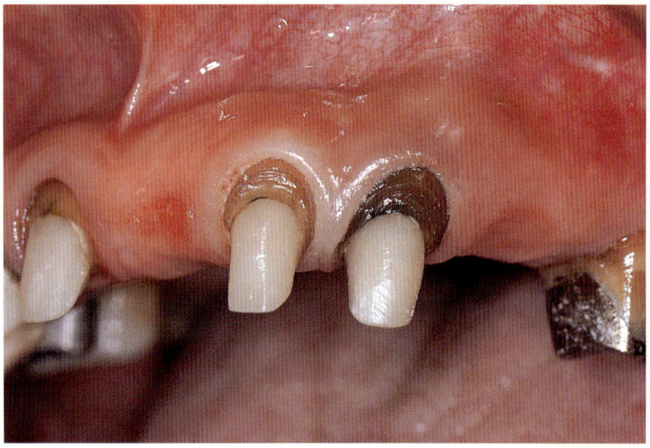

그림 1-108. 압배 후 sulcus내 치근면이 노출되어 있다.

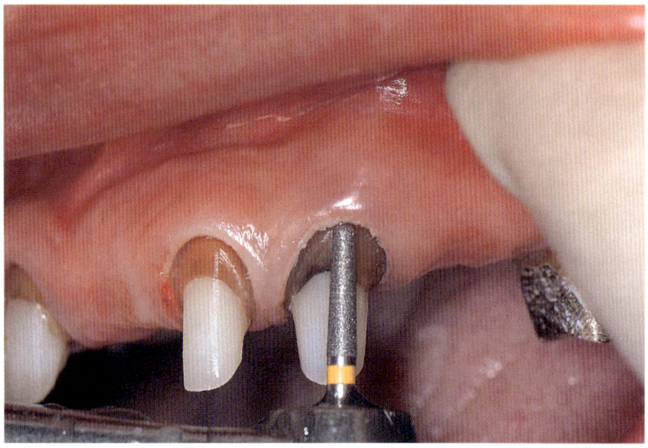

그림 1-109. 노출된 치근면을 extra fine(ff) bur로 활택하게 형성하고 ultra fine(fff) bur로 마무리한다.

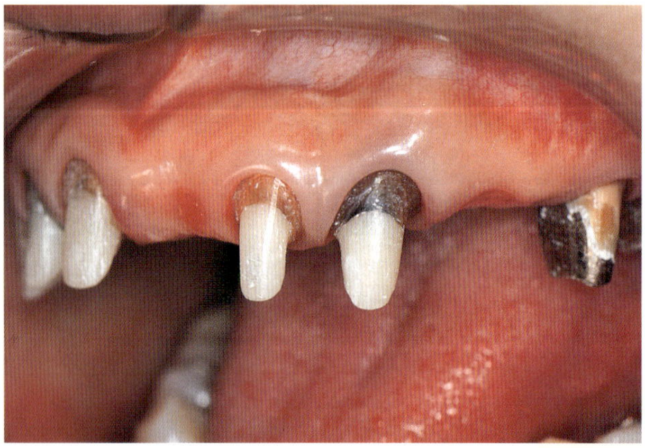

그림 1-110. 형성후 지대치.

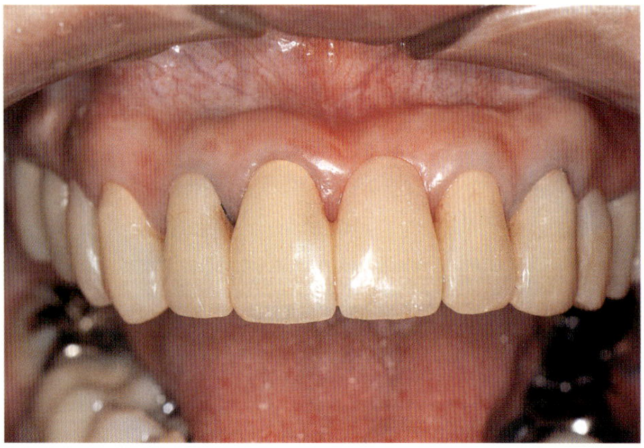

그림 1-111. 임시 보철물의 적합, 형태 및 교합을 수정한다.

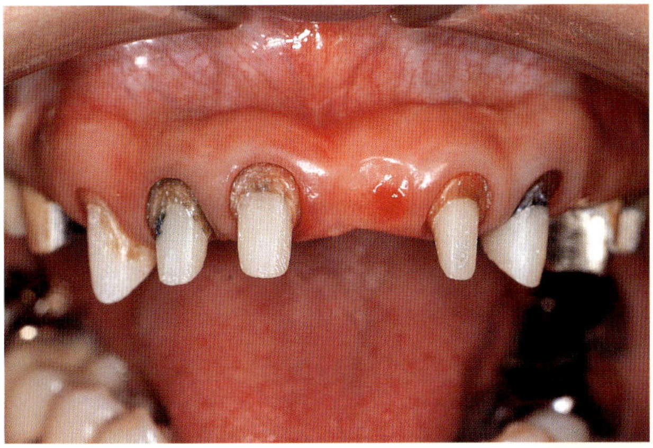

그림 1-112. 인상전 상태. 염증이 없는 건강한 치주조직이 획득되어 있다.

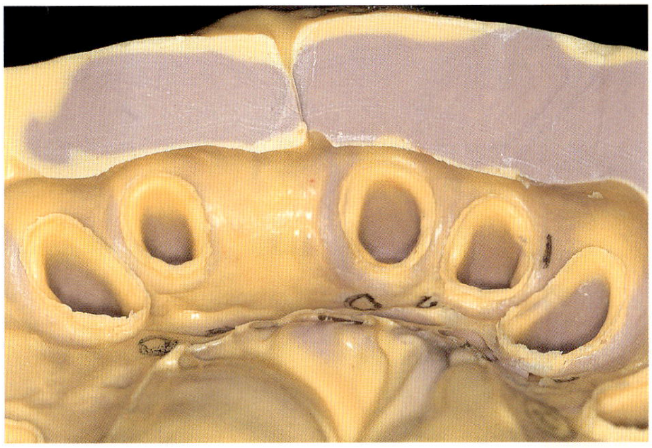

그림 1-113. 인상을 현미경으로 확인한다. 인상하는 지대치의 수효가 많아지면 한 번에 모든 지대치의 인상을 완벽하게 채득하기는 곤란하다.

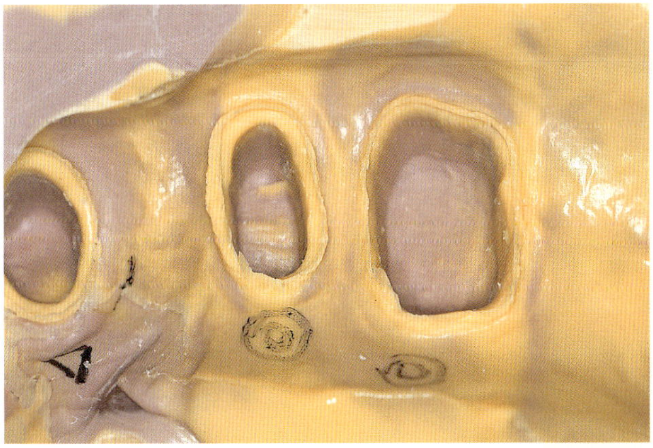

그림 1-114. 결함이 있는 지대치는 부분 트레이로 재인상한다.

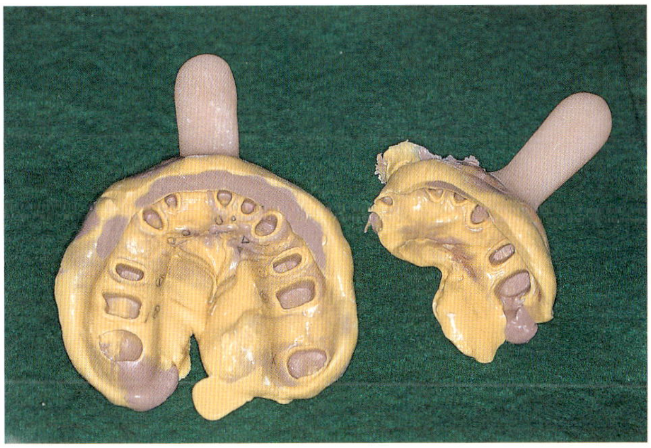

그림 1-115. 본인상과 재인상.

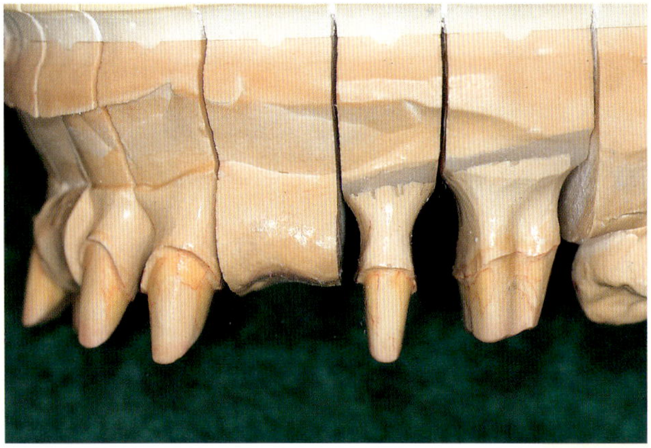

그림 1-116. 원래의 지대치 부분을 절단한 후 재인상으로 완성한 지대치 모형을 기공용 silicone으로 작업모형에 transfer하고 레진으로 고정한다.

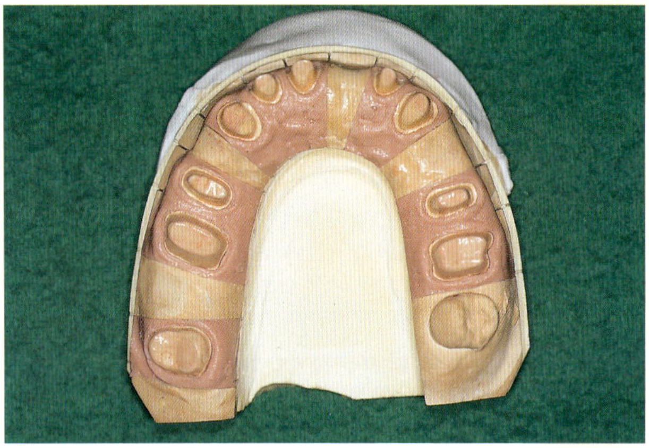

그림 1-117. 다이를 교체하여 한 개의 작업모형으로 기공조작을 진행한다.

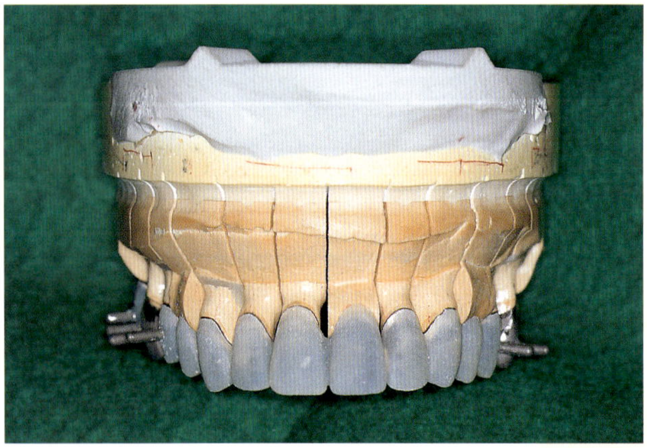

그림 1-118. 다이를 교체할 때 살짝 변위될 가능성이 있으므로 변위될 가능성이 있는 부위에서 보철물을 절단한 후 시적할 때 구강 내에서 연결한다.

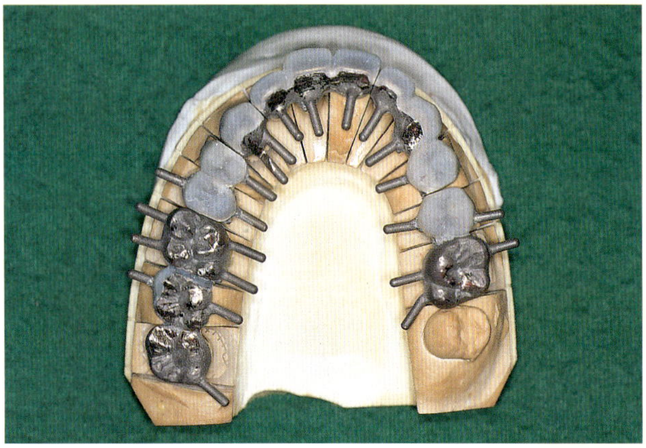

그림 1-119. 교합면 모습.

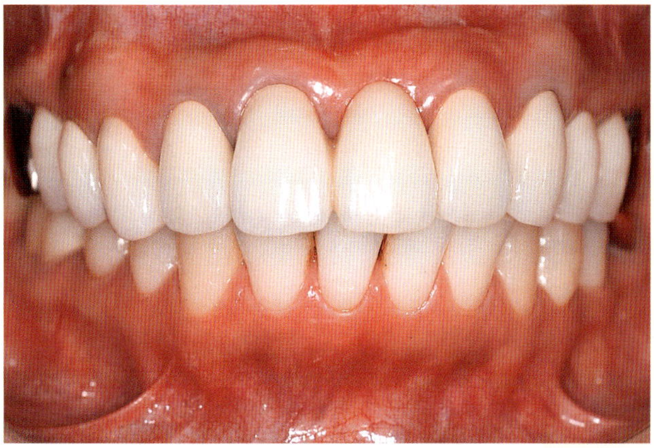

그림 1-120. 최종 보철물 장착시.

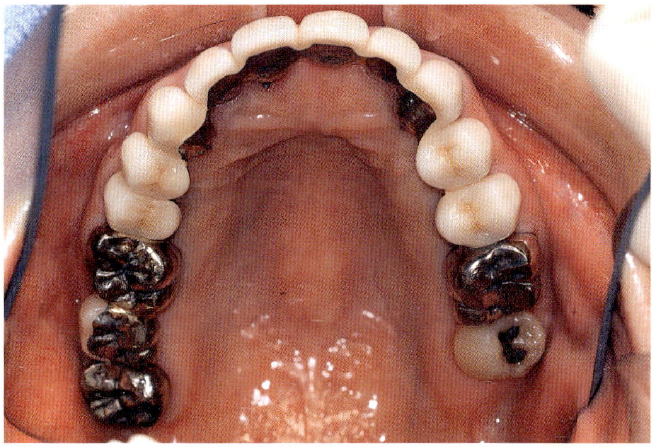

그림 1-121. 교합면 모습.

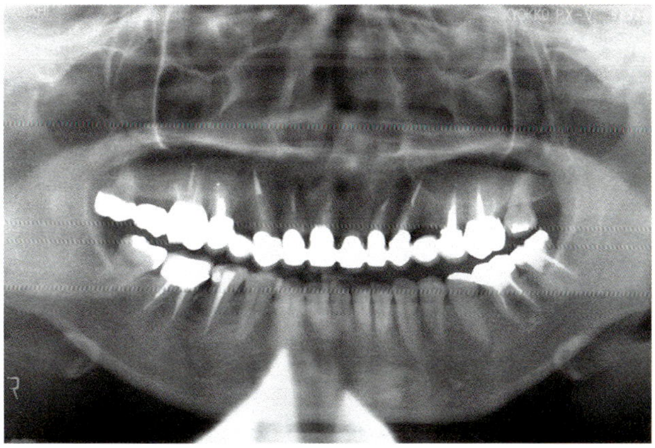

그림 1-122. 파노라마 방사선사진.

Point

적합이 좋은 보철물을 제작하기 위한 정밀인상의 요점

- 보철치료가 진행되는 환경을 정비한다.
- 지대치와 그 치주조직의 건강을 회복한다.
- 치주조직과 조화를 이루는 임시 보철물을 제작한다.
- 치주조직을 침습하지 않는 압배조작과 적절한 지대치 형성을 한다.
- 제작정밀도, 경시적 변화가 적은 우수한 인상재의 사용, 조작성이 좋아 실패가 적은 인상법.
- 매끄러운 margin line과 그 직하 치근면의 정밀한 재현.
- 인상의 check system 확립과 재인상 방법.

결론

최근 세라믹 등의 새로운 기술이나 재료는 눈부신 발전을 보이며 심미성의 추구가 각광을 받고 있다. 그러나 심미성을 추구한 나머지 마진이 깊어지거나 over contour 되거나 적합에 대한 배려가 부족해지는 등 보철물이나 지대치의 청소성을 곤란하게 만들고 그 예후를 불안하게 하는 증례가 많다고 생각한다.

보철물이 장기적으로 유지 · 안정되기 위해서는 용이한 청소성이 중요하며, 적합성의 향상은 가장 중요한 조건 중의 하나이다. 그러나 적합은 어떤 한 가지 작업을 개선했다고 해서 극적으로 개량되는 것은 아니다. 구강내 상태, 인상채득, 기공작업, 구강내 조정, 시멘트 합착 등 전반적인 과정에 있어서 기본에 충실하고 세심한 주의를 기울여 타협하지 않고 실천했을 때 비로소 달성되는 것이다. 각 과정마다 허용 범위 내에 있는 사소한 타협도 쌓이면 커다란 타협이 되고 그러한 상황에서 완성된 보철물은 도저히 허용할 수 없는 상태가 된다는 것을 잊어서는 안된다.

특히 인상채득은 원형=모형을 달성하기 위한 첫걸음이므로 기량을 최대한 발휘해서 더욱 정밀한 인상채득을 추구한다. 그리고 인상을 전해 받은 치과기공사는 최선을 다해 제작에 임한다. 서로 목표를 향해 전력질주 한다면 조금씩이기는 하지만 치료의 질은 분명히 향상된다.

진료 측과 기공 측이 상호 역할을 이해하고 신뢰를 하며 연계를 하는 팀 의료의 실천이 환자의 구강 내에서 장기간 기능할 수 있는 보철물의 제공으로 이어질 것이다.

참고문헌

1. Nemetz H : Tissue management in fixed prosthodontcs. J Prosthet Dent. 1974 ; 31 : 628.
2. Loe H : Reactions of marginal periodontal tissues to restorative procedures. Int Dent J. 1968 ; 18 : 759.
3. Dragoo MR and Williams GB : Periodontal tissue reactions to restorative procedures. Int J Perio Rest Dent. 1981 ; 1 (1) : 9.
4. Loe H and Silness J : Tissue reactions to string packs used in fixed restorations. J prosthet Dent. 1963 ; 13 : 318.
5. Azzi R, Tsao TF, Carranza FA, Jr, Kenney EB : Comparative Study of gingival retraction methods.J Prosthet Dent. 1983 ; 50 : 561.
6. Nevins M and Skurow HM : The intracrevicular restorative margin, the biologic width, and the maintenance of the gingival margin. Int J Perio Rest Dent. 1984 ; 4 (3) : 31.
7. Ciesco JN, Malone WFP, Sandrik JL and Mazur B : Comparison of elastometric impression materials used fixed prosthodontics. J Prosthet Dent. 1981 ; 45 : 89.
8. Jamani KD, Harrington E, and Wilson HJ : The determination of elastic recovery of impression materials at the setting time. J Oral Rehabil. 1989 ; 16 : 89.
9. Price RB, Gerrow JD, Sutow EJ, and MacSween R : The dimensional accuracy of12 impression materials and die stone combinations. Int J Prosthodont. 1991 ; 4 : 169.
10. 篠田浩人，川和忠治：シリコーン・ラバー印象材の特徴とその比較—縮合型シリコーン・ラバー印象材について．the Quintessence.1996 ; 15 (3) : 203.
11. 篠田浩人，川和忠治：シリコーン・ラバー印象材の特徴とその比較-その 2　付加型シリコーン・ラバー印象材について．the Quintessence. 1996 ; 15 (4) : 179.
12. Livaditis GJ : Comparison of the new matrix system with traditional fixed prosthodontic impression procedures. J Prosthet Dent. 1998 ; 79 : 200.
13. LaForgia A : Multiple abutment impressions using vacuum adapted temporary splints. J Prosthet Dent. 1970 ; 23 : 44.
14. Rosenstiel SF, Land MF, and Fujimoto J : Contemporary fixed prosthodontics, CV Mosby, St Louis, 1988.
15. Gargiulo A, Wentz F, Orban B : Dimensions and relations of the dento-gingival junction in humans. J Periodotol. 1961 ; 32 : 261-267.
16. 中村公雄ほか：予知性の高い補綴治療のための歯周外科の考え方と実際，クインテッセンス出版，東京，1994.
17. 小野善弘，ほか：コンセプトをもった予知性の高い歯周外科処置，クインテッセンス出版，東京，2001.
18. 中村公雄ほか：現代の臨床補綴，クインテッセンス出版，東京，1998.
19. 重村宏，西島本周二ほか：クラウン・ブリッジ　プラクティカル・デンタルテクノロジー—日常臨床での基本の重要性とその見直し，クインテッセンス出版，東京，2002.

제2장 국소의치의 인상채득

야타베 마사루

개 요

제2장 국소의치의 인상채득

야타베 마사루

피압변위량이 다른 치아와 치조제(점막)의 인상채득

국소의치 뿐만 아니라 적합이 좋은 보철물을 제작하려면 구강내 상태를 정확하게 기록하기 위한 인상채득이 중요한다는 것은 논란의 여지가 없다고 생각한다. 그러나 구강 내의 정확한 기록이란 무엇을 말하는 것일까?

인상채득이란 유동성을 갖는 인상재가 대상물에서 압력을 받아 경화되고 그 음형을 기록하는 것을 말한다. 따라서 인상을 정확하게 채득하려면 인상재가 경화되기 전에 인상재에 동적인 힘이 작용하지 않도록 유지해야 하며 대상물이 정 위치에 고정되어 있지 않으면 안 된다. 그러나 구강 내에서 인상재가 경화될 때까지 전혀 움직임이 없도록 고정하기는 불가능하며 대상물이 점막인 경우에는 인상압에 의한 점탄성의 회복으로 인상채득 도중에 움직일지도 모른다.

특히 국소의치의 경우에는 피압변위량이 다른 치아와 치조제(점막)를 동시에 인상해야 하므로 인상과정에서 치아와 점막의 상대적인 위치관계를 기록하기는 매우 곤란하다.

10년 전의 일인데 국소의치학 강좌를 듣는 수강생들에게 인상방법에 대한 앙케이트를 조사한 결과 현재의 인상에 불만을 느끼는 사람이 70%나 된다는 사실에 실로 놀라지 않을 수 없었다. 불만내용을 표 2-1에 소개하고 있지만 10년이 지난 지금도 해결되었다고 말하기는 어렵다. 그렇다면 안정적인 의치를 제작하기 위해서는 어떻게 인상을 채득해야 할까? 보편성이 있는 인상방법이 있다고는 할 수 없지만 적합이 좋은 의치를 제작하기 위한 인상채득방법에 대해 그 견해를 소개하겠다.

국소의치의 인상채득에 대한 견해

국소의치 인상채득의 특징

동일한 결손보철이라도 브릿지의 인상채득과 국소의치나 총의치 인상채득의 목적에는 차이가 있다. 브릿지의 인상채득은 치아의 해부학적 형태와 그 위치관계를 정확하게 기록하는 일이다. 결손부 점막의 인상은 pontic 기저면의 형태를 재현하기 위한 해부학적 형태가 재현되어 있으면 된다. Ridge-lap type이나 ovate pontic처럼 어느 정도 점막을 가압할 필요가 있는 pontic도 점막면의 해부학적 형태가 기록되어 제작된다. 그것보다 지대치와

표 2-1. 국소의치의 인상방법에 대한 불만
(1993 동경의과치과대학 치과보철 제1강좌)

- 변연형태의 결정방법이 애매하다.
- 가압방법(부위, 힘의 크기, 방향, 시간)에 통일된 견해가 없다.
- 기능압과 인상압의 관계가 불분명하고 경험에 좌우된다.
- 인상재를 주입하는 트레이를 정위치에 삽입할 수 없다.
- 트레이의 고정이 불확실하며 손가락의 좌우 힘에 차이가 있지 않을까?
- 교과서대로 진행하면 너무 큰(너무 긴, 너무 두꺼운) 상이 완성된다.
- 인상정밀도보다 레진의 중합 왜곡에 더 문제가 되지 않을까?
- 결과적으로 만족하지만 논거가 빈약하다.
- 간편하지 않다.

치은연하 마진의 정확한 인상, 지대치 상호간 정확한 위치관계의 기록이 필요하다. 지대치는 장착방향에 대해 언더컷이 없기 때문에 인상재는 쉽게 왜곡되지 않는다. 일반적으로 개별치아 트레이를 사용하고 다른 치아나 결손부의 치조제 점막은 기성 트레이를 사용해 연합 인상채득한다.

한편 총의치는 치아가 없기 때문에 의치의 유지 및 안정을 위해 정적인 상태에서 의치상과 적합하고 변연봉쇄를 기대할 수 있는 인상방법을 선택한다. 즉 총의치의 인상은 구강점막의 해부학적 형태와 기능 시 점막의 움직임을 예상해 의치상연의 형태를 결정한다. 또한 의치상 점막면은 해부학적 형태에서의 적합이 중시되며 크게 변형하지 않는 인상이 바람직하다.

브릿지와 총의치 중간에 위치하는 국소의치는 1치결손에서 1치잔존까지 결손형태가 전혀 다르며 증례마다 인상채득에 대한 견해에 차이가 있는데, 기능시 잔존치에 커다란 부담이 가해지지 않는 의치를 제작하기 위한 인상방법이 바람직하다.

치아는 100g 정도의 힘에도 변위하는데 힘이 더 가지더라도 서서히 변위한다. 구체적으로 소구치의 장축방향에 100g의 하중을 가하면 15~35㎛ 변위하는데 그 10배인 1kg의 하중을 가해도 30~60㎛ 정도 변위한다. 한편 치조제 점막은 하중을 받는 면적에 의해서도 변하는데 적합이 좋은 일반 의치상의 크기라면 200㎛ 정도 변위한다. 점탄성적 성질이 강하기 때문에 하중 받는 시간이 길어질수록 더 변위되고 하중을 해제한 후 즉시 원위치로 오는 것은 아니다.

따라서 국소의치의 인상을 고려할 때 치아와 점막의 변위량의 차이를 보증하는 인상방법을 고려하지 않으면 치아와 점막에 동시에 부하가 가해지는 국소의치는 치아에 커다란 부담이 가해지게 된다. 소수치 결손의 경우 점막면의 정적인 인상으로도 충분한 경우가 있다. 그러나 결손이 크거나 유리단결손의 경우는 지대치에 커다란 하중이 가해지지 않도록 점막을 어느 정도 가압하고 치아와 점막의 변위량 차이를 보상하도록 할 필요가 있다.

또한 국소의치를 설계할 때도 치조제 점막에 대한 부담 압력 분포에 차이가 있으므로 인상채득할 때는 의치를 어떻게 설계할지에 대해서도 고려하지 않으면 안 된다.

의치설계와 인상채득의 관계

그림 2-1~2-5는 편측유리단결손 증례를 편측설계한 그림이다. 각각 기능력이 결손부 인공치아에 작용했을 때 치조제 점막에 가해지는 압력의 부담분포와 의치상의 변위는 다르다.

그림 2-1처럼 비교적 지대치를 확실하게 고정한 설계는 최후방 지대치를 지점으로 하여 의치상은 회전침하하려고 하지만 그것이 곤란하다. 그 만큼 최후방 지대치에 가해지는 부담은 증가하지만 전체적으로 상하(床下)점막에 가해지는 부담압은 감소한다고 생각한다.

그림 2-2의 설계는 소위 완압설계(緩壓設計)이다. 기능력이 가해지면 회전축을 중심으로 회전 침하하므로 상후방의 커다란 압력부담 분포를 보인다. 의치상 전후 부담압력의 차이는 크고 전체적으로 상하점막에 가해지는 부담은 증가할 것이다. 침하에 대한 지대치의 부담은 감소하지만 측방력에 대한 부담은 증가한다고 생각한다.

그림 2-3처럼 설계하는 경우는 교합압에 대해 전후로 치조제 점막에 비교적 균등한 압력이 가해진다고 생각되며 지대치에 대한 부담은 감소하지만 의치상과 지대치를 연결하는 연결자의 강도가 치조제 점막에 가하는 부담압력에 커다란 영향을 미친다. 또한 협설적 움직임에 대해서는 협측에 대한 움직임이 증가한다고 생각한다.

즉 기능하에서 균등하게 상하점막이 변위하려면 그림 2-1의 증례는 치조제 점막의 후방을 약하게 가압하고, 그림 2-2의 증례는 후방부를 더 적극적으로 가압하고,

[의치설계와 인상채득의 관계]

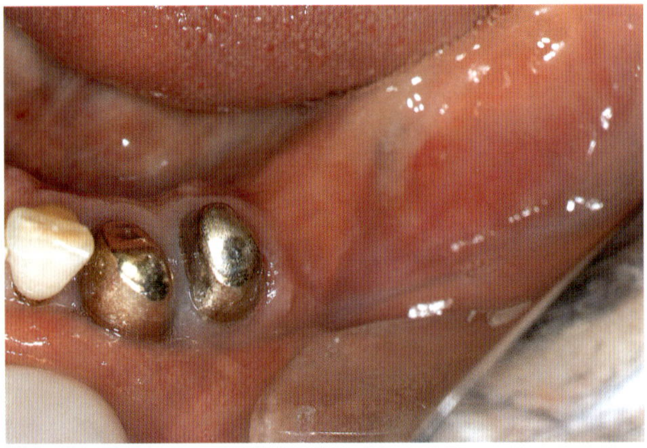

그림 2-1a. 3 4 를 지대치로 하는 코누스크라운에 의한 rigid한 설계.

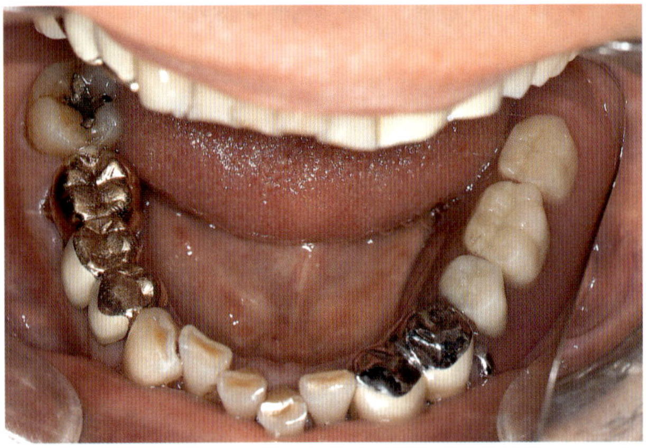

그림 2-1b. 4 의 지대치에 가해지는 부담은 크지만 치조제 점막에 가해지는 압력은 작다. 의치상 후방의 부담압은 증가하므로 인상을 채득할 때 후방부의 가압에 의해 치조제와 지대치가 침하하는 차이는 감소한다.

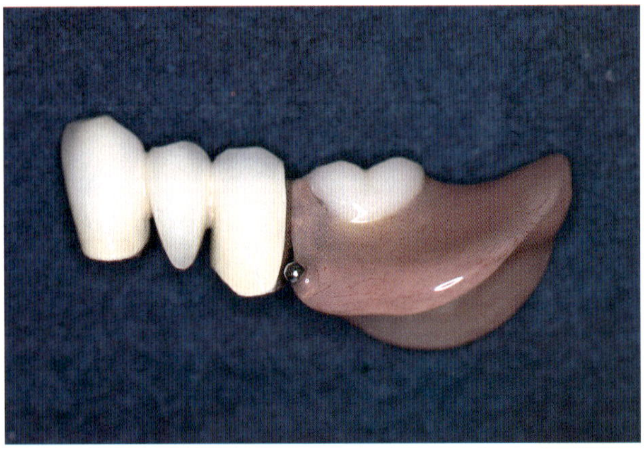

그림 2-2a. ③ 4 ⑤ 브릿지 연결관을 지대치로 하는 미니달보 어태치먼트를 이용한 완압설계.

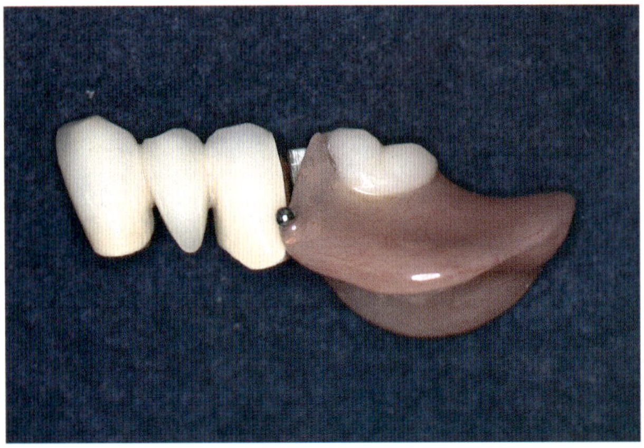

그림 2-2b. 5 의 원심에 설치한 attachment를 지점으로 원심에서 회전한다. 수직적인 침하는 지대치에 가해지는 부담을 줄여주지만 의치상 후방의 부담압은 상당히 크다. 인상을 채득할 때는 후방부의 가압을 앞의 증례보다 크게 할 필요가 있다.

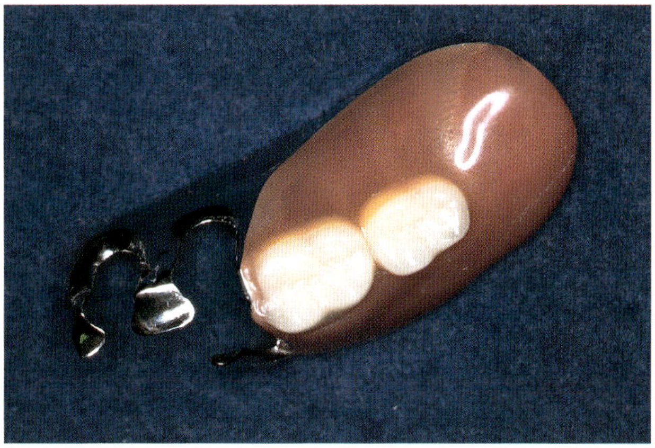

그림 2-3. |4 5를 지대치로 하는 RPI 설계. 지대치에 가하는 부담은 적고 치조제 점막에 가해지는 부담은 앞의 두 증례보다 균등한 압의 분배가 가능하지만 부담은 증가한다. 연결부가 설측에 위치하고 있어 협측 부담은 다소 증가하므로 인상을 채득할 때 협측에서 가압하는 것이 이상적이다.

표 2-2. 구강내 검사방법과 검사항목

검사 대상	잔존치	치조제	교합
직접 검사	치주질환 (골식, 동요도) 우식 이환의 경향	점막의 피압 변위량 염증의 유무(발적)	활주운동 대합 (자연치, 국소 의치, 총의치)
모형 검사	분포, 형태, 식립방향, 위치	폭, 높이, 경사	대합관계, 만곡
방사선 검사	치근의 길이, 치관치근비 치근막강의 비후	무치부의 치조골의 치밀도, 이물질, 골편, 잔근 등의 유무	악관절의 형태 이상 하악위

표 2-3. 인상 시 주의해야 할 해부학적 특징

골	상악	구개융기, 상악결절, 절흔, 근돌기
	하악	외사선, 악설골근선, 협붕, 외골융기
근	상악	협근, 구륜근, 내측익돌근, 측두근
	하악	교근, 협근, 악설골근, 이근
연조직	상악	소대, 구개소와, 절치유두, 구개선
	하악	소대, 구후융기, 익돌하악주름, 설하선

그림 2-3의 증례는 협측을 다소 강하게 가압한 점막면 전체를 가압 인상할 필요가 있다고 생각한다.

이상의 예에서 알 수 있듯이 동일한 결손형태라고 해서 동일하게 인상하는 행위는 성급하다. 따라서 인상을 정확하게 채득하기 위해서도 의치 설계에 주의를 기울이고 사전에 주소를 충분히 들어 구강내 검사, 방사선 검사 및 모형 검사를 하는 것이 중요하다.

구강내 검사의 중요성

표 2-2에 소개하듯이 구강검사 항목은 매우 다양한데 실제 임상에서 모든 항목을 검사하기는 곤란하다. 구강내를 검사하려면 구강내 검사, 방사선 검사 및 모형 검사가 필요하지만 모든 정보를 무조건 듣고 그것을 정리하지 않으면 의치제작에 참고가 되지 않는다. 체계적으로 검사를 하려면 앞서 문진한 결과에 기초해 검사항목을 줄이는 것이 중요하다.

구강 내를 검사할 경우 우선 눈으로 보고 만져보고 필요하다면 방사선 검사, 모형상에서 검사하는 식의 순서를 익힐 필요가 있다. 특히 인상과 관련된 구강의 해부학적 특징은 의치상의 형태를 예측하기 위해서도 중요하므로 검사단계에서 주의할 필요가 있다(표 2-3; 그림 2-4~2-6).

현재 사용하고 있는 의치가 있다면 그 의치가 부적절한 압흔이나 염증을 유발하지 않았는지 시진한다(그림 2-7~2-9). 또한 교합시켜 상하악의 위치관계, 특히 치조제와 잔존치 공간에 주의하면서 교합관계를 관찰한다(그림 2-10, 2-11). 치조제 형태가 비정상으로 판단된 경우에는 손가락으로 눌러 통증은 없는지, 경도가 어느 정도인지 확인한다(그림 2-12, 2-13). 시진이나 촉진으로 치아나 골의 이상이 의심되는 경우는 방사선사진으로 검사할 필요가 있다.

모형검사를 보면 구강내 시진으로는 알 수 없는 치아의 식립방향, 치열궁의 형태, 치조제의 흡수정도, 언더컷의 유무, 잔존치의 대합관계 또는 교합평면을 상세하게 확인할 수 있다(그림 2-14~2-16). 의치설계와 함께 진단용 모형상에서 지대치의 surveying이 필요한데 의치의 착탈 방향과 치조제의 위치관계에도 주의하고 치조제 부분까지 확인하는 것을 잊어서는 안 된다(그림 2-14, 2-15). 의치 설계에만 관심을 쏟으면 결과적으로 치조제에 커다란 언더컷을 만들어 착탈이 불가능하거나 계획한 의치상

[구강내 검사/해부학적 특징]

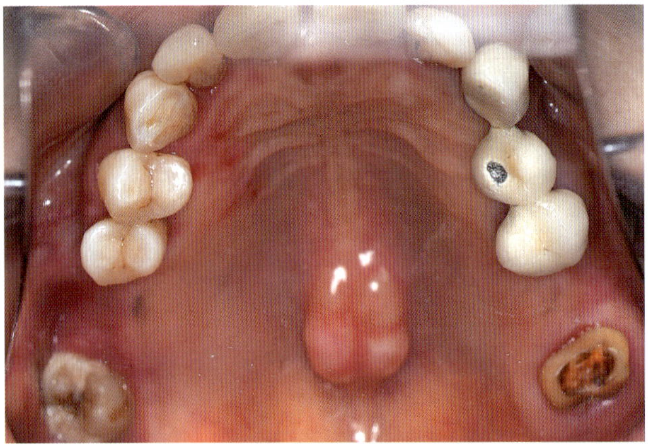

그림 2-4. 구개융기. Palatal bar, 스트랩의 주행에 영향을 미치므로 구개융기가 클 경우 큰 것은 metal frame의 주행을 피할 필요가 있다.

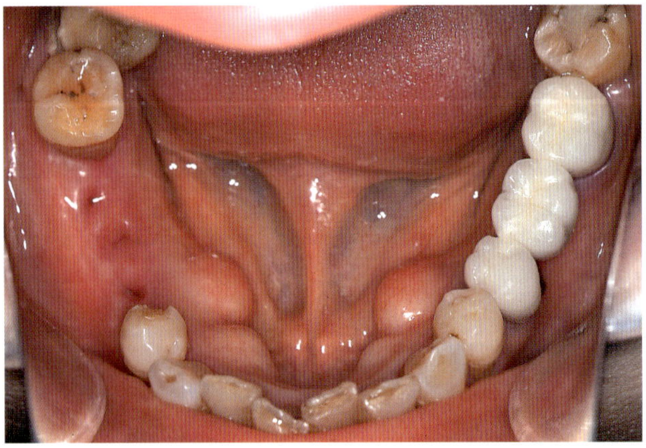

그림 2-5. 하악골융기. Lingual bar의 주행이 필요한 경우는 릴리프할지, 피할지를 신중하게 검사한다.

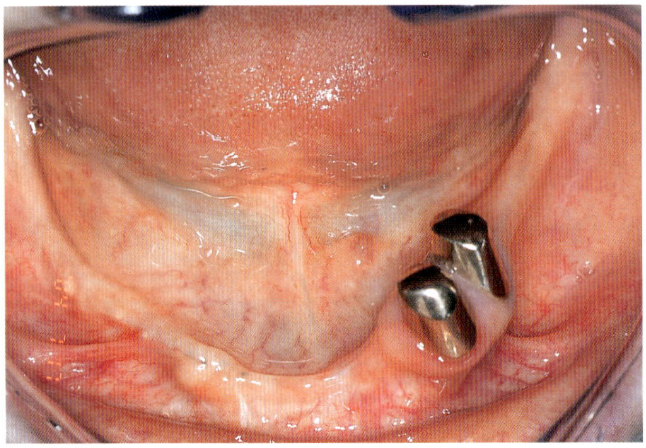

그림 2-6. 하악협소대. 치조제정까지 연장된 것은 의치상의 상변연에 영향을 미치므로 주의한다.

[구강내 검사/의치 사용에 의한 압흔이나 염증의 시진]

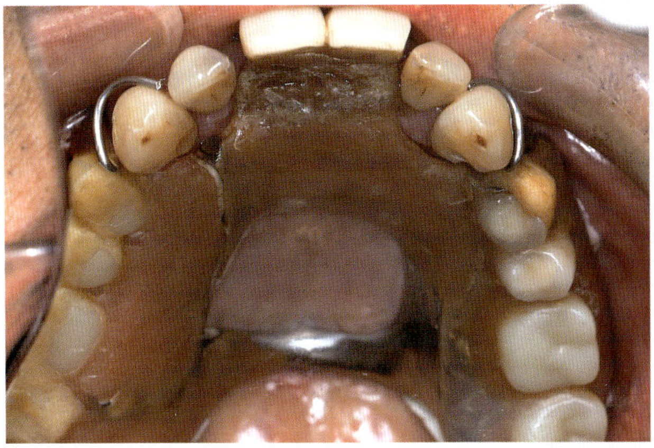

그림 2-7a. 레스트도 없고 와이어 클래스프의 부적합도 관찰되며 동요가 잘 될 것이라고 생각되는 설계.

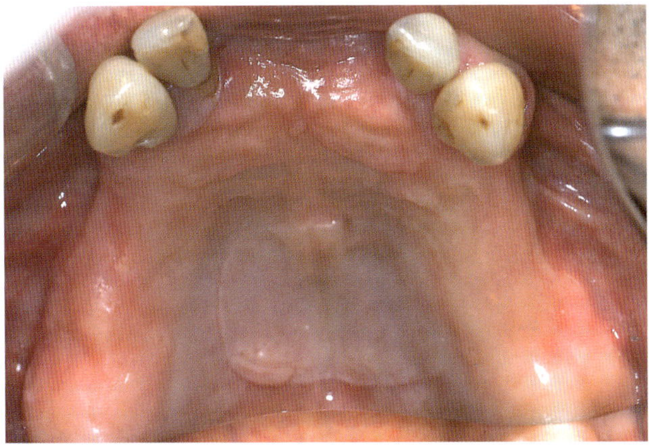

그림 2-7b. 의치를 철거했더니 특히 후방 palatal bar 부분에 커다란 압흔이 관찰되었다.

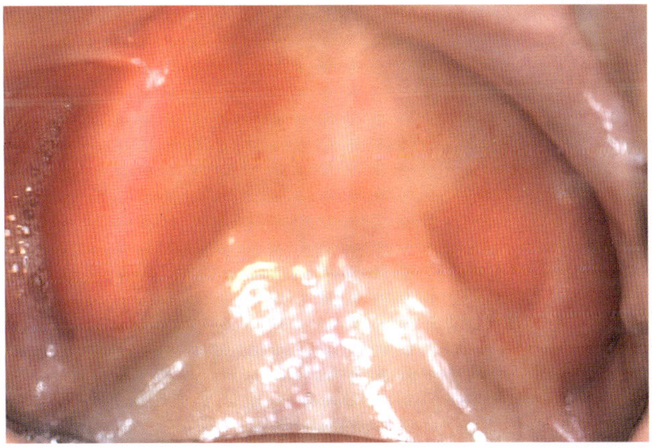

그림 2-8. 이장재가 원인이라 생각되는 상악의 염증.

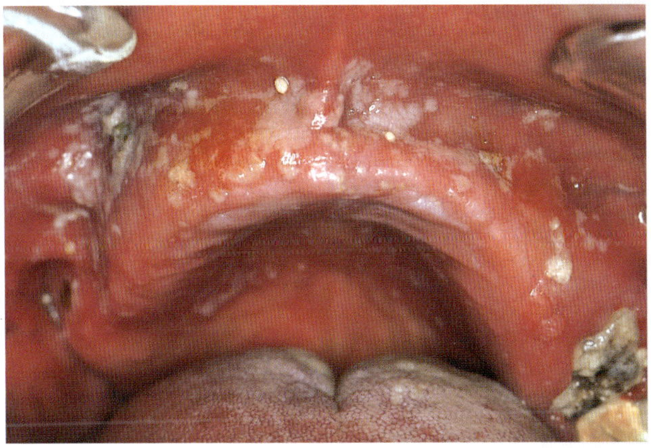

그림 2-9. 의치의 부적합과 위생불량이 원인인 상악점막의 염증.

[구강내 검사/교합에 의한 상하악의 위치관계]

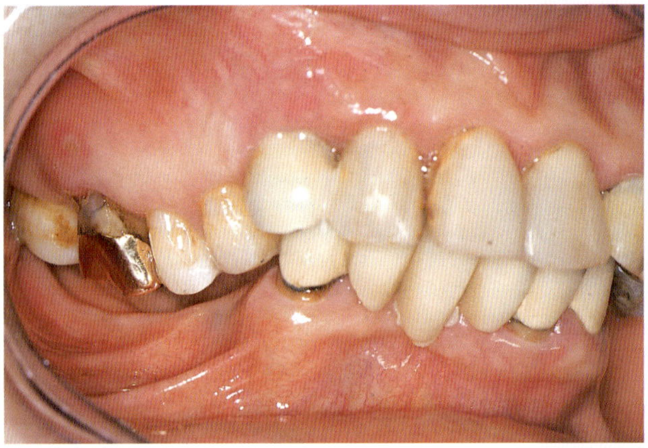

그림 2-10. 대합치의 정출로 인공치나 의치상의 공간을 확보할 수 없다.

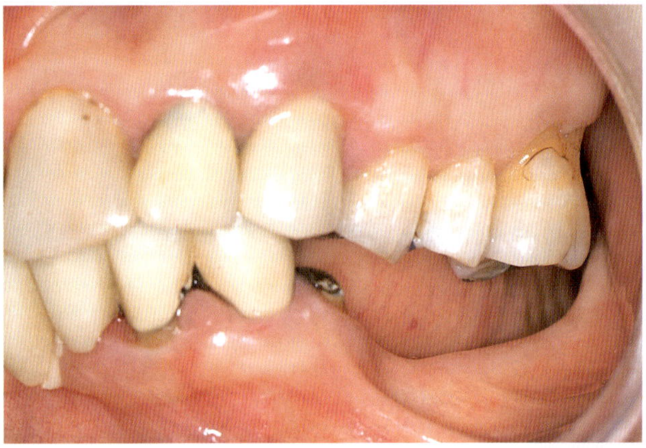

그림 2-11. 의치의 공간이 있는 것처럼 보이지만 이 상태라면 retromolar pad 부분까지 의치상을 연장할 수 없다.

[구강내 검사/치조제의 형태]

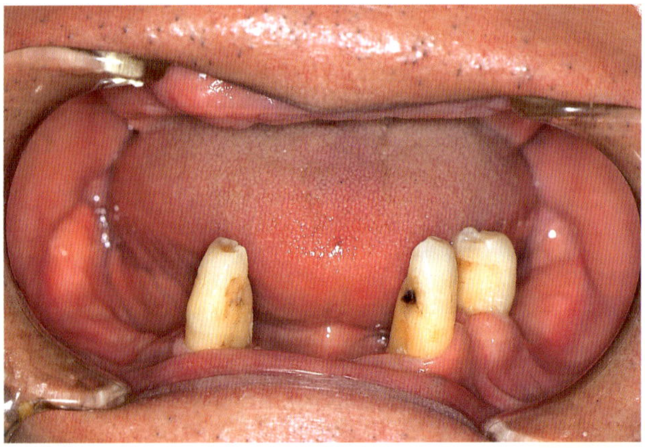

그림 2-12. 치주병이 진행되어 발치에 이른 증례이며 치조제의 형태가 자연스럽지 못하다. 이러한 치조제는 반드시 촉진을 해서 치조골의 상태, 점막의 두께 및 유연성 등을 확인한다.

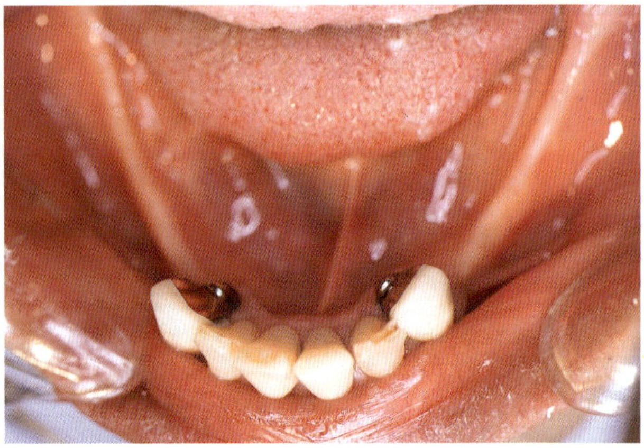

그림 2-13. 치조제폭이 좁은 증례. 치조제정이 수직적인 압력에 견딜 수 있는지 손가락으로 가압해 본다.

의 형태를 재현할 수 없게 된다.

또한 진단용 모형은 의치상의 외형을 예측하기 위해서도 매우 중요하다. 골융기가 큰 경우 의치상은 그 부분을 피하거나 릴리프해야 한다. 그러한 경우는 모형상에서 예비설계한 후에 구강 내에서 재확인할 필요가 있다. 치조제의 높이가 낮거나 폭이 좁거나 경사가 강하지 않은지, 의치상의 외형을 크게 할지, 후연의 위치를 구후융기 또는 retromolar pad를 충분히 덮어 의치상의 후방경사이동을 방지할 수 있는지 진단용 모형상에서 예비 설계하여 고려한다.

따라서 진단용 모형을 제작하기 위한 예비인상은 필요한 만큼 형태를 충분히 재현하지 않으면 안 된다.

[구강내 검사/모형검사]

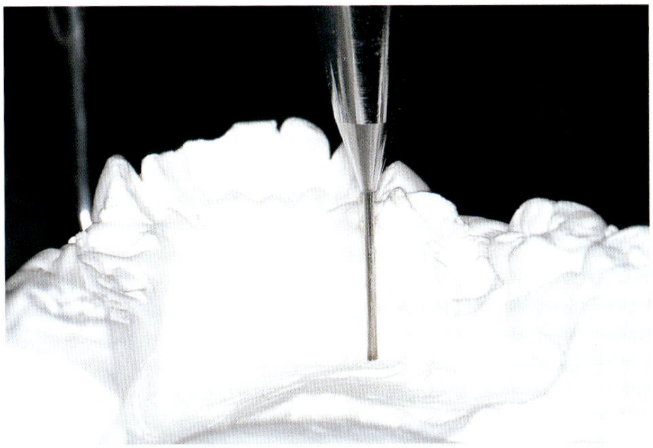

그림 2-14. 우식을 방치해 치관이 현저히 붕괴되고 좌측 발치가 필요한데 모형검사 결과 우측 제2소구치의 설측경사와 설측치조제의 언더컷이 크고 대 · 소연결자의 주행에 고심한 것을 알 수 있다.

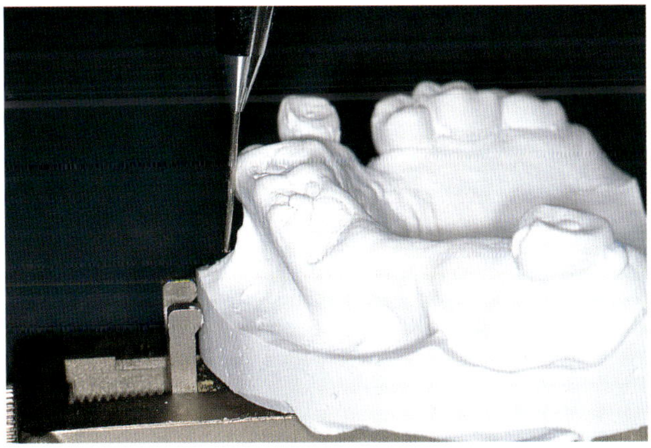

그림 2-15. 전치 순측 치조제의 돌출이 심하고 모형검사로 잔존구치의 식립방향에 대해 의치상을 전혀 연장할 수 없다는 것을 알 수 있다.

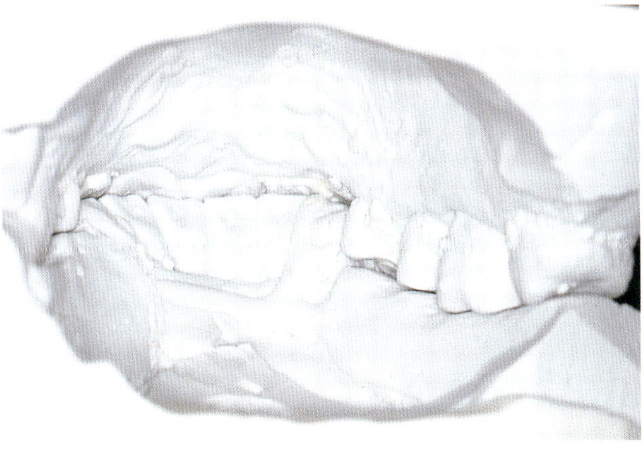

그림 2-16. 모형검사로 교합관계를 후방에서 관찰할 수 있다. 상악 우측 구치부의 정출이 심하고 현재의 교합관계에서는 기능적인 의치의 제작이 곤란하다는 것을 알 수 있다. 그림 2-10과 동일한 증례.

의치상에 요구되는 요소

국소의치는 브릿지와 달리 지대치 부담만으로는 결손을 수복할 수 없는 경우에 선택되는 방법이며 상의 역할은 크다. 다만 그것은 결손의 상태에 따라 달라진다(표 2-4). 결손이 적고 잔존치로 기능력을 충분히 지지할 수 있는 경우 의치상은 결손된 치조제를 수복하는 정도면 충분하다. 그러나 유리단 의치처럼 치아와 점막으로 기능력을 분산시킬 필요가 있는 증례는 의치상에 의한 지지가 중요해진다. 다만 지대치의 수효나 상태 또는 국소의치의 설계에 따라 지대치와 결손부 치조제 점막에 분산되는 기능력의 배분이 달라지므로 그에 맞게 의치상에 요구되는 지지의 비율도 달라진다.

즉 지지를 염두에 둔 점막인상은 국소의치의 디자인에 따라 달라진다. 실제 이것은 국소의치를 인상할 때 애매한 부분이며 비교적 보편성을 갖는 총의치 인상과 가장 다른 점이다.

결손이 커질수록 치조점막에 의한 지지역할은 증가하는데 동시에 측방력에 저항하는 파지와 안정의 효과도 의치상에 요구된다. 또한 협점막이나 혀에 의해 연마면에서 상을 누르는 형태가 부여되어 의치상을 파지하는 효과가 요구되게 된다. 다만 총의치와 비교하면 국소의치는 변연봉쇄에 의한 유지력을 기대할 수 없고 반대로 상이 크면 방해가 되는 경우도 있다. 따라서 부분의치의 일반적인 상외형은 지지와 파지를 기대할 수 있는 최소한의 형태가 된다.

표 2-5는 총의치와 국소의치의 유지력 차이를 소개하고 있다. 총의치의 경우 유지력은 의치상에 의해서만 달성되며, 국소의치는 유지력의 주체가 잔존치이므로 지대치에 의한 유지력에 의치상에 의한 유지력을 보완하여 구해야 한다.

의치상에 의한 유지력은 변연봉쇄, 밀착, 타액의 삽입으로 획득되는데, 변연봉쇄는 의치상의 변연을 부드러운 점막에 접촉시켜 얻을 수 있다. 즉 흡착판과 동일한 원리이며 음압을 형성하는 데 중요하다. 다만 기능적으로 채득한 인상은 정적인 상태에서 의치를 장착하는 초기에 점막으로부터 반발력이 생기므로 국소의치의 경우는 밀착에 의한 유지가 곤란할 지도 모른다는 견해도 있다.

결손양식과 인상방법의 이론적 해설

다양한 치아결손 양식에 있어서 치아와 결손부 치조제에 작용할 수 있는 압력의 크기, 방향, 분포 상태를 정확하게 파악하기가 매우 곤란하다. 임상에서는 후방연장 국소의치의 경우 막연히 기능압이 가해진다는 것을 염두에 두고 가압인상을 시행하고 있다.

우리들이 인상을 채득한 결과 점막면을 전혀 조정하지 않는 인상법은 현재 어디에도 없다고 생각한다. 그러나 구강 내의 충분한 검사와 증례에 적합한 적절한 인상방법을 선택하면 의치상과 적합이 양호하고 잔존치에 대한 부담이 적은 점막면의 인상을 채득할 수 있을 것이다.

의치의 형태를 중간 결손, 유리단 결손 및 다수치 결손으로 나누어 인상방법을 해설하겠다.

표 2-4. 의치상에 요구되는 요소

- 결손 및 흡수된 치조제의 수복
- 기능력의 지지 · 분산
- 의치의 동요에 저항하는 파지 · 안정
- 의치가 정위치에서 이탈하지 않는 고정력 · 유지력

표 2-5. 총의치와 국소의치의 유지력의 차이

- 총의치의 유지
  의치상에 의한 유지력 · 고정력〉안정시, 기능시 이탈력
- 국소의치의 유지
  지대치에서 얻을 수 있는 유지력＋의치상에 의한 고정력(＋유지력)〉안정시, 기능시 이탈력

[중간 결손의 인상법](그림 2-17~2-20)

중간 결손이며 결손에 인접하는 지대치의 골식(骨殖)이 양호하고 브릿지가 가능한 증례는 결손부 점막의 인상을 점막 정지 형태로 기록한다. 점막의 인상은 흡수한 결손부 치조제 점막의 형태회복 또는 심미성을 회복할 수 있는 최소한의 상연형태가 기록되면 된다. 따라서 인상법은 흡수한 결손부 치조제와 지대치의 정확한 위치관계 및 해부학적 형태가 기록되도록 기성 트레이를 사용한 한천-알지네이트 연합인상으로도 가능하다.

정밀성을 기한다면 개인 트레이를 사용해 실리콘 인상을 채득한다. 결손증례는 치은이 퇴축되어 잔존치의 치간부가 개방되는 경향을 보이므로 인상 전에 치간부를 utility wax로 봉쇄하지 않으면 인상을 철거할 때 변형될 수 있으므로 주의가 필요하다.

연속적이며 2치에서 3치결손 이상의 중간결손이 되면 지대치에 가해지는 측방력을 고려해 의치상의 크기를 검토할 필요가 있다. 즉 안정의 요소를 고려해야 하므로 변연형성이 필요해진다. 그중에서도 인상법은 점막 정지 형태를 기록하는 해부학적 인상이 좋다.

[양측(편측) 유리단 결손의 인상법](그림 2-21~2-24)

유리단 결손은 브릿지로 결손을 수복하기가 곤란하며 의치상을 필요로 하는 국소의치의 선택이 가장 일반적인 치료법이다. 중간결손 증례와 달리 결손 후방에 잔존치가 없기 때문에 의치상의 역할이 크고 치조제 점막의 지지요소도 크다. 지대치, 특히 결손에 인접하는 지대치에 과도한 부담을 가하지 않기 때문에 인상채득시 지대치와 점막의 피압변위의 차이를 줄여야 한다.

[중간결손의 인상법]

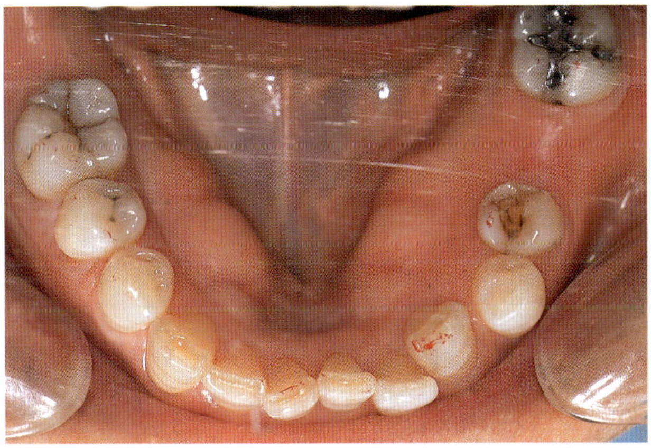

그림 2-17a. 브릿지에 의한 수복도 가능한 중간결손 증례. 하악골융기가 심하고 상에 의한 지지를 기대할 수 있지만 파지효과는 얻기 곤란하며 설측의 설방이 너무 좁아 의치의 장점이 적다.

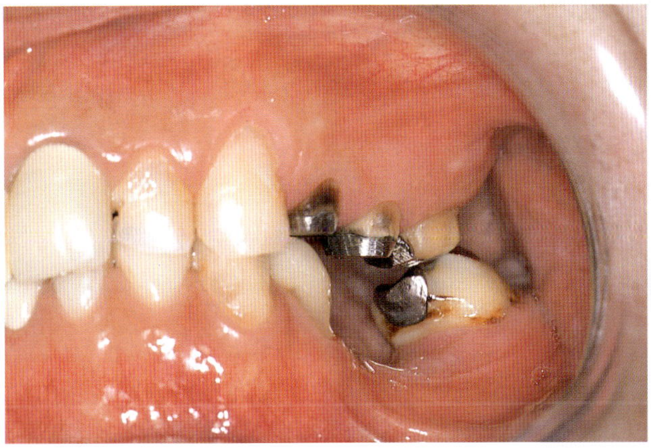

그림 2-17b. 대합치아는 core형태인데 치조제가 정출되어 있어 브릿지로 처리했을 경우 pontic에 가해지는 부하는 크다. 의치상은 결손 치조제를 수복할 뿐만 아니라 지지에도 유효하게 작용한다.

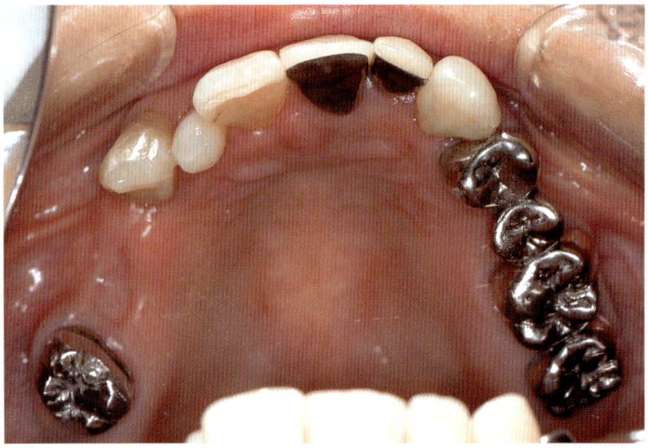

그림 2-18. 전방의 지대치는 견치가 되고 지대치로 충분한 지지와 파지를 기대하기 곤란하다. 의치상에는 지지 및 파지효과가 요구된다. 구개가 깊어 의치상의 안정은 쉽게 얻을 수 있다.

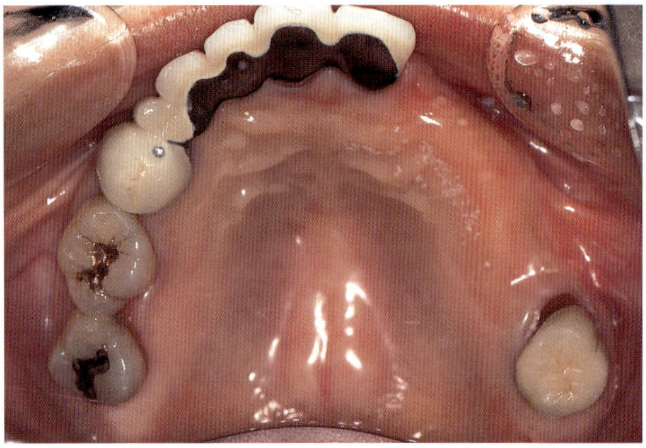

그림 2-19. 결손이 크고 전방의 지대치는 의치의 지대치로서 사용하기에 부족하다. 양측성 설계가 되는데 구개융기가 있어 정밀검사한 결과 palatal bar의 주행이 예상된다.

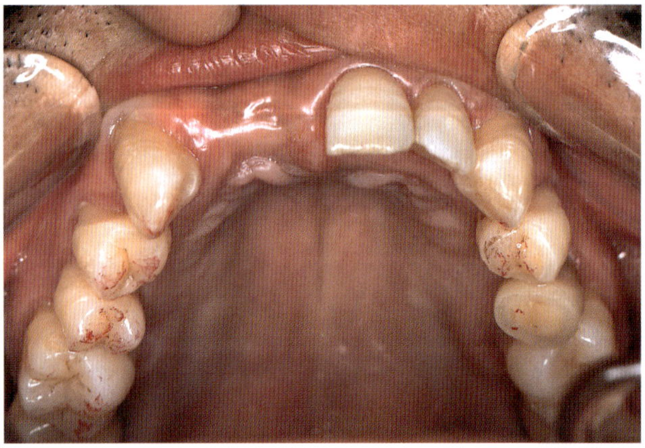

그림 2-20a. 순측 치조제의 흡수가 큰 전치 중간결손 증례.

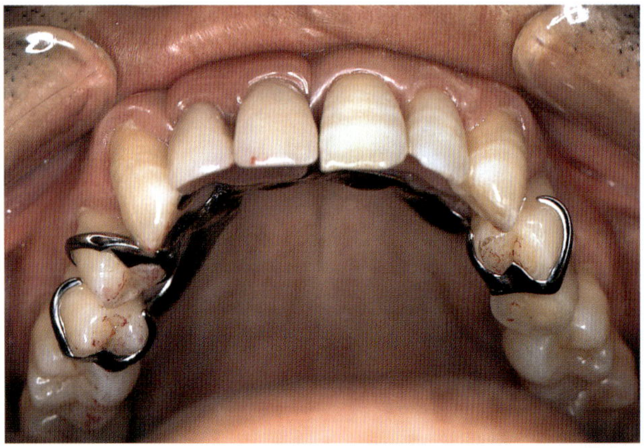

그림 2-20b. 의치상은 결손부의 흡수를 수복하고 심미성을 회복하는데 중점을 둔다.

이것이 국소의치의 인상방법에 있어서 특이한 내용이며 1950년대부터 많은 인상방법이 고안되어 왔다. 왁스인상, altered cast technique, dynamic impression technique, Hindels, Rapuano의 특수한 인상트레이를 사용한 방법 등 대부분이 기능시 치조제 점막의 피압 변위량을 줄이고 의치의 동요를 줄이는 데 관한 연구이며 인상방법이다. 치아는 해부학적 인상, 점막은 기능인상이며 지지요소가 중시되어 가압인상법이라 불리는 경우가 많다.

연조직의 변위성에 차이가 있으므로 상하(床下)조직에서 저항이 가장 강한 부분으로 저작압을 유도하고 가압력을 제어하는 방법으로 McCracken은 선택적 가압인상법을 제창하고 있다. 즉 그림 2-25처럼 부드러운 조직부분, 강한 저작력을 피하고 싶은 부분은 미리 모형상에서 릴리프하고 지지 또는 적극적으로 가압하고 싶은 부분은 인상용 트레이로 접촉시키는 방법이 있다.

설계에 따라 다르지만 유리단 결손 증례는 의치상에 안정의 요소도 필요하고 점막의 지지형태와 기능형태를 기록할 수 있도록 어떻게 인상하는가가 중요하다. 한편 의치상에 유지력이 요구되는 경우는 거의 없으므로 의치상연을 결정할 때 주의하면 변연봉쇄를 기대할 수 있을 정도의 두께와 형태는 필요 없다.

[양측(편측) 유리단 결손의 인상법]

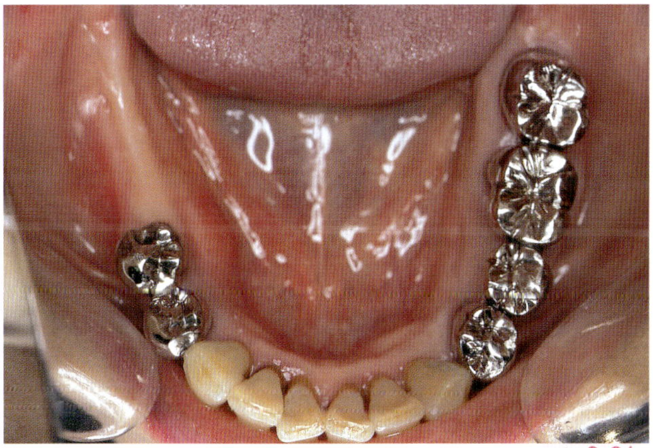

▲ 2-21a

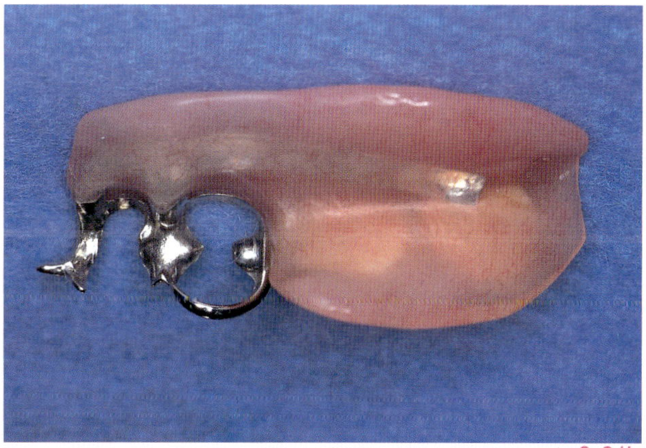

▲ 2-21b

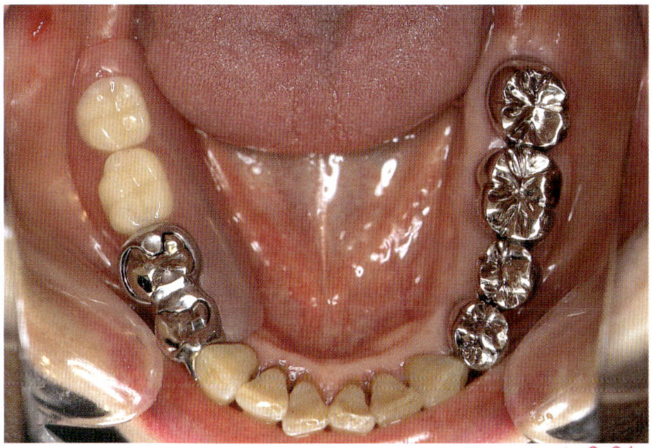

▲ 2-21c

그림 2-21a. 하악 편측 유리단 결손증례. 지대치의 골식도 양호하고 치조제의 폭과 높이도 양호하다.

그림 2-21b. 편측설계이므로 의치상은 지지 및 파지가 중요해진다.

그림 2-21c. 의치 장착.

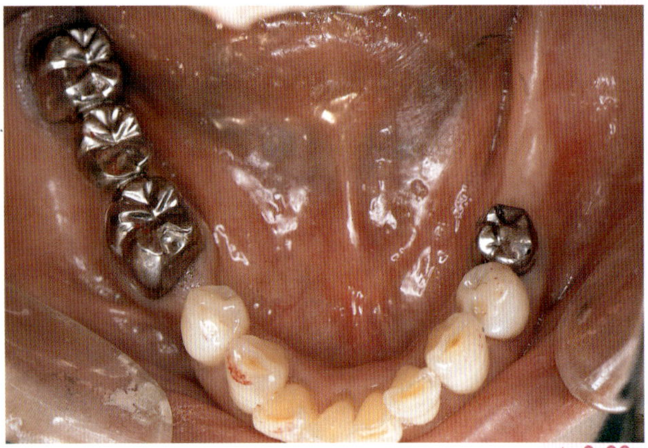
▲ 2-22a

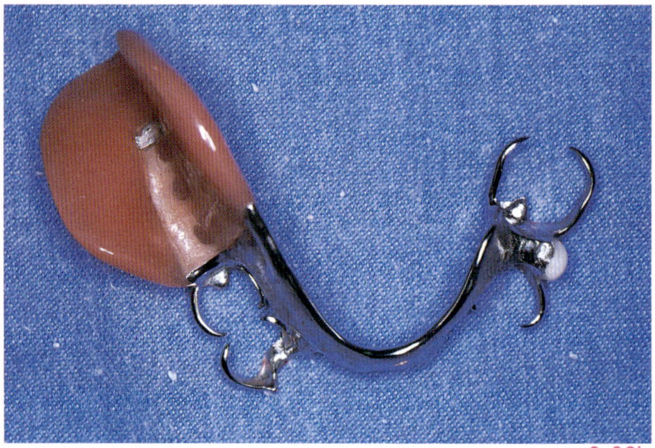
▲ 2-22b

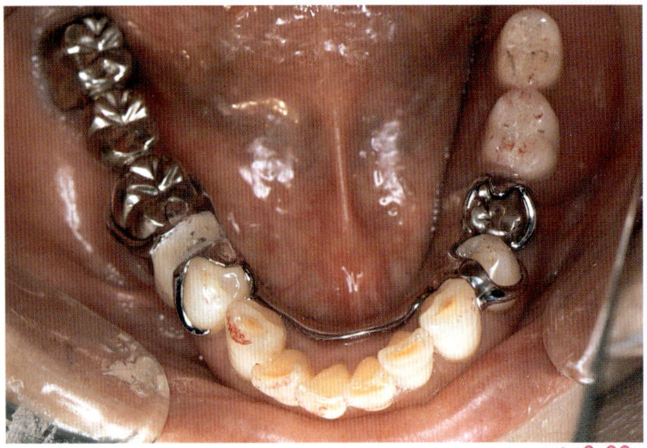
▲ 2-22c

그림 2-22a. 편측 하악 유리단 결손증례. 지대치와 치조제의 상태는 앞의 증례보다 불량하다.

그림 2-22b. 양측 설계이고 의치상의 파지효과보다 지지가 중요하다.

그림 2-22c. 의치 장착.

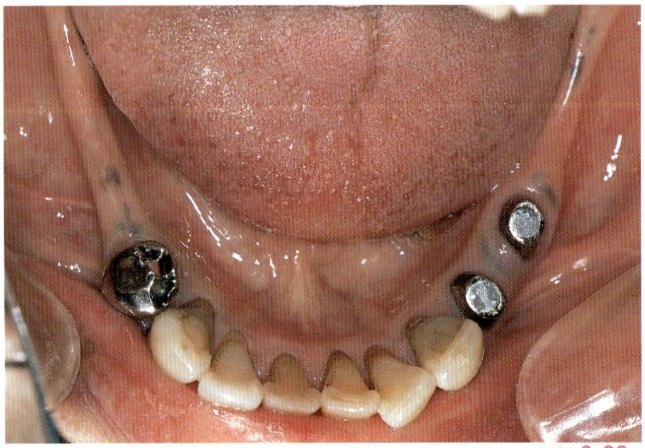
▲ 2-23a

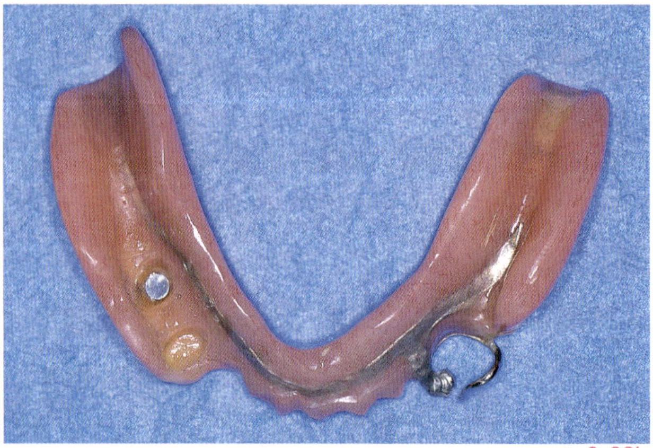
▲ 2-23b

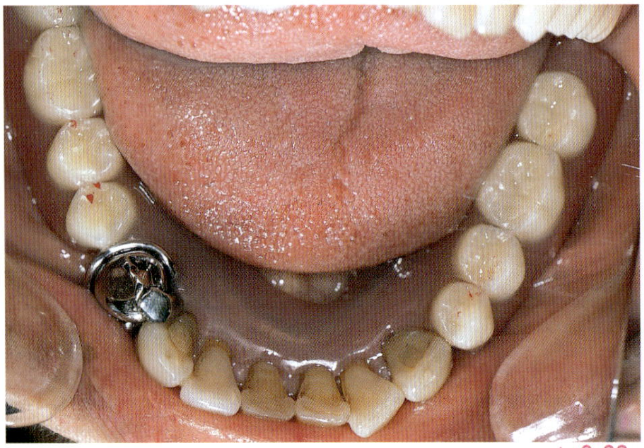
▲ 2-23c

그림 2-23a. 하악 양측 유리단 결손증례. 치조제의 폭이 좁고 형태가 불량하다.

그림 2-23b. 의치상은 지지, 파지 및 안정이 필요하며 필연적으로 상연은 크고 두꺼워진다.

그림 2-23c. 의치 장착.

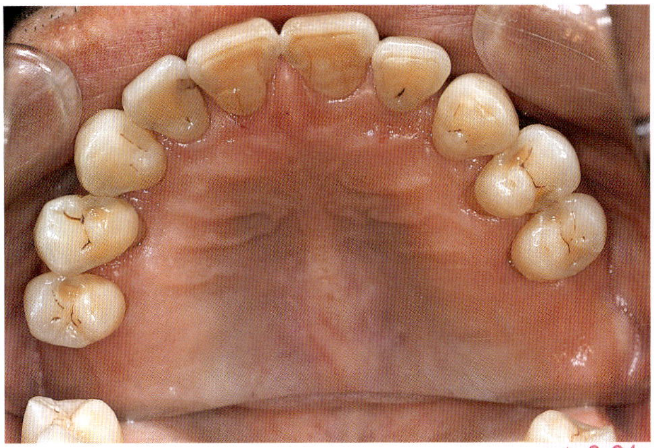

▲ 2-24a

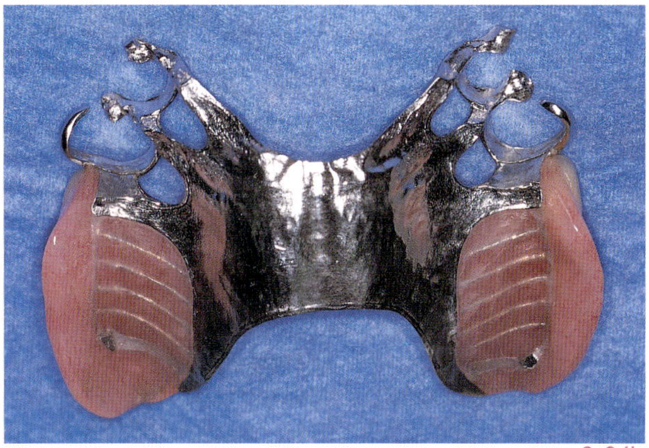

▲ 2-24b

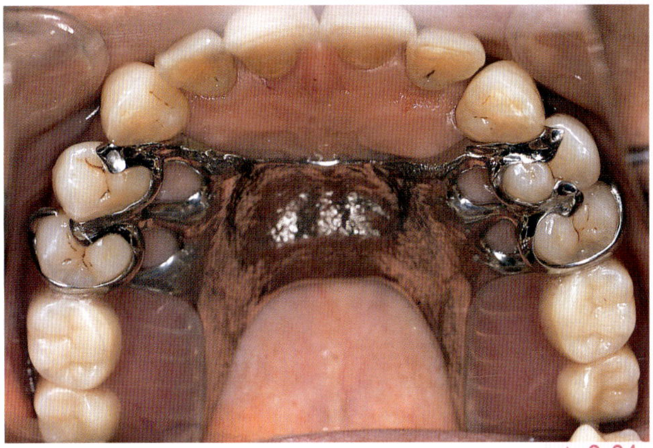

▲ 2-24c

그림 2-24a. 상악 양측 유리단 결손증례. 치조제 및 지대치 모두 양호한 상태이다.

그림 2-24b. 의치상, palatal strap으로 점막을 지지할 수 있다.

그림 2-24c. 의치 장착.

[선택적 가압인상법]

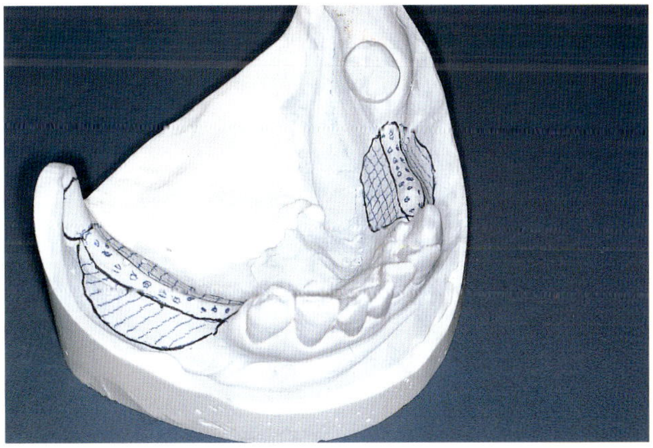

그림 2-25a. 점으로 표시한 치조제정의 영역은 지지역할을 하기에 부족한 경우가 많고 해부학적 형태를 기록한다. 또한 rctromolar pad도 변형되지 않도록 기록해야 한다. 사선으로 표시한 협붕부분은 의치의 지지에 관여하는 부분이며 가압이 필요하다. 격자로 표시한 설측부분은 어느 정도 지지에도 관여하지만 주로 의치의 안정에 관여하며 점막이 변형되지 않도록 하는 것이 좋다.

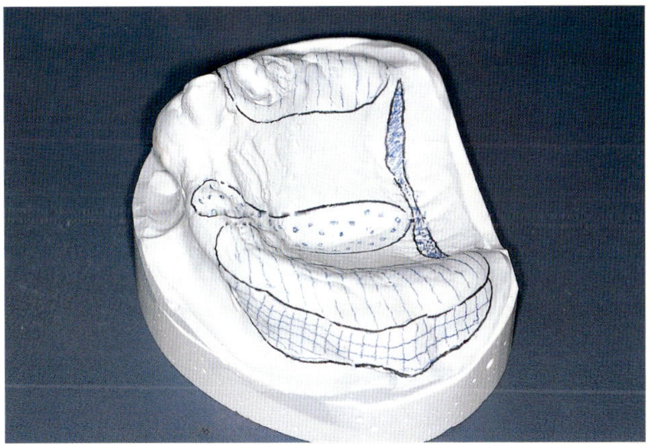

그림 2-25b. 상악의 경우 사선의 치조제정은 지지에 가장 많이 관여하는 부분이며 적극적으로 가압한다. 격자부분은 지지에 어느 정도 관여하지만 수평적인 동요에 저항하는 부분이므로 해부학적 인상이면 충분하다. 점선으로 표시하는 절치유두부와 구개정중부는 릴리프가 필요한 영역이다. 의치상후연부는 변연봉쇄를 위해 가압하는 영역이다.

[전방 유리단 결손의 인상법](그림 2-26, 2-27)

Kennedy Ⅳ급처럼 전방에 결손이 있는 증례는 중간결손이다. 그러나 의치의 움직임을 생각하면 외견상 위의 유리단 결손과 동일한 움직임을 보이므로 전방 유리단 결손으로 특별하게 다루어지는 경우가 많다. 특히 상악의 결손증례는 하악 전치가 결손부를 밀어 올리므로 점막의 지지요소가 큰데 형태적으로 지지효과는 그다지 기대할 수 없다.

또한 전치 결손의 경우는 순측 흡수가 크고 의치의 착탈 방향에 대해 언더컷이 되고 의치의 상연을 치은협이행부까지 연장할 수 없어 파지와 유지요소를 그다지 기대할 수 없는 경우가 많다. 따라서 전방 유리단 결손의 경우는 잔존치에 의한 지지와 파지가 중요해지며 인상보다 설계에 중점을 두는 경우가 많다. 다만 결손의 길이에 따라 치조제에 지지 및 기능형태를 구할 필요가 있으며 파지나 유지요소를 기대할 수 있는 인상방법을 고려해야 하는 경우도 있다.

[다수치 결손의 인상법](그림 2-28, 2-29)

잔존치가 여러 개이고 그 대부분이 지대치가 되는 소수치 잔존 증례는 점막부담 비율이 증가한다. 지대치만으로는 의치의 지지, 유지 및 안정을 기대할 수 없으므로 점막에 지지 및 안정 요소를 구할 뿐만 아니라 총의치와 마찬가지로 유지의 요소가 필요한 경우가 많다. 유지를 얻기 위한 변연봉쇄와 함께 의치상의 연마면 형태는 의치가 들뜨는 것을 방지하는 역할을 하므로 협측은 convex(볼록), 설측은 concave(오목)로 처리하여 rest position에서 안정되도록 배려한다.

다수치 결손 증례는 악골의 흡수도 크고 의치상의 두께도 위의 유리단 결손보다 두꺼워져 변연형성이 중요해진다. 잔존 지대치에 과도한 부담이 가해지지 않도록 하기 위해서도 점막은 지지 및 기능형태를 기록할 필요가 있다고 생각한다. 그러나 상악은 의치상 면적이 증가하므로 점막 정지 형태의 기록이라도 점막의 침하가 적고 지대치에 부담을 가하지 않도록 하는 견해도 있다.

최소압 인상의 개념은 인상시 강한 힘을 지지조직에 순간적으로 가하고 조직상호 안정적인 위치관계를 정확하게 재현하는 데 있다. 즉 점막의 반발로 지대치에 부담을 가하는 가압인상법보다 오히려 지대치에 부담을 가하지 않으려는 견해이다.

[전방 유리단 결손의 인상법]

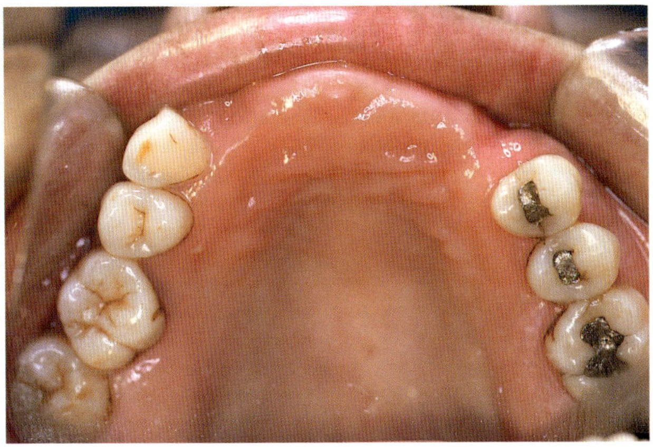

그림 2-26a. Kennedy Ⅳ급, 전방 유리단 결손증례. 중간 결손이지만 전치부에 가하는 부하는 의치를 회전시키므로 외견상 유리단 결손이 된다. 다만 구치부 유리단 결손과 달리 점막에 의한 지지는 기대하기 곤란하다.

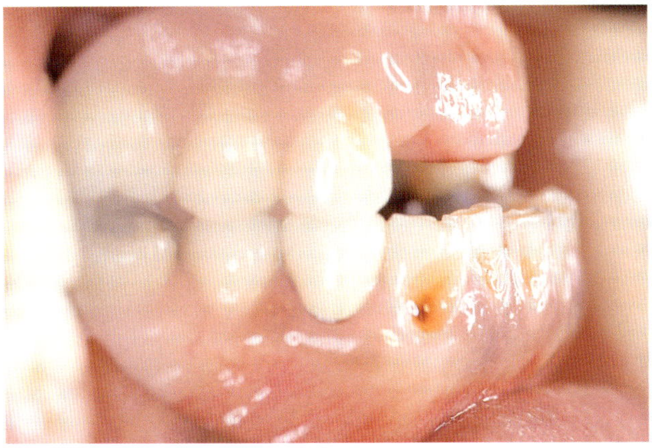

그림 2-26b. 전방 유리단 결손의 경우 의치의 착탈 방향에 대해 순측에 언더컷이 잘 생기고 의치상을 치은협이행부까지 연장할 수 없는 경우가 많다.

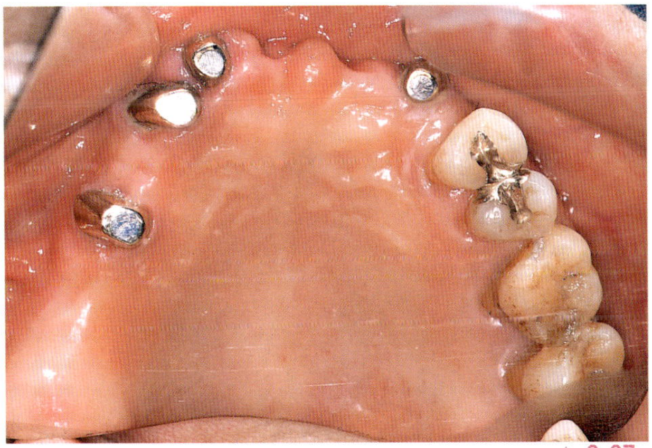

▲ 2-27a

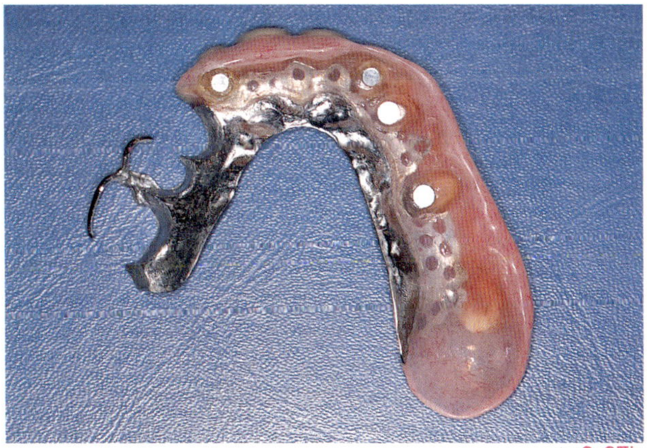

▲ 2-27b

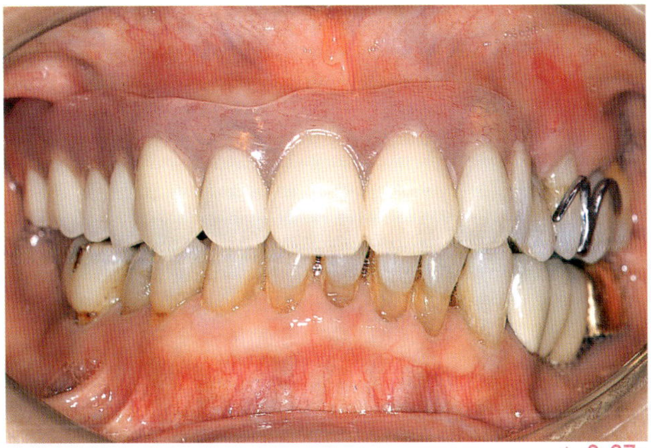

▲ 2-27c

그림 2-27a. 교합평면에 수직으로 설정된 착탈 방향을 갖는 지대치에 대해 전방부의 치조제에는 언더컷이 존재한다.

그림 2-27b. 동일한 결손에 설계한 국소의치.

그림 2-27c. 순측 의치상연은 의치의 착탈 방향에 제한되며 충분히 연장할 수 없으므로 전방회전에 의한 의치상의 지지, 파지효과는 별로 기대할 수 없다. 설계나 교합접촉 양식으로 대응해야 한다.

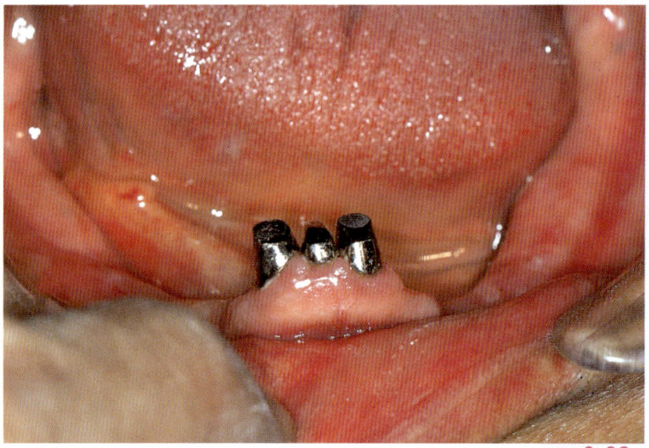
▲ 2-28a

[다수치 결손의 인상법]

그림 2-28a. 하악 3전치의 소수치 잔존 증례. 치조제가 크게 흡수되어 overlay denture를 사용하기로 하였다.

그림 2-28b. 의치상은 총의치와 마찬가지로 유지, 안정의 요소가 필요하므로 구치부의 의치상연은 두껍고 크다. 설측은 안정효과를 얻기 위해 concave(오목)한 형태로 설방을 확보한다.

그림 2-28c. 하악 의치 장착. 협측은 협점막에 의한 안정효과를 얻기 위해 convex(볼록)하게 처리한다. 잔존치부는 치조제가 언더컷이 되므로 의치상은 연장하지 않는다.

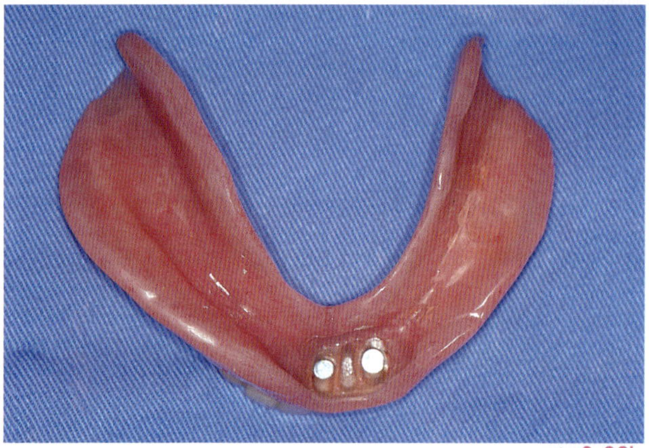
▲ 2-28b

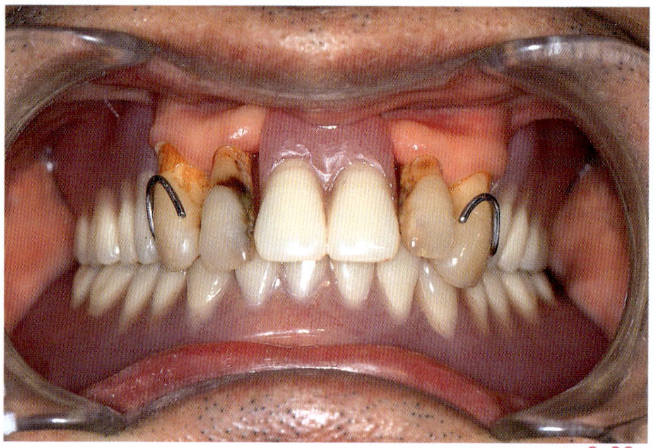
▲ 2-28c

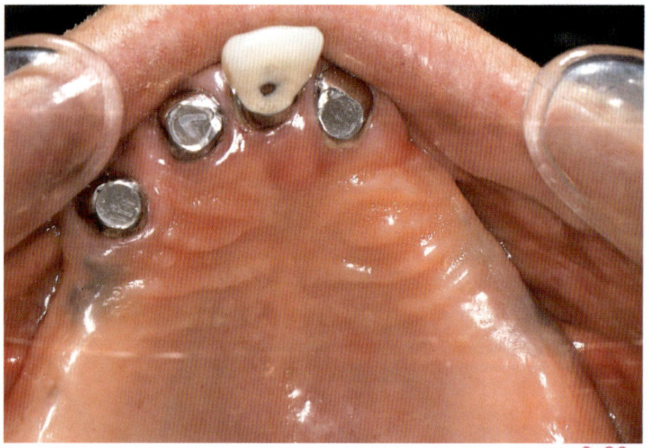
▲ 2-29a

그림 2-29a. 상악 4전치 잔존 증례. 좌측 결손부 협측의 치조제는 크게 흡수되었다.

그림 2-29b. 흡수한 치조제가 커질수록 의치상연은 두꺼워진다. 잔존치 주위 의치상연을 제외하고 총의치의 형태와 유사해진다.

그림 2-29c. 장착된 의치. 의치상의 유지는 잔존치로 가능하므로 변연봉쇄는 총의치처럼 확실하지 않다.

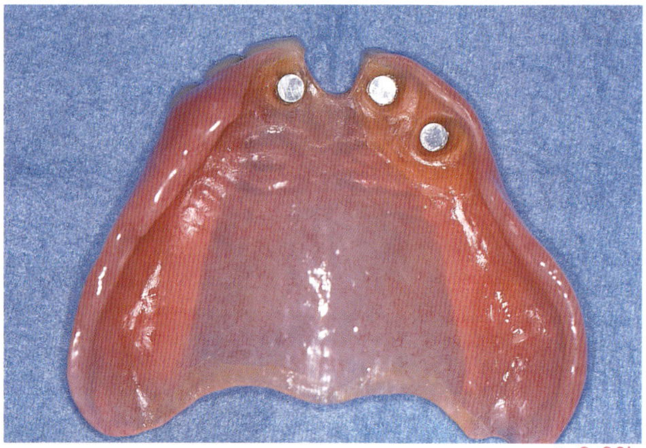
▲ 2-29b

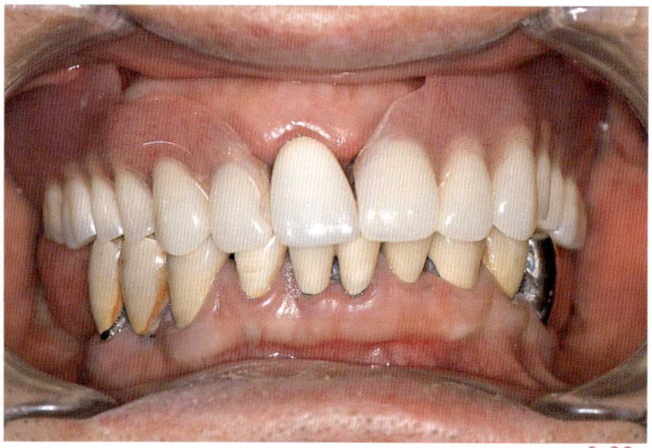
▲ 2-29c

인상법의 실제

국소의치에 사용되는 인상재의 종류

국소의치에 사용되는 인상재는 인상재의 개발 역사이기도 하다(표 2-6). 인상재 역사에서 가장 오래된 재료는 왁스이다. 그 후 석고, 컴파운드 같은 비탄성 인상재에서부터 한천, 알지네이트, 러버베이스 인상재 및 실리콘 인상재 등 탄성 인상재가 개발되어 왔다. 그와 함께 인상의 정밀도도 크게 향상되어 왔다.

국소의치의 인상은 단순히 인상면이 정확하고 구강 내의 미세한 형상을 기록하면 되는 것이 아니다. 필요에 따라 변연을 형성하거나 압력을 가하고 잔존치의 언더컷을 기록하기 위해 충분한 탄성과 복원력이 있고 변형되지 않아야 한다. 그 외에 용이한 조작성, 적절한 경화시간, 무미, 무취 및 트레이와의 접착이 가능할 것 등이 요구되며 모든 성질을 만족하는 인상재는 현재로는 없다.

또한 이들 성질에는 상반되는 면도 있어 한 개의 인상재로 정확하게 인상하기는 곤란하다. 즉 많은 인상재에서 증례나 부위에 맞는 인상재와 인상방법을 선택할 필요가 있다. 현재 국소의치의 인상은 비탄성 인상재와 탄성 인상재를 조합한 연합인상이 주류를 이룬다.

표 2-6. 인상재의 역사

1976 Phillip Pfaff(독일)	봉랍(封蠟)을 이용한 무치악 인상
19세기 초기	왁스를 이용한 인상이 주류
19세기 중기	Modeling compound, 인상용 석고
1925	한천(최초의 탄성 인상재)
1930년대	산화아연유지놀
1941	알지네이트
1955	폴리설파이드리비
1958	축합형 실리콘
1961	동적 인상재
1960년대	폴리에테르러버
1978	부가형 실리콘

[비탄성 인상재]

■ **인상용 컴파운드 · 하이드로플래스틱**(그림 2-30, 2-31)

가열되면 연화하고 냉각되면 경화하는 열가소성 수지를 주체로 하고 있으며, 컴파운드는 스테알린산 같은 연화조정제가 첨가되어 있다. 구강내 온도에서 실온으로 냉각되었을 때 열수축률은 0.3% 정도이다. 하이드로플래스틱도 동일하지만 컴파운드보다 열용량이 크고 조작시간에 여유가 있다.

모두 가열 및 가온되면 유동성이 커지고 인상의 재현성은 높아지는데 인상을 철거할 때 변형될 가능성이 높다. 따라서 단독으로 사용하는 일은 없고 개인 트레이의 변연형성, 후연봉쇄 및 지지를 목적으로 점막면 가압에 사용되며 탄성 인상재와 연합해 사용되고 있다.

■ **왁스인상**(그림 2-32)

치과용 인상재로 역사가 가장 길다. 1930년대에 Applegate가 개발한 Korecta-wax의 일련의 시리즈에 의해 국소의치의 점막면 인상재로서 일본에서도 altered cast technique과 함께 활발하게 사용된 시기도 있었다. 현재는 이 왁스를 구하기가 어려우며 인상을 철거한 후 변형이 크고 technique sensibility가 높아 거의 사용되지 않고 있다.

구강내 온도에서 실온으로 냉각할 때까지 선수축은 0.6% 정도이다. 인상채득이 종료된 왁스 인상은 변형을 피하기 위해 급격한 온도변화가 생기지 않도록 하고 가능한 한 신속하게 석고를 주입하는 것이 좋다.

■ **산화아연 유지놀 페이스트**(그림 2-33)

1930년대에 등장한 이래 계속 개량되고 현재까지도 2

[비탄성 인상재]

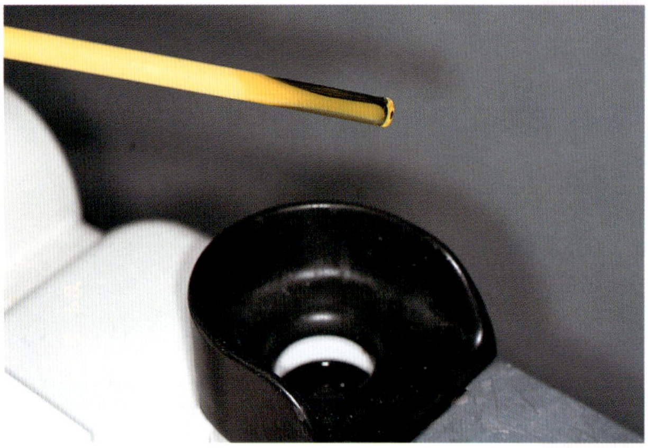

그림 2-30. 열가소성 레진이며 가열하면 연화하고 냉각되면 경화하는 비탄성 인상재이다. 하이드로플래스틱(TAK)을 사용.

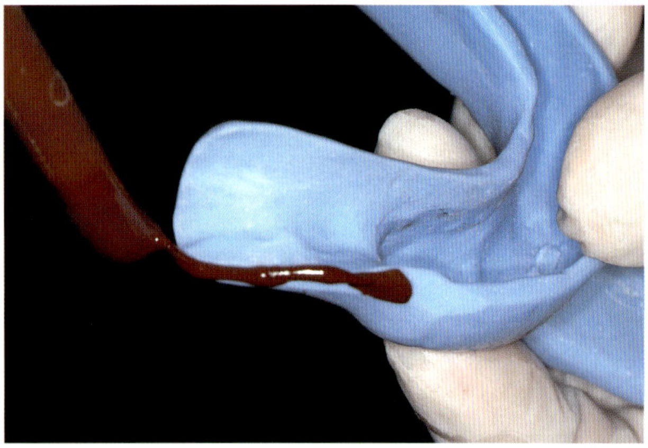

그림 2-31. 개인 트레이의 변연에 얹어서 변연을 형성하고 의치상연을 결정한다. Stick compound(KERR)를 사용.

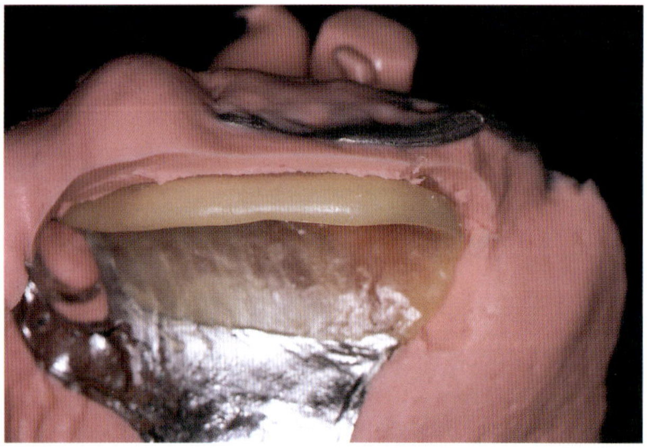

그림 2-32. Relining을 위해 이용한 왁스 인상. 인상면은 활택하고 깨끗하지만 온도관리가 곤란하므로 가능한 신속하게 석고를 주입할 필요가 있다. 아답톨(Jelenko) 사용.

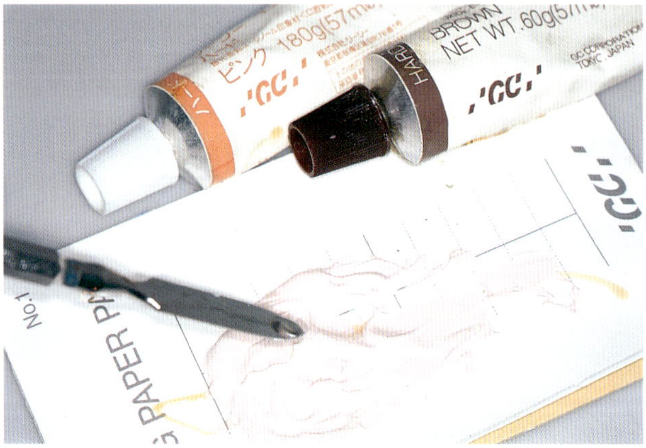

그림 2-33. 산화아연유지놀페이스트. 비탄성 인상재이며 정밀도가 높아 점막면 인상에 이용되는데 국소의치에 대한 사용빈도는 적다. 경화를 촉진할 경우 물을 추가하면 좋다(Impression paste hard, GC).

차 인상재로 사용되고 있다. 유동성이 높기 때문에 무압 인상을 원하는 총의치에서의 인상이 대부분이며 국소의치에서의 사용빈도는 낮다. 인상 정밀도가 좋고 경화 중 체적 변화가 매우 적지만 경화 후 강도가 낮기 때문에 취급할 때 주의를 요한다. 유지놀은 조직에 대해 자극성이 있으므로 인상시 저리는 듯 한 느낌이 있다.

[탄성 인상재]

■ 한천인상

1925년 최초로 완전한 탄성을 갖는 인상재로 등장하였다. 탄성회복이 좋고 인상 정밀도도 우수하기 때문에 현재 치과임상에서 많이 이용되고 있다. 그러나 강도가 낮기 때문에 언더컷이 있으면 찢어질 수 있다.

따라서 국소의치의 인상재로 단독 사용되는 것이 아니라 rest seat, guide plane에 한천을 주입하고 알지네이트 인상재와 연합해 사용하는 경우가 있다.

■ 알지네이트 인상(그림 2-34)

세2차 세계대진으로 한친을 구할 수 없게 되지 영국에서 개발된 제품을 대체품으로 사용하였다. 저렴하며 조작성이 간편해 널리 보급된 인싱재이다. 체적 안정성도 한천과 비슷해 비교적 좋지만 이액(離液), 건조, 팽윤하므로 석고를 주입하기까지 시간이 충분하지 않다.

일반적으로 기성 트레이를 사용하고 예비인상에 사용된다. 물의 양이나 온도에 따른 영향이 크고 다소 되게 연화(thick mix)하는 것이 가동점막을 확장시키기 좋고 눌려 퍼진 예비인상으로 효과적이다.

그러나 외연이 커지기 쉽고 유리단에서의 협점막 변연은 인상이 곤란하다. 개인 트레이와의 연합도 가능하지만 인상재가 얇은 부분은 접착이 잘 안되고 잘 벗겨져 변형되기 쉬우므로 권장하지 않는다. 다만 변연의 정밀도가 필요 없는 치아지지형 중간 결손 증례는 기성 트레이를 사용해 한천과의 연합인상도 가능하다.

또한 유리단 결손의 의치상부분을 metal frame으로 제작한 후에 인상을 다시 채득하는 altered cast technique의 경우 metal frame 제작시 알지네이트 인상을 사용하기도 한다. 다만 대연결자 부분의 인상을 알지네이트로 채득하면 변연의 위치를 확인할 수 없어 권할 수 없다.

■ 폴리설파이드 러버 인상(그림 2-35)

폴리설파이드 러버 폴리머를 과산화연 등의 산화제를 사용해 고무 형태의 물질로 제작한 것이다. 1950년대 경부터 탄성 인상재로 사용되고 그 체적 정밀도와 적절한 경화시간, 유동저항 때문에 국소의치의 인상재로 장기간 사용되어 왔다. 중합 후 선수축률은 0.19~0.39%이고 알지네이트나 한천에 비해 작지만 최고 정밀도를 달성하려면 가능한 한 1시간 내에 신속하게 석고를 주입하는 것이 좋다. 체적 변화를 줄이기 위해서는 개인 트레이를 사용해 인상재를 얇게 처리하면 좋다. 폴리설파이드 러버는 다른 러버게 인상재에 비해 온도나 습도에 따른 경하시간이 민감하게 변하므로 주의가 필요하다.

또한 폴리설파이드는 유황을 주새로 하는 액상 폴리머이기 때문에 냄새가 불쾌하므로 현새는 실리콘 러버 인상재가 국소의치의 인상재로 주류를 이루고 있다. 실리콘 러버 인상재에 비해 응력완화가 늦기 때문에 한 번에 인상재를 철거한다. 부속 접착제를 사용해 트레이와 접착하게 되는데 탄성한계가 높기 때문에 치간부가 크게 개방된 치아가 있는 경우는 치간부에 들어간 인상재가 찢어지기 전에 인상재가 트레이에서 벗겨져 버린다. 따라서 치간부는 utility wax로 사전에 봉쇄할 필요가 있다. 즉시중합 레진의 모노머를 다량으로 갖고 있는 제품을 트레이에 도포하고 경화되기 전에 인상재를 축성해 인상을 채득한다.

[탄성 인상재]

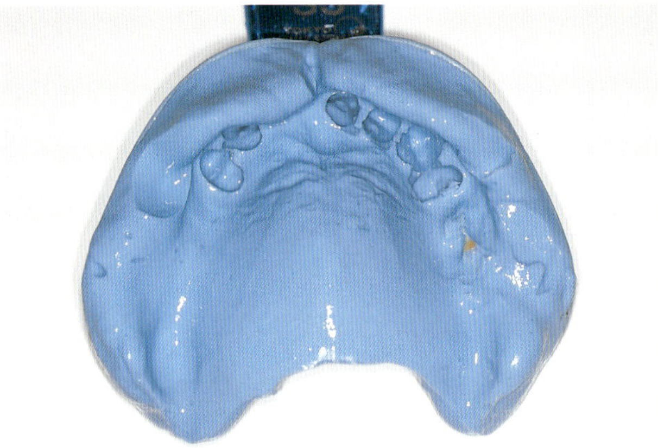

그림 2-34. 알지네이트 인상재는 국소의치의 인상재로 또한 가장 일반적인 탄성 인상재이기도 한데 액을 분리, 건조 및 팽윤하므로 가능한 한 신속하게 석고를 주입한다. 온도와 분액 비에 따라 조도가 크게 변하므로 변연의 형태는 기록이 곤란하다. 변연을 눌러 펴듯이 약간 되게 경화하는 것이 진단용 모형이나 개인 트레이를 제작하는 데 편리하다.

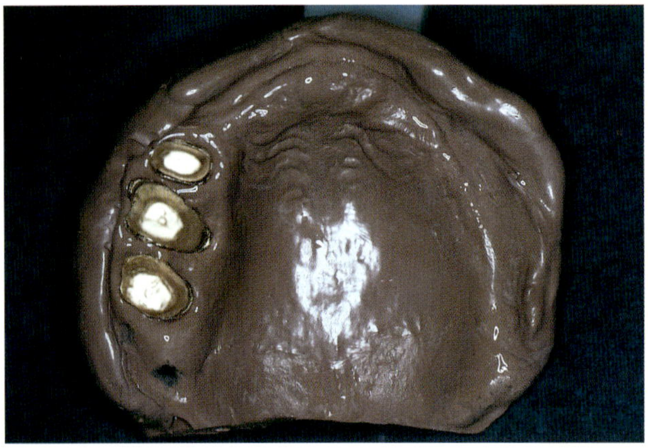

그림 2-35. 폴리설파이드러버 인상재는 탄성과 경화시간이 국소의치의 가압에 적합하므로 긴 국소의치의 인상재로 사용되어 왔다. 악취가 나고 경화시간의 조절이 곤란하다. 개인 트레이와 설플렉스(GC)를 사용한 코너스내관용 인상.

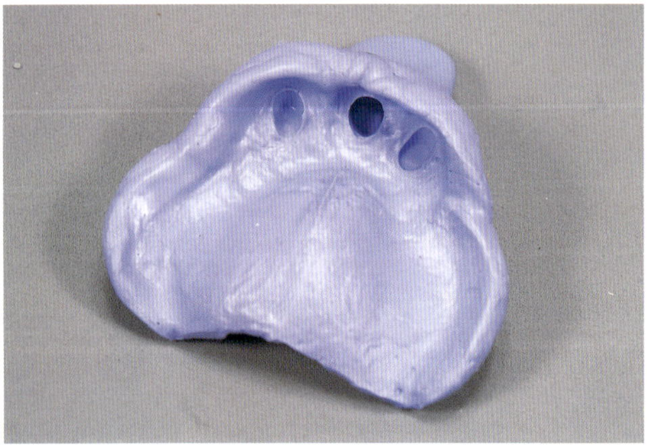

그림 2-36. 실리콘러버 인상재는 현재 국소의치의 가장 일반적인 인상재이다. 악취가 없고 조작성과 정밀도도 좋지만 경화가 급속하게 진행되므로 변연형성이 곤란하다. 축중합형 실리콘(콜텍스 파인, 콜텐) 사용.

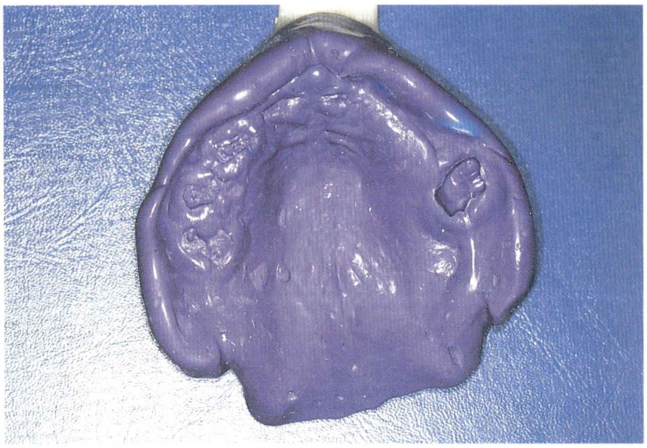

그림 2-37. 부가형 실리콘(Exahiflex, GC) 사용. 경화시간도 적절하며 탄성이 높아 언더컷이 많은 국소의치의 인상에 적합하다. 친수성도 있고 석고에 기포가 잘 들어가지 않는다.

■ **실리콘 러버인상**(그림 2-36, 2-37)

폴리설파이드 러버와 거의 동일한 시기에 개발되었다. 이전의 제품은 경화가 정확하며, 기능운동 시키기 위한 충분한 시간과 적절한 유동성을 갖는 제품이 거의 없었기 때문에 국소의치의 인상재로 사용하기가 곤란하였다. 그러나 이 인상재는 불쾌한 냄새가 없고 현재는 국소의치의 기능운동을 기록하기 위해 경화시간과 속도가 적절한 인상재가 선택하므로 폴리설파이드 러버를 대신하고 있다.

축중합형과 부가중합형이 있는데 축중합형 선수축은 0.6% 정도이지만 부가중합형의 경우는 0.2% 정도이다. 또한 러버계 인상재의 결점인 소수성도 부가형의 경우 친수성 실리콘이 출시되어 석고와의 친화성도 개선되었고 현재는 주류를 이루고 있다.

폴리설파이드 러버 정도는 아니지만 탄성한계가 높아 치간부에 인상재가 들어가지 않도록 주의해야 한다. 부속 접착제는 접착력이 그다지 강한 것 같지 않다.

인상법의 종류

1960~1970년에 걸쳐 시내치에 부담을 가하지 않는 실계로 완압(緩壓)이라는 개념이 주류를 이루고 RPI, Hinge attachment 등 수많은 실계가 소개되었다. 그와 함께 치아와 점막의 기능시 움직임의 차이를 줄이는 방법, 장기적으로 지대치에 부담을 가하지 않는 의치의 제작을 추구한 결과 다양한 인상법이 개발되었다.

80년대에 들어와 일본에서는 코누스크라운으로 대표되는 rigid support의 지대치에 의한 지지를 주체로 하는 설계가 주류를 이루게 되고 인상방법에 대한 연구가 활발하게 진행되지 않았다. 확실히 의치는 움직임이 없어지고 점막면의 조정은 감소했지만 그만큼 지대치에 대한 부담이 증가하고 치근파절과 포스트 이탈이라는 문제가 발생하였다. 본래 지대치에 부담을 많이 요구하는 견고한 설계, 치아와 점막의 변위차이를 보장하는 인상이 필요하다.

현재 주로 사용되고 있는 인상방법은 개인 트레이를 사용한 연합인상법인데 국소의치의 인상법에 대한 견해를 이해하는 데 중요하므로 다른 특징적인 인상법에 대해서도 해설하겠다.

[Altered cast technique](그림 2-38)

Applegate가 왁스인상법을 개발했을 때 소개한 방법이다. 현재도 모형개조인상법으로 개량된 방법을 이용하는 임상가가 적지 않다. 주로 구치부 유리단 결손 증례에 사용되는 방법이다.

해부학적 인상을 채득하는 치아부분은 기성 트레이를 사용해 알지네이트 인상에서 메탈프레임을 제작하고 그 프레임을 사용해 점막면만 가압한 인상(Applegate는 왁스의 유동성을 살려 치조제 점막이 지지하기 시작하는 상태의 인상기록이며 고의로 가압한 상태는 아니라고 한다)을 채득하고 그 부분을 새로운 인상면과 교체하는 방법이다.

메탈프레임을 구강 내에 시적하고 적합을 확인한 후 메탈프레임에 달린 기초상을 사용해 점막면을 인상채득한다. 이 방법에서 사용하는 인상재는 치조제 점막에 언더컷이 있는 경우 단성 인상재를 사용하는데 그렇지 않다면 인상용 왁스나 산화아연유지놀시멘트를 사용한다.

이 altered cast technique은 메탈프레임이 올바른 위치에 있을 때 점막면이 가압된 인상이 기록되므로 잔존치, 점막부의 피압변위량의 차이에 대한 대책으로 합리적인 방법이다. 그러나 실제는 모형을 개조했을 때 점막면과 대연결자에 차이가 생기기 쉽고 대연결자의 하부 위치를 결정하는 데 불확실한 부분이 많으며 공정이 복잡하다는 단점이 있다.

메탈프레임에 달린 기초상으로 인상할 때 프레임을 손으로 누르는 것이 아니라 교합압으로 가압하는 방법도 이용되는데 결손부에 가해지는 교합압으로 간접유지 장치

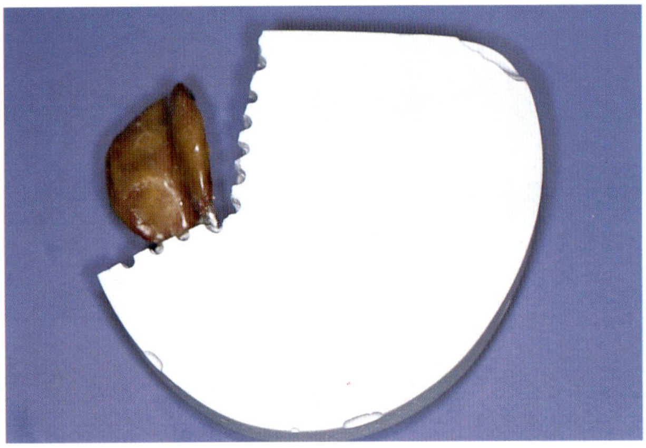

[Altered cast technique 인상법]

그림 2-38. Altered cast technique. 해부학적 인상으로 제작한 metal frame에 modeling compound(GC)와 인상용 왁스(어댑톨, Jelenko)를 사용해 점막면을 가압인상하고 점막면만 다시 석고를 주입해 점막면의 기능 상태를 갖는 작업모형을 제작한다.

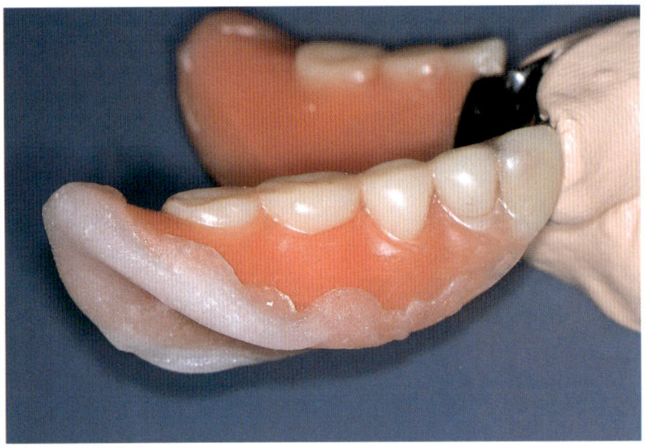

[동적 인상법]

그림 2-39. 동적 인상법. 의치상 점막면에 동적 인상재(하이드로캐스트, K S Dental)를 주입하고 2~3일간 사용한 후 점막의 기능 상태를 기록한다. 그 후 이장용 지그를 사용해 인상재 부분을 레진으로 교체하는 방법.

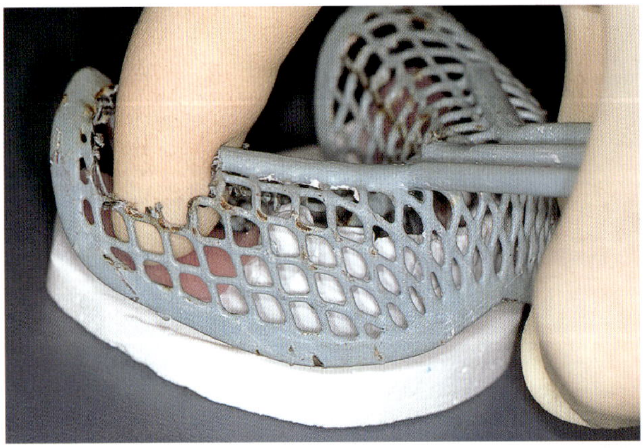

[특수 트레이를 이용한 인상법]

그림 2-40. Hindels의 인상법. 교합상처럼 생긴 레진트레이(분홍색)를 사용해 점막면의 기능상태를 기록하고 산화아연유지놀시멘트로 가압인상을 채득한 후 구멍이 뚫린 트레이에 알지네이트를 축성해 구멍에 손가락을 넣어 레진트레이를 가압고정하는 방법이다. 점막부는 가압, 잔존치부는 정적 인상을 채득하는 방법이다.

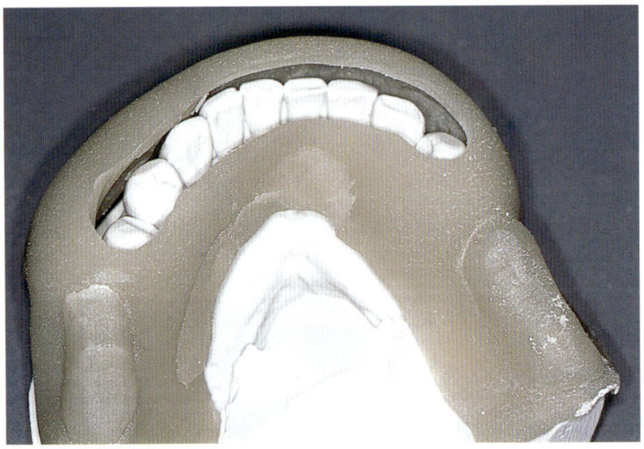

그림 2-41. Rapuano의 인상법. 잔존치부 천정에 구멍이 뚫린 개인트레이를 사용해 modeling compound로 점막면을 가압기록한 후 개방된 부분에 알지네이트를 주입하고 잔존치부를 정적 인상하는 방법이다.

가 들뜨지 않았는지 잘 확인하지 않으면 오히려 부적합한 결과가 나오므로 주의가 필요하다.

[동적 인상법](그림 2-39)

국소의치 점막면의 기능 상태를 기록하는 방법으로 다양한 인상재와 인상법이 소개되었는데 그 중에 동적 인상법(dynamic impression, relining impression)이 있다. 해부학적 인상으로 의치를 제작하고 점막면을 relining 하는 방법이다.

다른 인상법과 커다란 차이점은 가압방법의 차이이다. 기능인상이나 가압인상이라 불리는 대부분의 인상방법은 손가락이나 교합압에 의한 인상이다. 동적 인상법은 하이드로 캐스트(KS Dental) 등 소위 dynamic impression material을 사용해 metal frame과 인상공간이 있는 의치상의 내면에 이 인상재를 주입하고 일정 시간, 일정 기간 동안 기능운동 시킨 후에 점막내면을 의치상용 레진으로 교체하는 방법이다.

의치 기능시 점막면 형태를 기록하려는 견해도 좋지만 실세 의치가 움직여 점막면과 인상면의 적합이 불량해지고 결과적으로 점막면과의 적합이 불량한 의치상이 완성된다.

[기타 특수 트레이를 이용한 인상법](그림 2-40, 2-41)

점막면의 가압인상과 잔존치의 무압인상을 동시에 진행하는 특수한 방법으로 Hindels와 Papuano의 방법을 소개하겠다. Hindels 방법은 결손부 치조제 전체를 피복하는 아크릴릭레진트레이와 구멍이 뚫린 트레이를 사용해 인상하는 방법이다. 레진트레이에 유동성이 높은 산화아연유지놀시멘트를 축성하고 이것을 매개로 연조직에 손가락으로 압을 가한 상태에서 결손부의 가압상태를 기록하고 구강 내에서 한 번에 빼내었다가 구강 내에 다시 위치시켜 움직이지 않도록 한 뒤 구멍이 뚫린 트레이의 구멍에서 손가락으로 고정하면서 알지네이트 인상하는 방법이다.

Rapuano의 방법은 잔존치의 주변에 천정이 없는 특수한 개인 트레이를 제작해 점막면에 교합압을 가해 가압인상한 후 개창된 부위에 인상재를 첨가하여 위에서 잔존치의 무압인상을 채득하는 방법이다.

[개인 트레이를 이용한 인상법](그림 2-42)

현재 국소의치의 일반적인 인상법은 개인 트레이를 사용하는 방법이다. 인상을 채득하는 방법에는 차이가 있지만 잔존치의 해부학적 인상과 점막의 기능인상을 동시에 채득할 수 있는 간편하고 정확한 방법이다.

개인 트레이를 사용하면 의치상의 형태를 예측할 수 있으며 사전에 의치상 형태의 미비한 부분을 발견할 수도 있다. 하악 소구치가 설측으로 경사져 있어 치관형태를

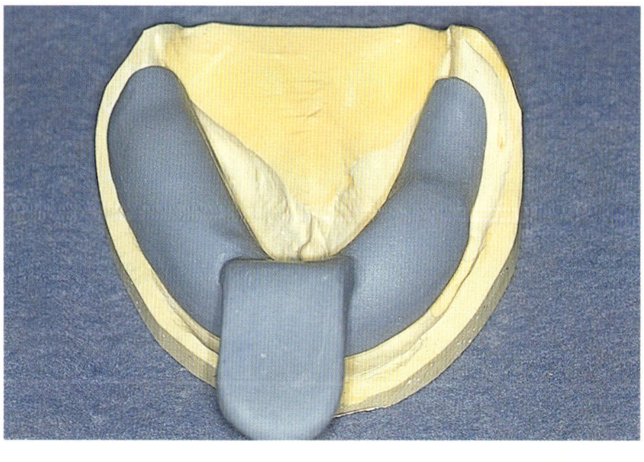

[개인 트레이를 이용한 인상법]

그림 2-42. 개인 트레이를 이용한 인상법. 1회 인상으로 잔존치와 점막면의 동시인상이 가능하며 가압 조절이나 변연형성도 용이하다. 현재 국소의치의 인상방법의 주류가 되고 있는데 점막면을 처리하는 방식은 견해에 따라 다양하다.

수정하지 않으면 의치상이나 대연결자를 점막과 적합시킬 수 없는 경우 기성 트레이에 의한 인상방법에서는 간과하기 쉽지만 개인 트레이를 제작할 때나 변연을 형성할 때 미비한 부분을 찾을 수도 있다.

개인 트레이를 사용하는 장점은 인상재 두께가 얇고 인상재의 수축변화를 최소화할 수 있으며 인상재의 유출을 제어함으로써 가압 정도를 조절할 수 있다는 점이다. 술자가 의도하는대로 비교적 쉽게 인상을 채득할 수 있지만, 의치상의 크기나 가압정도는 정량화하기 곤란하며 술자의 경험에 따라 크게 다른 결과를 것이 현실이다.

그림 2-43, 2-44는 기성 트레이를 사용한 진단용 모형과 개인 트레이를 사용해 변연을 형성한 후에 가압인상한 작업모형의 비교이다. 본 증례처럼 치조제의 높이가 부족한 증례는 기성 트레이를 사용해 인상하면 특히 설측면의 형태가 애매해지기 쉽고 반대로 협측이 눌려 형태가 과도하게 퍼져 버리므로 변연의 위치가 확실치 않다.

가압인상의 개념은 기능운동 중에 의치가 적합하도록 점막을 인상할 때 가압해 기능운동시 점막상태를 재현하는 것이다. 그러나 기능력은 동적이고, 가압인상압은 불연속적이지만 정적이며 연속적이다.

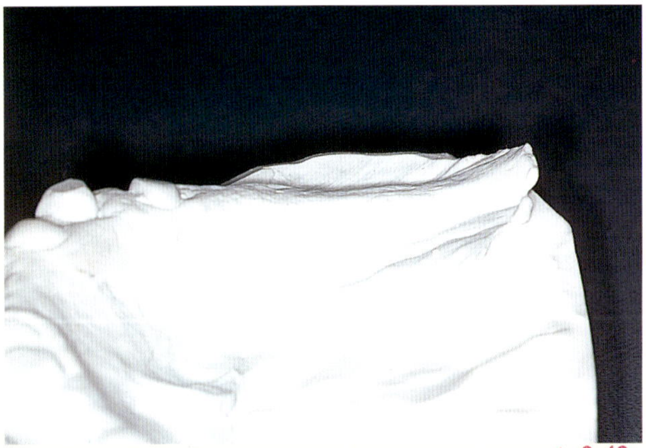

▲ 2-43a

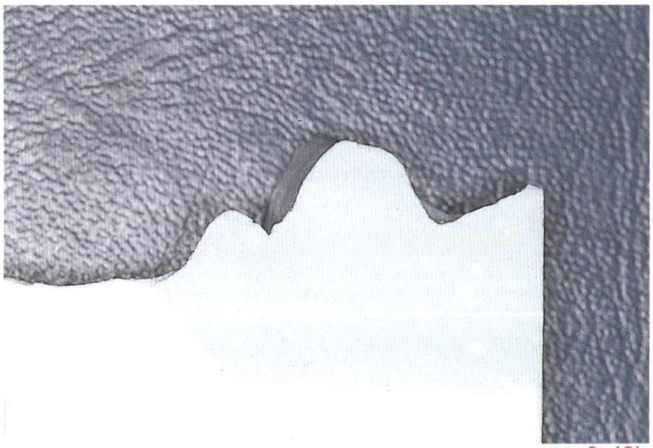

▲ 2-43b

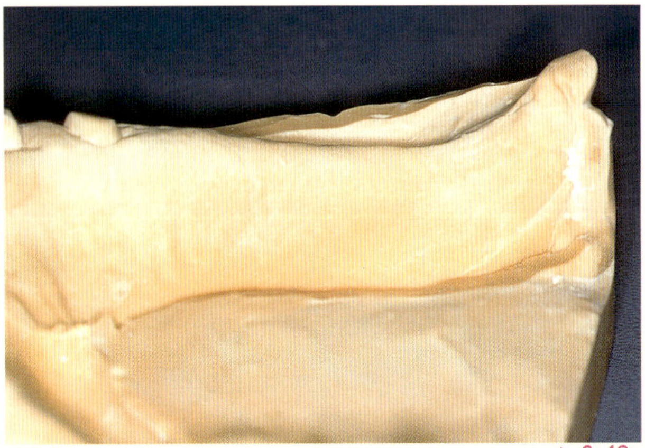

▲ 2-43c

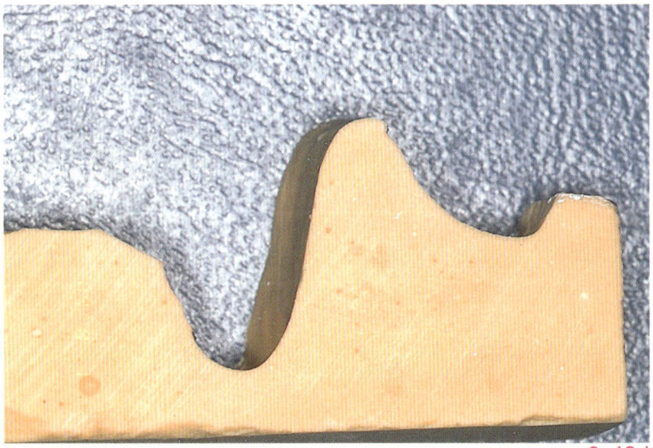

▲ 2-43d

그림 2-43a. 기성 트레이를 이용해 알지네이트 인상을 채득한 모형. 설측 인상이 충분히 채득되지 않았다.
그림 2-43b. 동일한 모형의 구치부 횡단면. 기성 트레이가 너무 커서 악설골근이 접촉하고 있다. 협붕의 인상도 부족하다.
그림 2-43c. 개인 트레이를 사용해 실리콘 인상을 채득한 작업모형. 설측 치조제의 변연 인상도 선명하게 채득되어 있다.
그림 2-43d. 동일한 모형의 구치부 시상단면. 설측 및 협측 모두 의치상의 지지, 파지에 충분한 형태를 기록하고 있다.

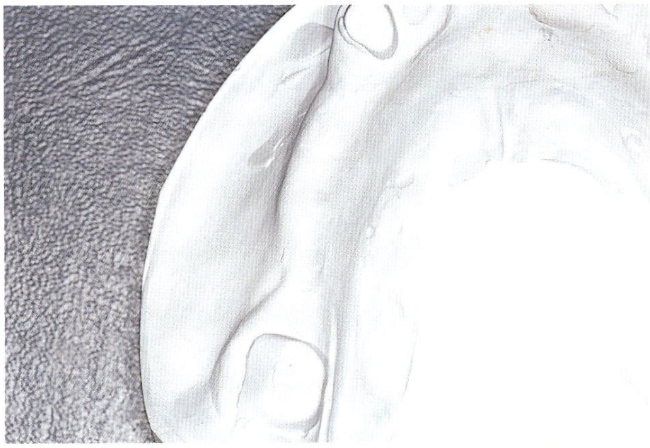

그림 2-44a. 기성 트레이를 사용해 알지네이트 인상을 채득한 모형. 협설측이 충분히 채득된 것처럼 보인다.

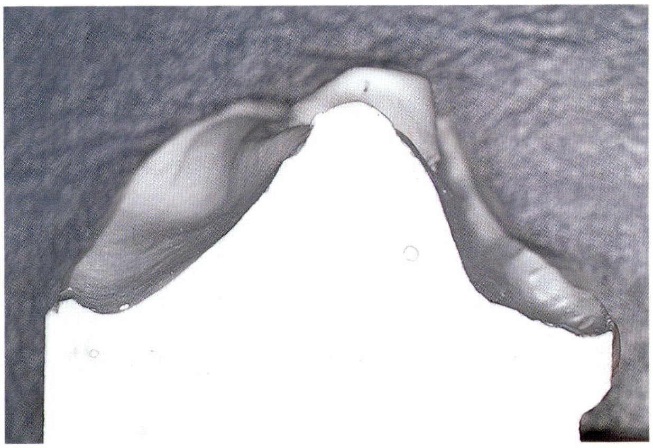

그림 2-44b. 동일한 모형의 구치부 시상단면. 알지네이트가 단단하고 변연이 눌러 퍼져 있어 의치상연을 결정하기가 곤란하다.

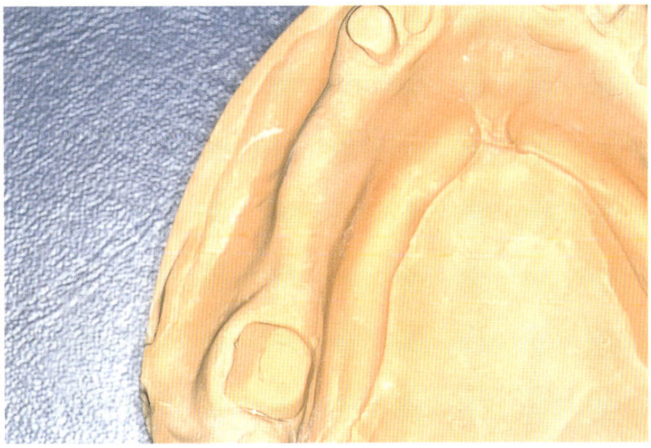

그림 2-44c. 개인 트레이를 사용해 실리콘인상을 채득한 작업모형.

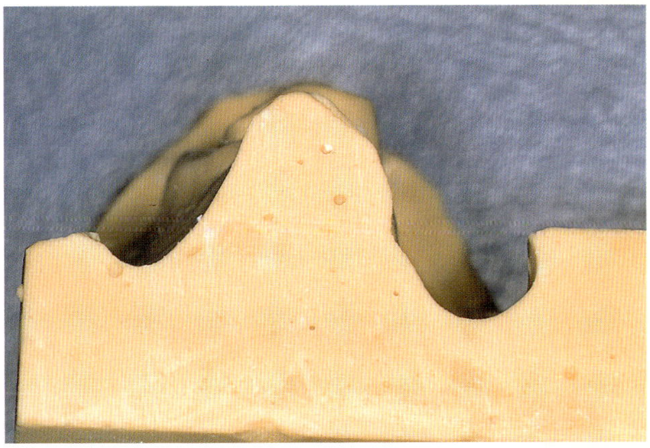

그림 2-44d. 동일한 모형의 구치부 시상단면. 의치상연이 명확하다.

인상순서

[기성 트레이를 이용한 예비인상](그림 2-45~2-48)

트레이의 선택에 따라 변연의 형태는 달라지는데, 구강 내 해부학적 형태가 정확하고 선명하게 인상되어 있을 필요가 있다. 예비인상은 보통 협설점막, 결손부 점막의 기능적인 형태를 기록하기가 곤란하므로 이 모형을 작업모형으로 사용하기는 곤란하다.

예비인상에는 강도가 충분한 기성 트레이가 필요하다. 일반적으로 치열이나 치조제의 크기에 적합한 4~5 종류가 구비되어 있는데 트레이의 변연 일부가 부족해 인상재를 충분히 파지할 수 없다고 생각되는 경우는 컴파운드나 유틸리티 왁스로 수정한다. 기성 트레이도 여러 회사에서

[인상 순서/기성 트레이를 이용한 예비인상]

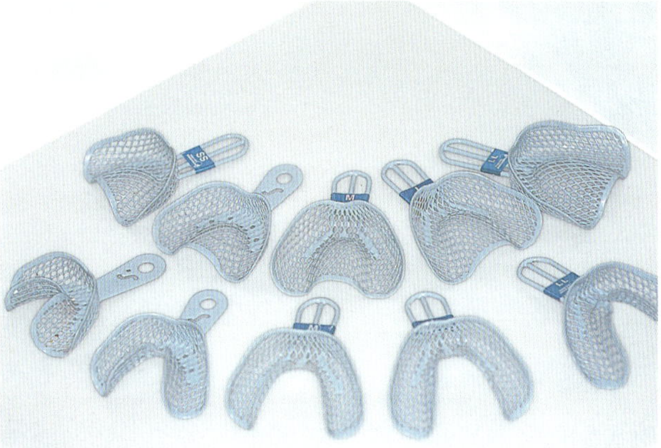

그림 2-45. 기성 트레이는 5종류가 있고 알지네이트를 충분히 유지할 수 있는 망 타입이 좋다. 다만 망 타입은 일반적으로 강도가 약하고 알지네이트를 제거하기가 곤란하므로 강도가 있고 레진으로 가공된 제품이 좋다(에이블).

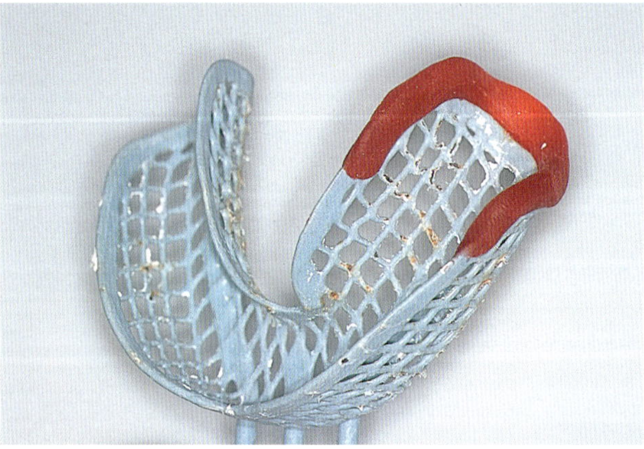

그림 2-46. 기성 트레이가 일부분 부족한 경우는 compound나 utility wax로 기성 트레이를 수정한다.

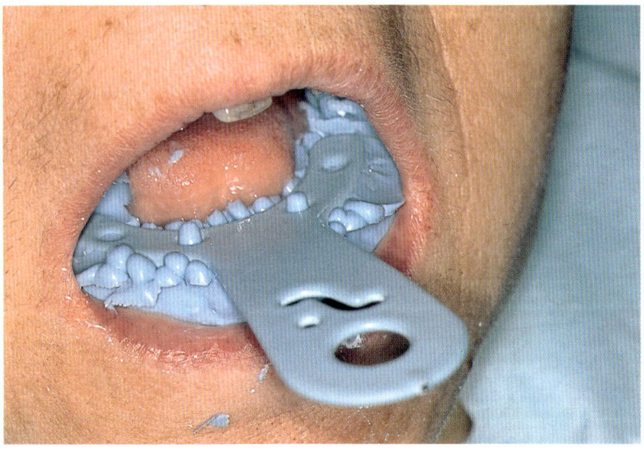

그림 2-47. 인상은 혀와 협을 이완시킨 상태에서 채득한다. 물론 경화될 때까지 손가락으로 트레이를 고정하지 않으면 안 된다.

제품화되어 있는데 구멍이 뚫린 트레이는 인상재의 파지뿐만 아니라 최적의 트레이를 선택하는 데도 편리하다.

그때 강도가 충분한 트레이를 준비할 필요가 있다. 기성 트레이와 알지네이트로 채득한 인상은 트레이의 선택이나 알지네이트의 조도(稠度)에 따라 클 수도 작을 수도 있다. 구강내 가동점막과 비가동점막의 경계를 검사하고 연구모형상에서 개인 트레이의 변연을 결정하기 위해서도 인상을 다소 크게 채득하는 것이 좋다.

[개인 트레이의 제작]

개인 트레이의 형태(그림 2-49~2-52)

진단용 모형상에 기록된 해부학적 지표를 보고 완성 의치의 의치상 형태를 입체적으로 이미지한다. 치조제의 흡수정도에 상관없이 의치상의 형태는 일정하므로 심하게 흡수된 치조제는 의치상의 두께가 두꺼워진다.

우선 자신이 이미지한 의치상 외형보다 2~3mm 내측에 트레이의 외형선을 설정한다. 즉 트레이는 완성의치보다 변연을 기준으로 전체적으로 축소된 형태가 된다. 그러나 변연의 두께는 완성의치와 동일하게 한다. 치조제의 흡수가 심한 경우에는 두껍게 하고 흡수가 적은 경우에는 얇게 한다. 이렇게 하면 치조제의 흡수가 좌우 다른 경우라도 필요한 변연의 두께를 확보할 수 있게 된다.

사전 준비(그림 2-53~2-56)

검사해서 얻은 정보를 기초로 진단용 모형상에서 의치의 교합압 부담영역, 릴리프영역을 결정한다. 상악은 절치유두부와 구개융기가 있으며, 하악은 악설골근선, 하악골융기, 띠처럼 생긴 치조제정이 있다.

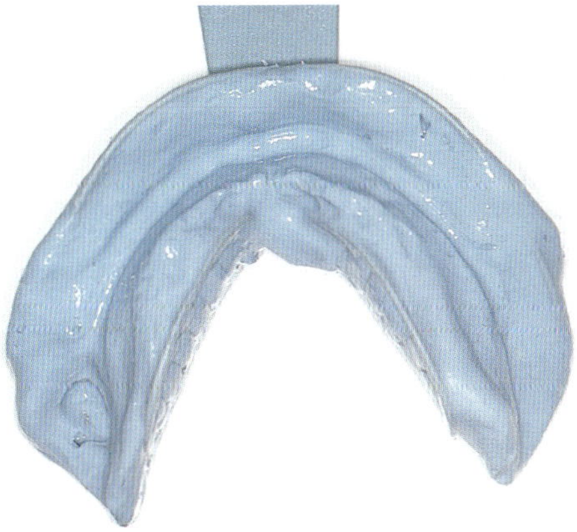

▲ 2-48a

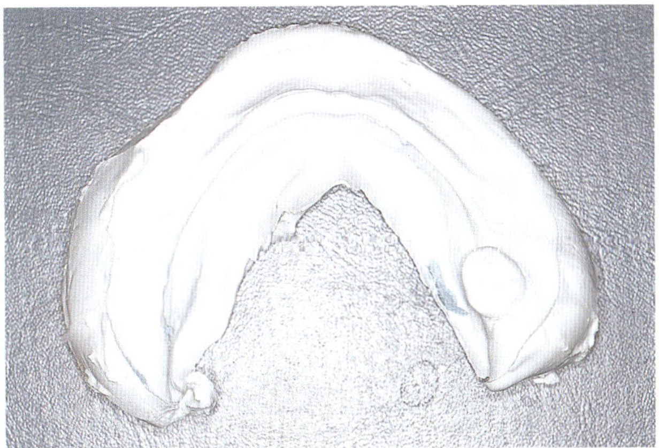

▲ 2-48b

그림 2-48a, b. 기성 트레이를 사용한 알지네이트 인상과 모형. 트레이의 선택도 적절하고 인상이 어느 정도 채득되어 있지만 순협측은 트레이가 커서 기성 트레이로는 정확한 인상을 채득하는 데 한계가 있다는 것을 알 수 있다.

[인상 순서/개인 트레이의 제작/개인 트레이의 개형]

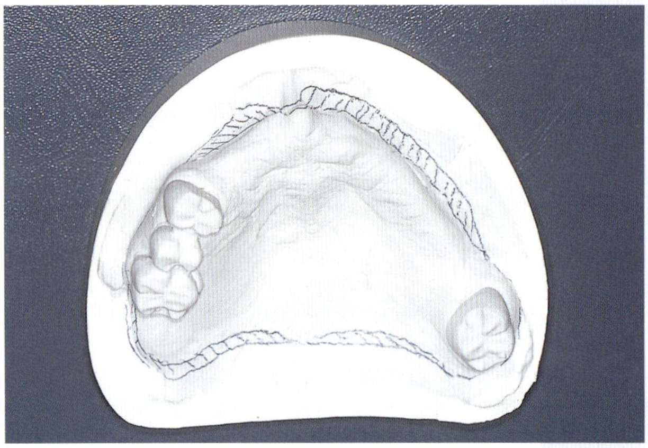

그림 2-49. 의치상의 외형을 이미지하고 트레이의 외형선을 모형에 기록한다.

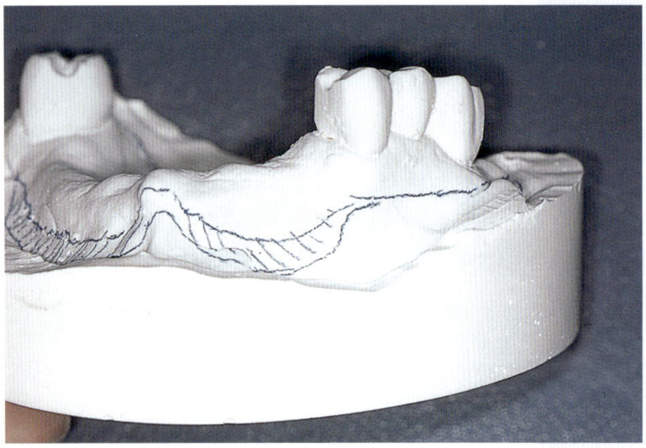

그림 2-50. 실제 트레이의 외형선은 변연형성할 양을 예측해 그것보다 2~3mm 내측에 설정한다. 잔존치부는 치경부를 5mm 정도 지난 곳에 트레이의 변연을 설정한다.

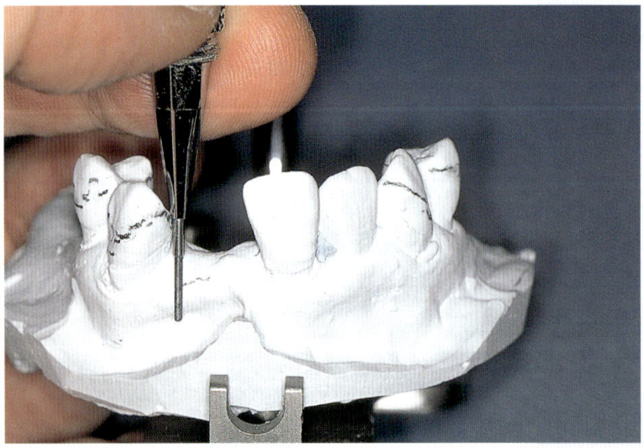

그림 2-51. 치조제의 언더컷부위는 트레이를 철거할 때 인상재의 두께가 얇아져 벗겨질 수 있으므로 surveying으로 확인하고 block out한다.

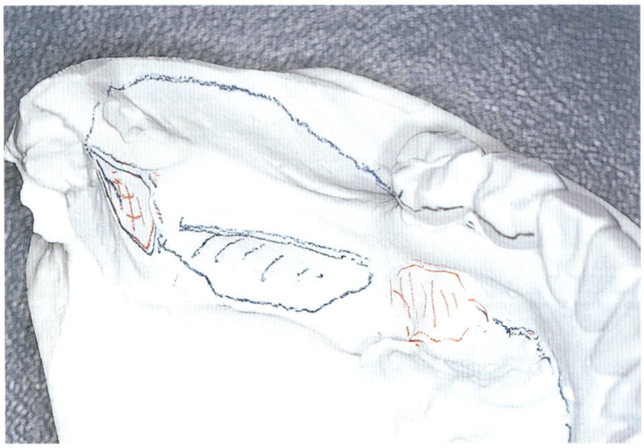

그림 2-52. 하악 악설골근선보다 하부 또는 하악 골융기부는 block out하거나 릴리프할 필요가 있으므로 외형선을 기록할 때 확인한다.

[인상 순서/개인 트레이의 제작/사전준비]

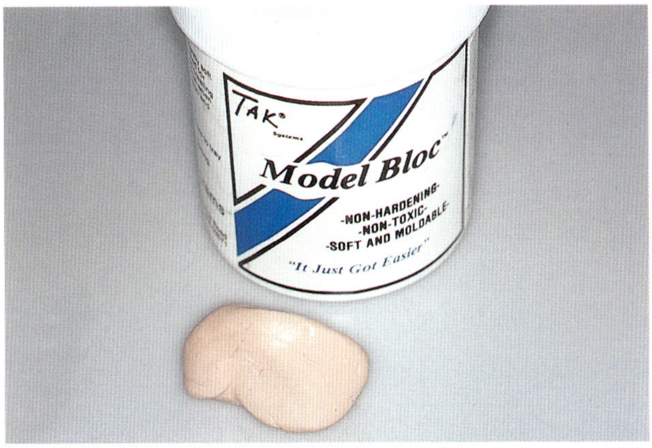

그림 2-53. 잔존치부는 해부학적 인상을 채득하므로 1~2mm 공간을 남긴다. Paraffin wax도 무방하지만 실리콘퍼티는 모형에서 철거할 때도 편리하다(Silicone putty, TAK).

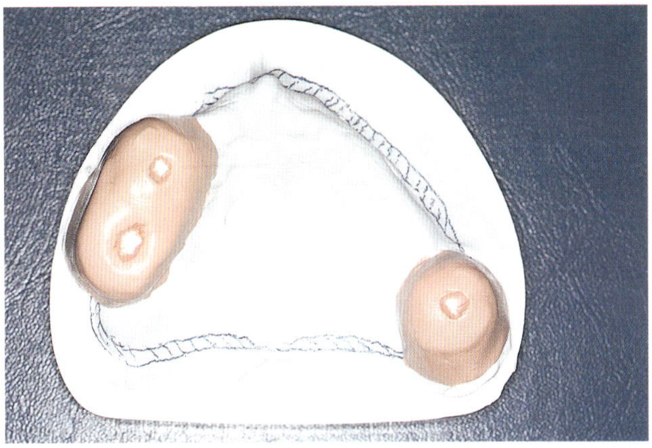

그림 2-54. 잔존치부를 silicone putty로 피복한다. Rest를 설정하지 않는 위치에 트레이를 안정시키기 위한 stopper 구멍을 만든다.

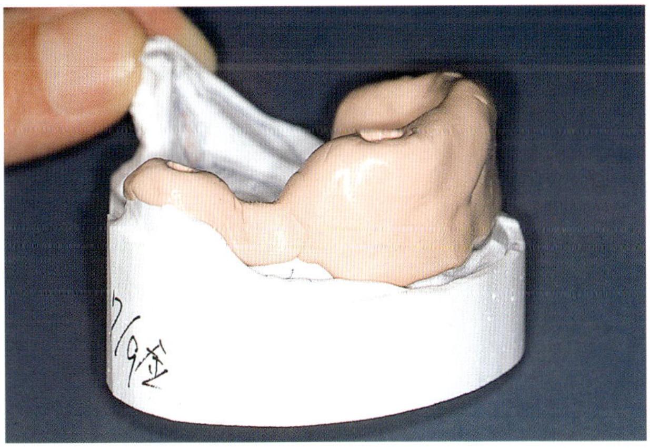

그림 2-55. 중간결손부도 잔존치부와 마찬가지로 해부학적 인상으로 충분한 경우는 릴리프한다.

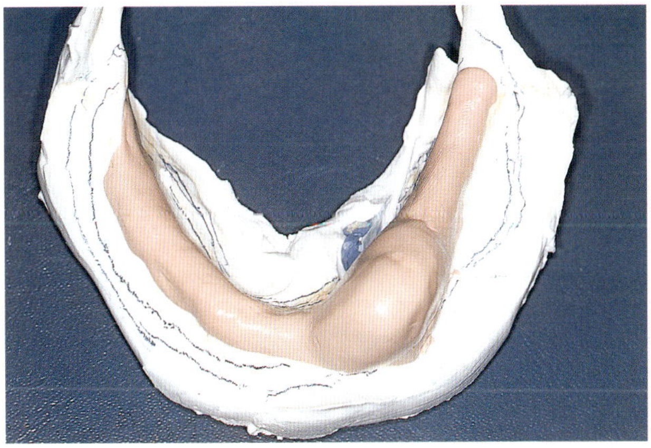

그림 2-56. 지지에 부적합한 치조제정, 릴리프의 대상이 된다.

잔존치는 1~2mm 정도 공간을 남긴다. 중간결손부나 가압하지 않은 부분도 릴리프한다. 릴리프할 때 사용하는 재료는 왁스도 좋지만 실리콘 퍼티가 간편하고 편리하다. 잔존치의 설계에 관여하지 않는 부분에 개인 트레이가 정위치에 오고 안정되도록 stopper를 3~4곳에 만든다.

개인 트레이의 제작(그림 2-57~2-71)

개인 트레이는 인상채득시 변형되지 않도록 충분한 강도가 필요하다. 과거는 대부분 분액(powder-liquid) 타입의 즉시중합레진이었는데 최근에는 광중합형, 열가소성 레진이 많이 사용되고 있다. 광중합형은 시트 형태로 되어 있어 간편하고 단시간에 제작할 수 있으며 강도도 충분하다.

또한 열가소성 레진도 간편하며 단시간에 제작할 수 있지만 변형에 주의가 필요하고 제작 후 충분한 시간을 방치했다가 모형에서 철거할 필요가 있다. 다만 열가소성 레진은 따뜻한 물을 뿌려 다시 연화시키므로 인상채득 후에 주입한 석고에서 인상재를 분리할 때 모형이 파절될 위험은 적다. 따라서 고립치이고 모형의 파절이 의심되는 증례에 유효하다.

준비가 다 되면 개인 트레이용 재료로 개인 트레이를 제작한다. 트레이 손잡이는 충분히 잡을 수 있도록 여유 있는 폭과 두께가 필요하다. 특히 전치부의 변연형성이 있는 경우는 구순운동에 방해가 되지 않도록 배려할 필요가 있다. 또한 트레이를 고정하기 위해서 유리단부에 finger rest를 설치하면 변연형성 시나 인상채득 시 개인 트레이가 안정된다.

트레이가 완성되면 모형상에서 착탈하는 데 문제가 없는지 확인한다. 또한 트레이 변연에 미리 모형상에서 컴파운드를 첨가하는 작업은 구강 내에서 트레이를 조정할 때 방해가 되므로 삼가한다.

[인상 순서/개인 트레이의 제작]

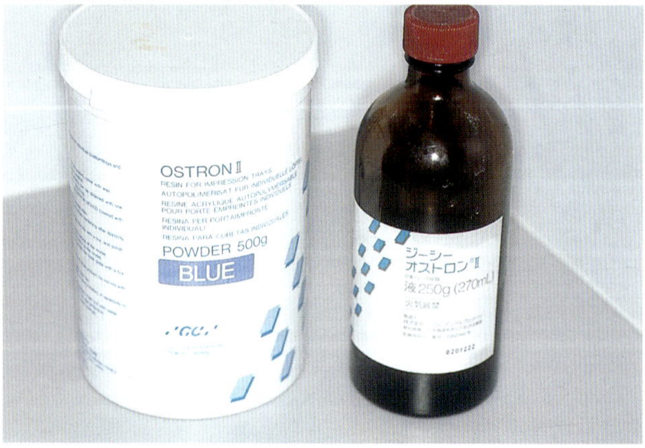

그림 2-57a. 개인 트레이 재료로 가장 일반적인 제품은 즉시중합형 트레이용 레진이다(Ostron II, GC).

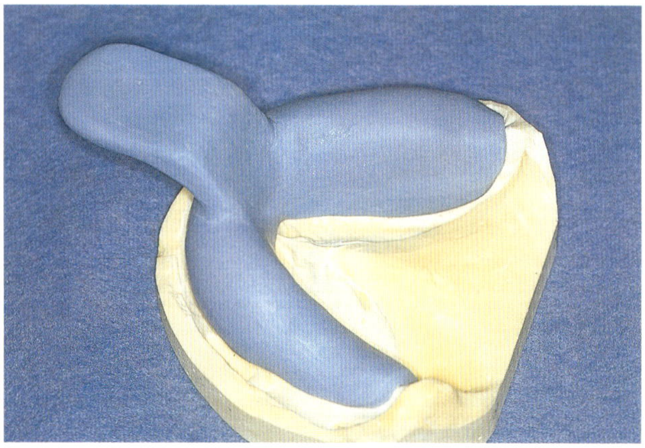

그림 2-57b. 즉시중합형 트레이 레진을 사용한 개인 트레이. 쉽게 변형되지 않고 강도가 충분하다.

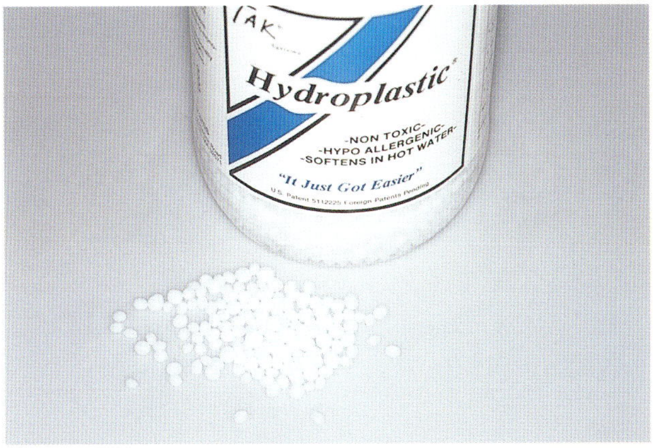

그림 2-58a. 열가소성 레진타입의 개인 트레이용 재료(Hydroplastic, TAK).

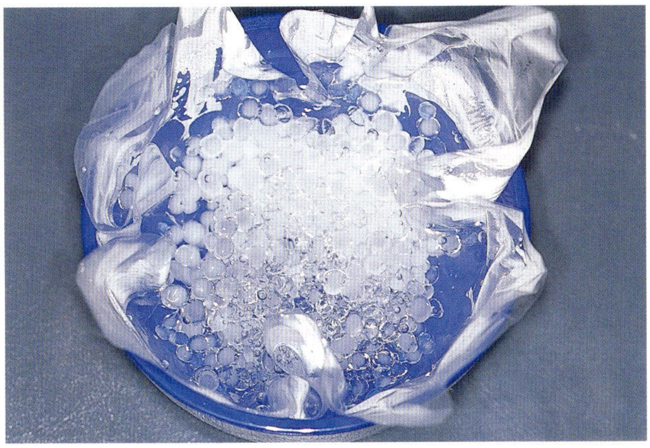

그림 2-58b. 연화하기 좋도록 입자형태로 되어 있고 뜨거운 물에 1~2분 있으면 투명해져 사용이 가능해진다. 직접 러버볼에서 연화하면 러버볼에 붙어 버리므로 폴리에틸렌시트를 깔고 연화하면 좋다.

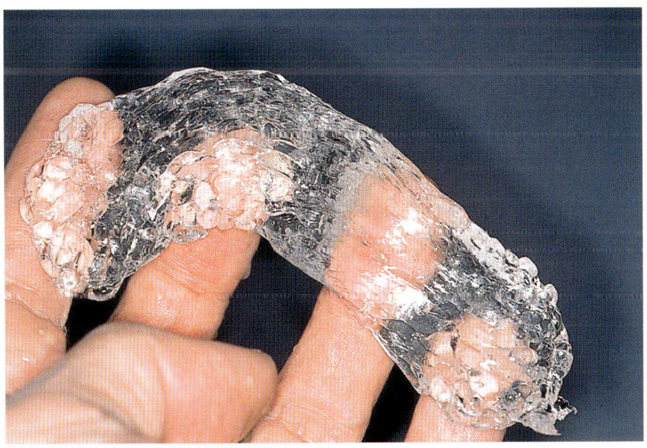

그림 2-58c. 레진이 전부 투명해지면 시트상태로 만든다.

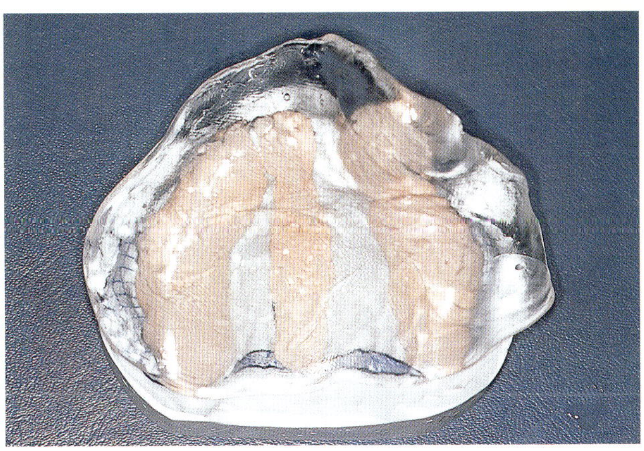

그림 2-58d. 모형에 압접된 레진. 조작시간에 여유가 많다.

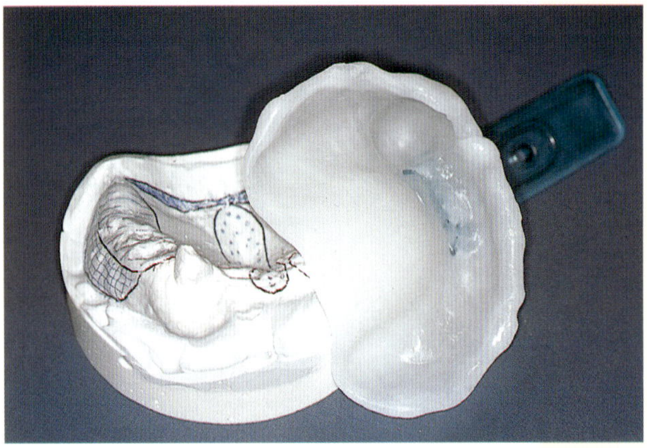

그림 2-58e. 30분간 냉각시키면 하얗게 변하는데 모형에서 분리한다. 냉각시 수축이 크기 때문에 변형에 주의할 필요가 있다. 다시 따뜻한 물에 넣으면 연화되므로 고립치처럼 파절위험이 있는 증례에 유효하다.

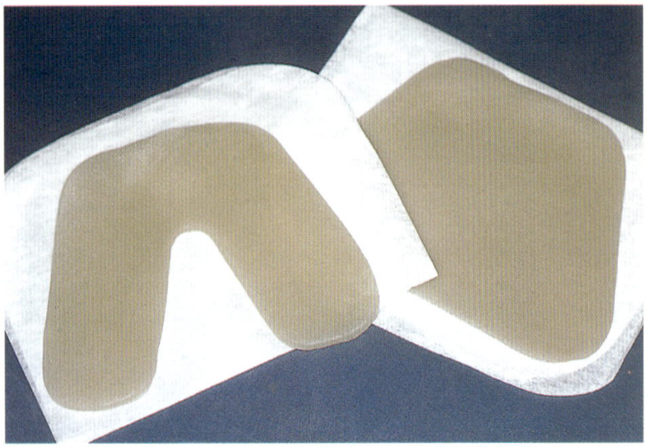

그림 2-59. 광중합형 개인 트레이용 재료. 상악용 및 하악용이 있다. 점토 형태의 시트로 되어 있고 광중합형이며 충분한 경도를 갖도록 되어 있다(커스텀트레이LC, 휘드).

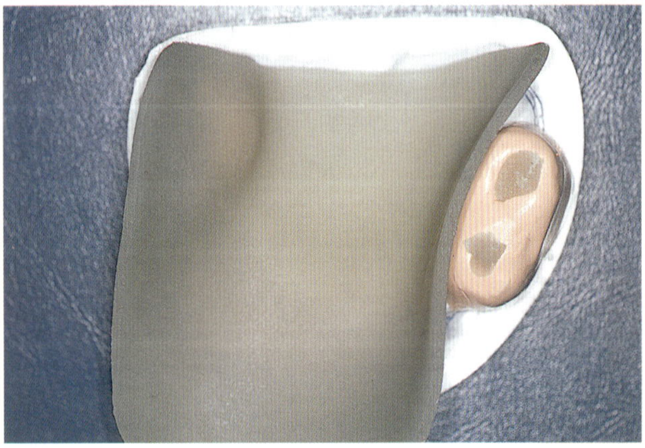

그림 2-60. 모형에 바세린을 바르고 stopper 내에 미리 트레이 재료를 발라 시트에 기포가 들어가지 않도록 한 방향으로 압접해 간다.

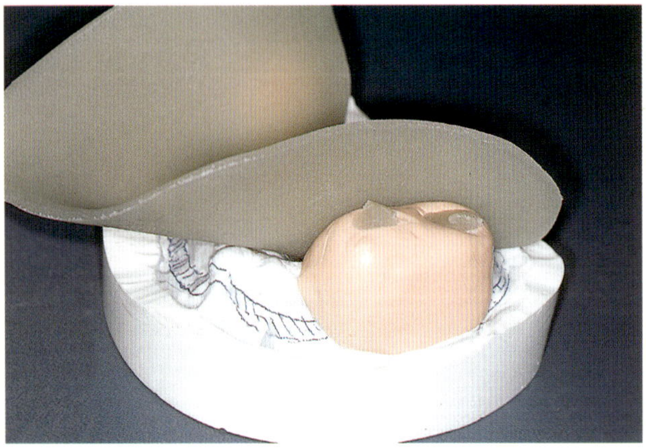

그림 2-61. 상악의 경우 구개에서 외측으로 압접해 가면 좋다.

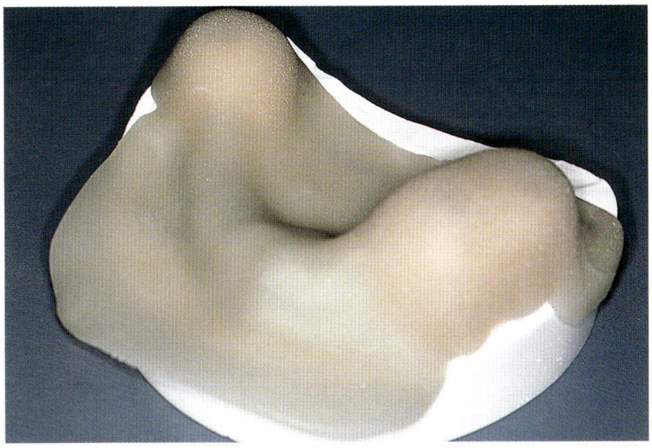

그림 2-62. 외형선을 모두 피복한다.

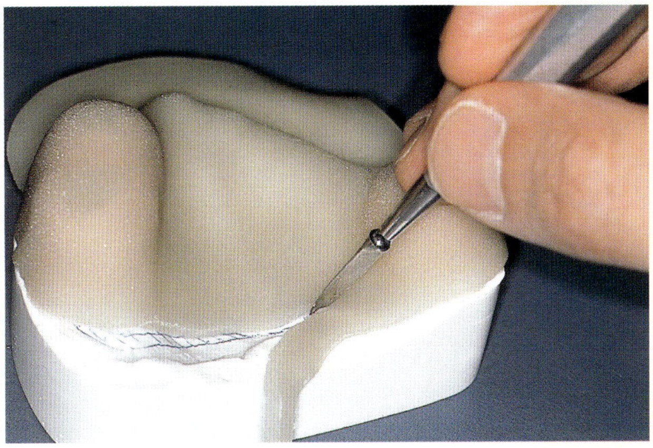

그림 2-63. 에반스 조각도를 사용해 외형선을 따라 정리한다.

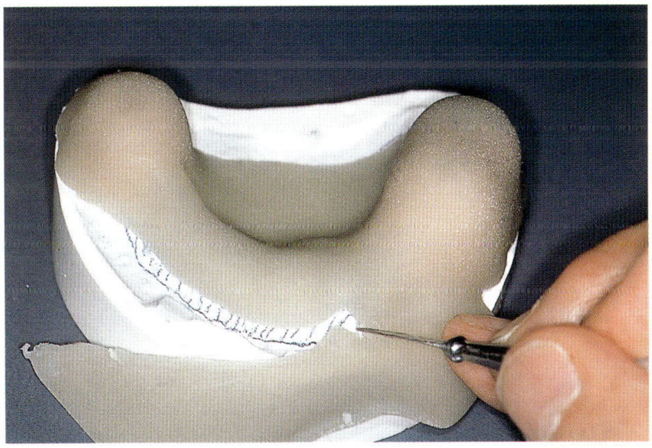

그림 2-64. 컴파운드를 감은 부분의 공간(사선부)을 제거하고 정리한다.

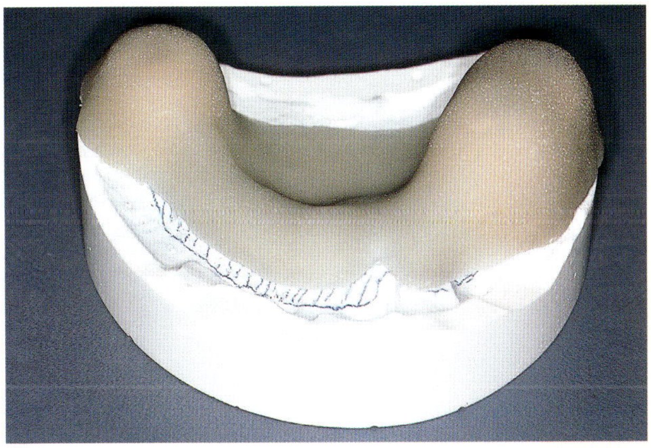

그림 2-65. 전체를 정리한 상태.

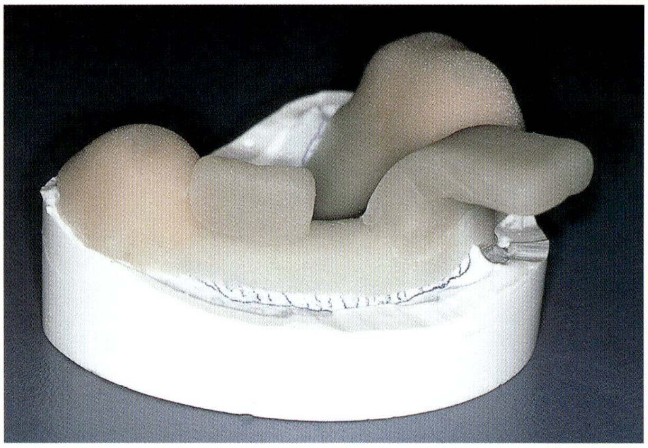

그림 2-66. 트레이를 철거하기 위한 손잡이와 고정하기 위한 핑거레스트를 설치한다. 트레이 손잡이는 변연을 형성할 때 방해가 되지 않는 곳에 설치하고 방향은 교합평면과 거의 병행하게 처리하면 석고를 주입할 때 참고가 되고 모형의 기저면을 교합평면과 평행하게 처리하기 좋다.

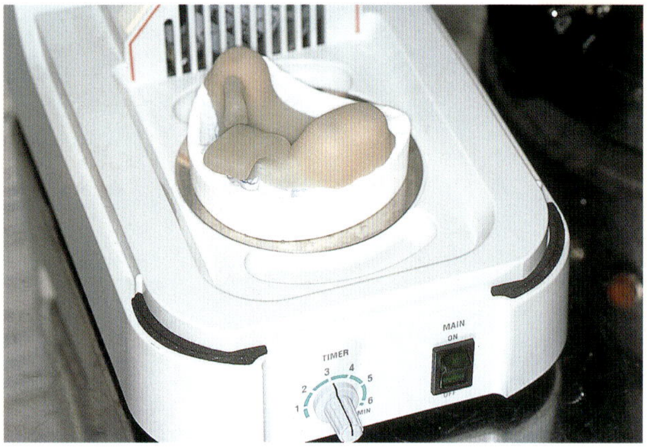

그림 2-67. 형태를 정돈한 트레이를 광중합기에 설치한다(푸치라이트, GC).

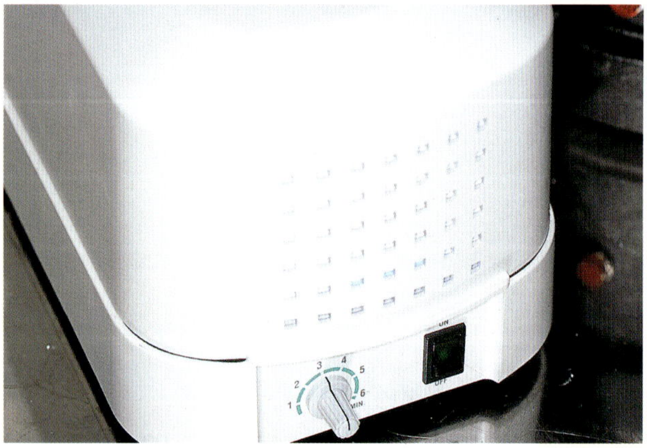

그림 2-68. 3분간 광중합한다.

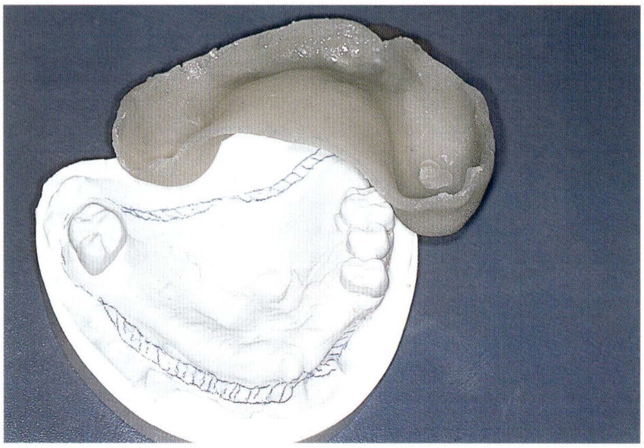

그림 2-69. 중합이 종료되고 모형에서 분리한 개인 트레이. 모형상에서 쉽게 착탈하는지, 안정적인지 확인하고 필요하다면 수정한다.

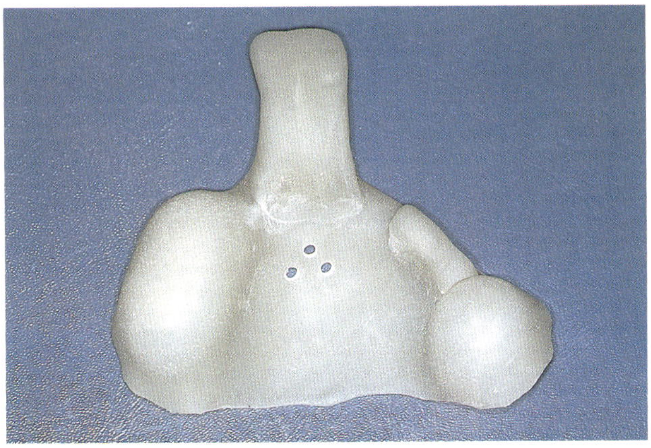

그림 2-70. 형태를 수정한 개인 트레이의 외면. 구개정중부 3~4곳에 라운드 버로 구멍을 만들고 기포가 나가는 통로를 만든다.

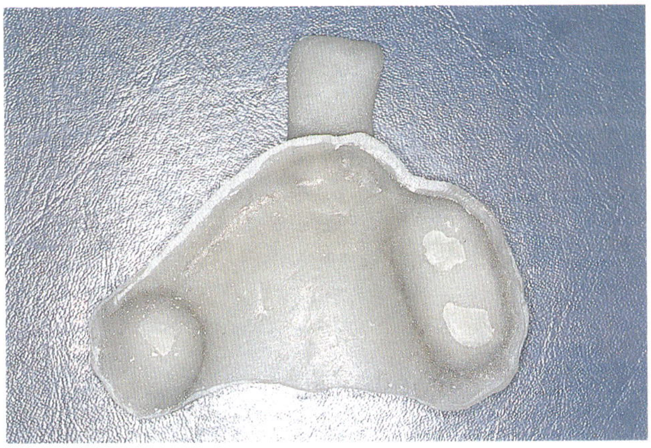

그림 2-71. 개인 트레이 내면. 컴파운드를 감은 부분은 비스듬하게 잘라 접착면적을 넓힌다. 체적 변형이 충분히 일어나도록 24시간 이상 방치해 두었다가 사용한다.

[인상채득법의 실제](그림 2-72~2-97)

트레이를 구강 내에 적합하고 착탈이 용이한지, 안정성과 통증의 유무를 확인한다. 그 후 트레이를 적합한 상태에서 협점막이나 혀, 구순을 움직여 가동점막에 트레이의 변연이 닿는지 확인한다. 트레이가 너무 길면 컴파운드를 얹기 전에 수정한다. 변연을 협측 구치부, 협측 전치부, 설측 구치부, 설측 전치부 순으로 형성하면 트레이도 안정되고 설측 형태도 안정적으로 재현된다.

컴파운드는 미리 의치상의 이미지를 만들면서 손가락으로 형태를 정돈한 후 구강 내에서 기능운동 시키면 된다. 특히 혀는 많이 움직이지 않도록 하고 상순 외측을 핥는 정도로 제한한다.

하악 양측 유리단 의치는 협설측 상연이 너무 길어질 수 있다. 의치를 장착하고 술자가 손가락으로 누르면 안정되는데 손가락을 떼면 의치가 들뜬다. 이는 잔존치에 의한 유지력 부족에 그 원인을 찾고 클래스프를 조이는 것이 아니라 상연의 길이가 너무 길지 않은지 확인한다. 변연형성 단계에서 트레이가 안정되는지, 들뜨는지를 확인한다.

변연형성이 완료되면 구강 내는 잔존치의 치간부를 utility wax나 가착재, 알지네이트 인상재로 block out 한다. 설계를 고려하고 클래스프 끝이나 guide plane에 걸리지 않도록 주의하면서 block out한다. 또한 상악을 인상할 경우 구개측 전방에 인상재가 나올 통로를 3~4곳에 만들면 인상을 채득할 때 기포가 들어갈 위험이 감소하고 과잉 가압도 방지한다.

변연형성이 종료되면 다시 트레이를 구강 내에 시적하고 삽입할 때 감각과 통증이 없는지 확인한다. 문제가 없다면 트레이 내면을 충분히 수세하고 접착제를 내면은 물론 인상이 유출되는 외면까지 도포해 2~3분 건조시킨다.

인상재를 트레이 내에 신속하게 올리고 구강내 레스트, guide plane이나 클래스프가 주행하는 지대치주위에 인상재를 도포하고 신속하게 트레이를 구강 내에 설치한다.

트레이가 정위치에 오면 가능한 한 협점막, 구순 또는 혀를 크게 움직인다. 경화가 시작되기 전에 몇 차례 움직여 본다.

인상재가 경화하면 변연에서 가볍게 물을 뿌려 한 번에 분리한다.

[인상 순서/인상채득법의 실제]

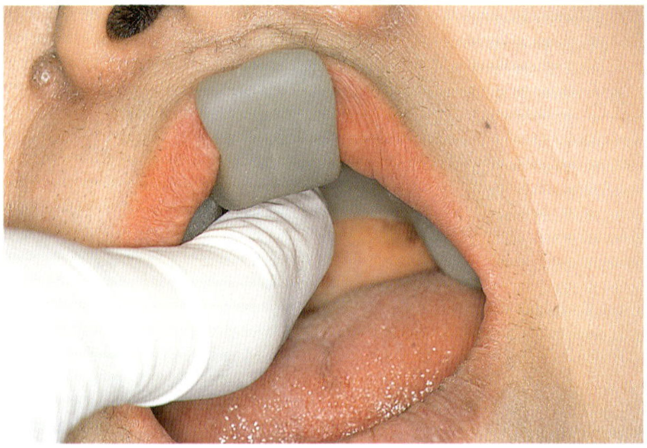

그림 2-72. 컴파운드를 사용하지 않는 개인 트레이를 구강 내에 시적하고 착탈이 용이한지, 동요나 통증은 없는지 확인한다.

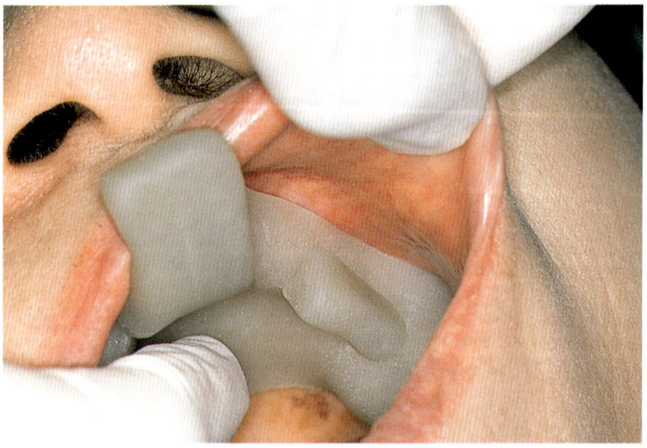

그림 2-73. 상악 인상변연형성의 실제. 변연을 형성하는 부분의 위치를 확인한다. 컴파운드는 2~3mm의 폭이 적절하다. 트레이 변연이 너무 길면 삭제하여 조절하지만, 너무 짧은 경우 컴파운드만 사용하여 추가하면 크게 변형되므로 즉시중합레진으로 재연장할 필요가 있다.

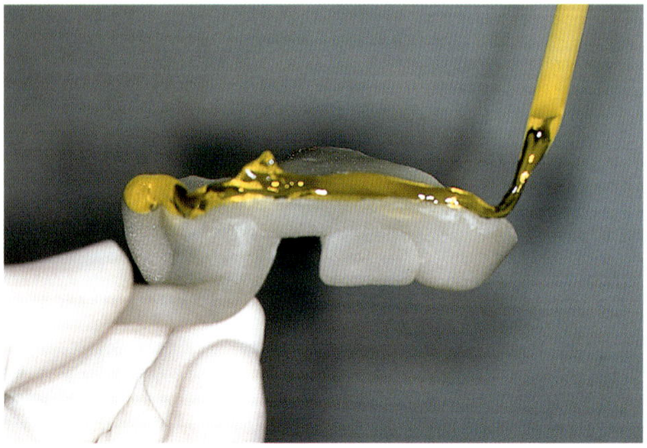

그림 2-74. 연화한 Hydroplastic을 트레이 주위에 도포한다.

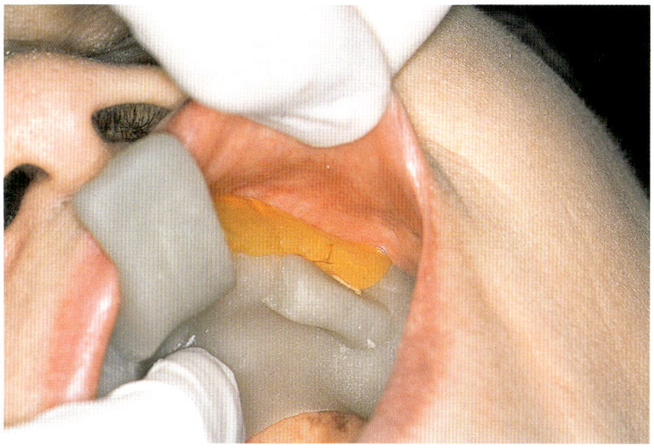

그림 2-75. 구순을 손가락으로 가볍게 벌려 변연의 위치와 두께를 기록한다.

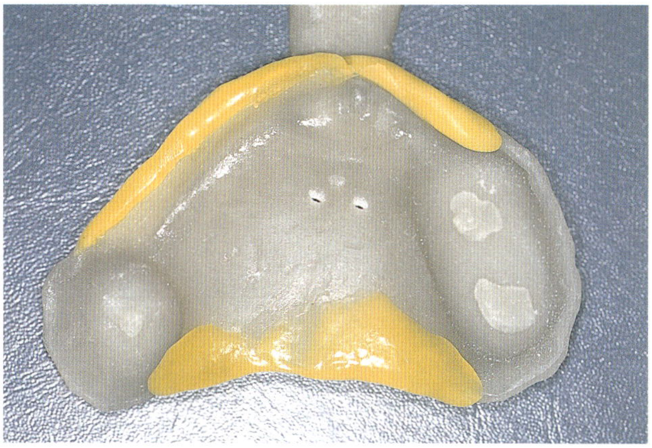

그림 2-76. 변연형성이 종료된 상악의 개인 트레이. 소수치 잔존이며 의치상에 의한 변연봉쇄를 기대할 수 있으므로 상후연은 가압한다.

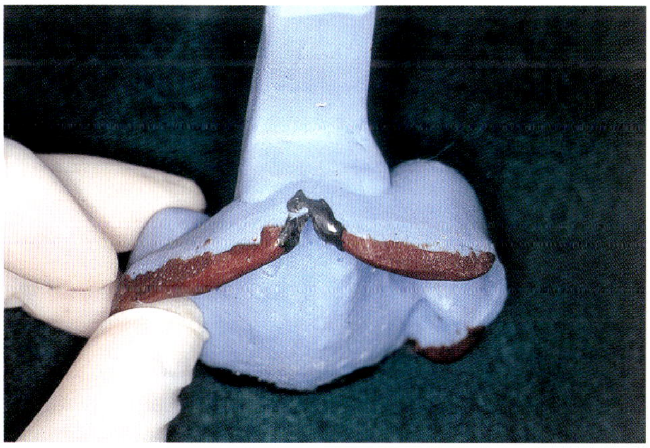

그림 2-77. 상순 소대부는 좌우로 크게 움직여서는 안 된다. 상순부를 잡고 바로 아래에 당겨 기록한다.

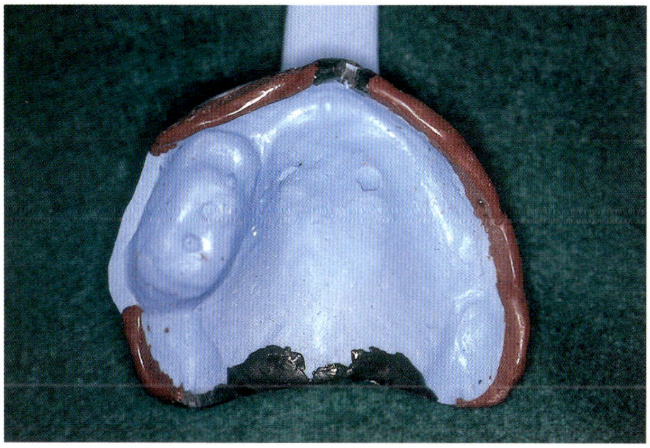

그림 2-78. 컴파운드로 변연형성이 종료된 상악 개인 트레이. KERR의 red compound를 사용하고 있는데 점막이 부드러운 부분은 융점이 낮은 green compound를 사용하고 있다.

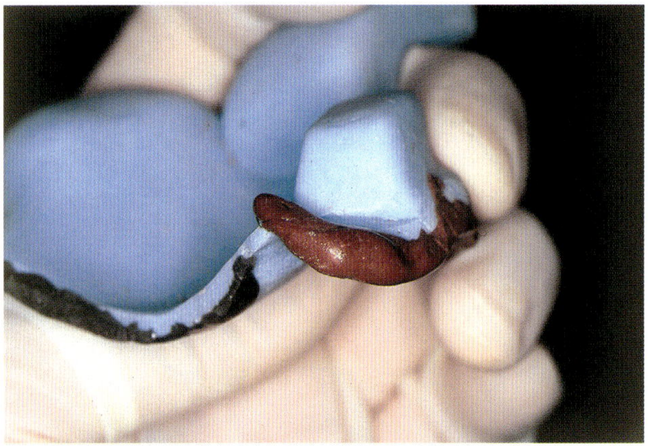

그림 2-79. 상악 구후결절의 협측은 의치상이 두꺼우면 하악근돌기가 부딪혀 하악운동에 지장을 주기도 하므로 변연을 형성할 때는 크게 개구하거나 가볍게 닫아 좌우로 턱을 운동하도록 지시한다.

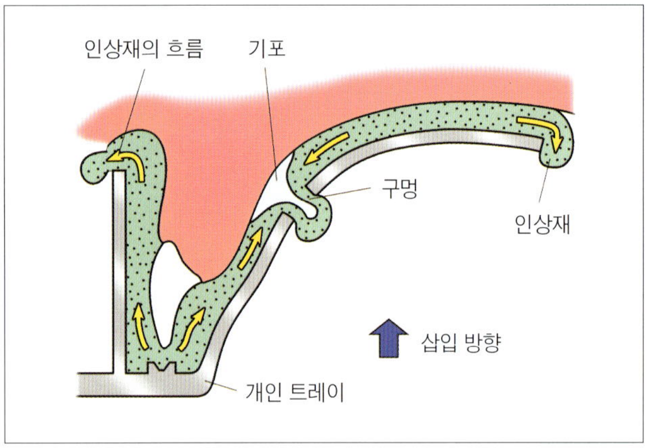

참고 그림. 상악의 인상채득은 구개측 전방에 3~4곳의 인상재 통로를 라운드 버로 만들면 인상을 채득할 때 기포가 들어갈 위험을 줄일 수 있고 여분의 가압도 피할 수 있다.

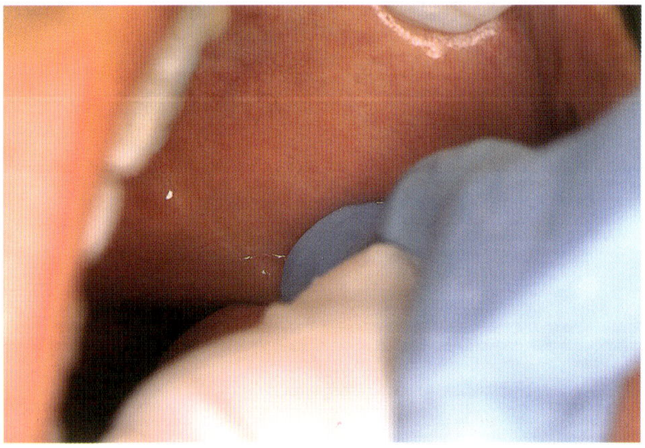

그림 2-80. 하악 변연형성의 실제. 트레이의 변연이 너무 길어 삭제할 필요가 있다.

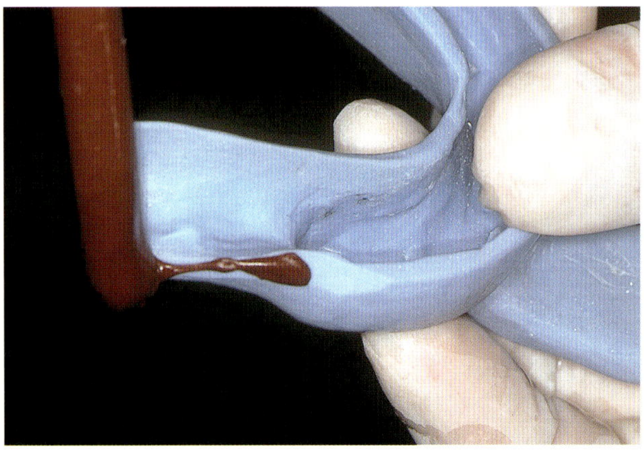

그림 2-81. 하악의 경우 컴파운드는 협측부터 사용해 시트를 안정시킨다.

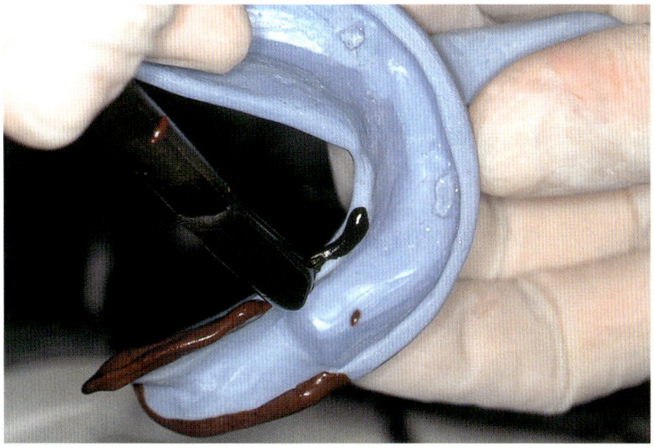

그림 2-82. 컴파운드를 사용할 경우 하악 설하선부분은 부드러워 쉽게 변형되므로 융점이 낮은 컴파운드를 사용하는 편이 불필요한 가압을 피할 수 있어 좋다.

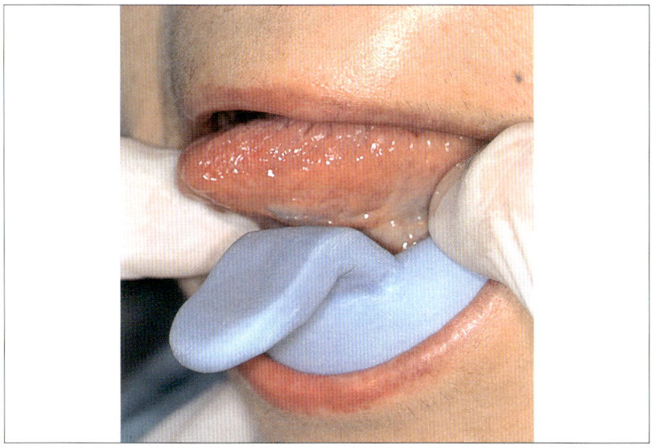

그림 2-83. 설측의 변연형성은 트레이를 확실하게 누르고 혀로 상순을 좌우로 핥아 기록한다.

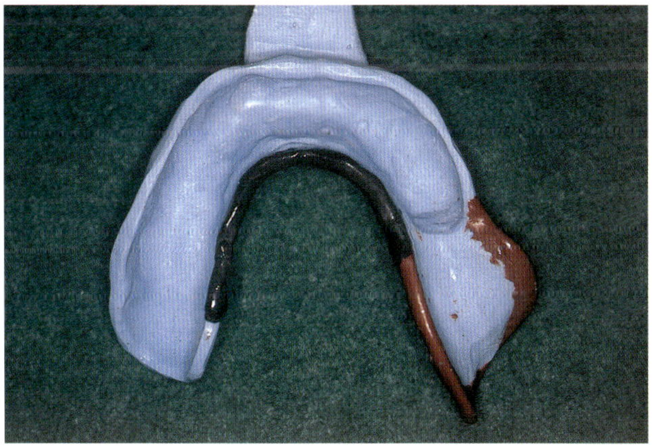

그림 2-84. 변연형성이 종료된 하악 개인 트레이. 결손부 뿐만 아니라 설계에 관한 lingual bar 부분까지 변연을 형성한다.

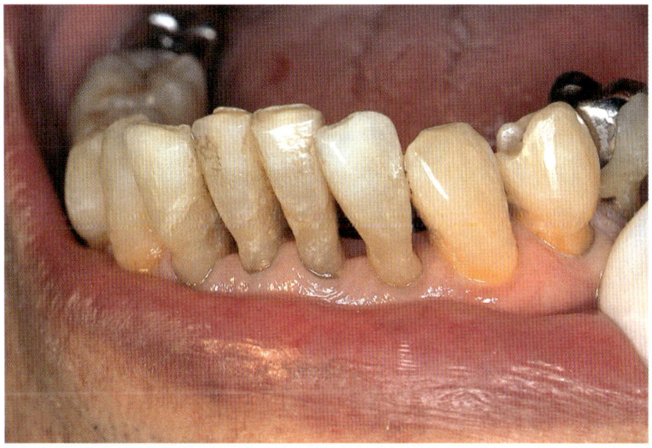

그림 2-85. 국소의치를 필요로 하는 증례는 치간부가 개방된 경우가 많다. 인상을 철거할 때 변형되지 않도록 인상 전에 반드시 확인한다.

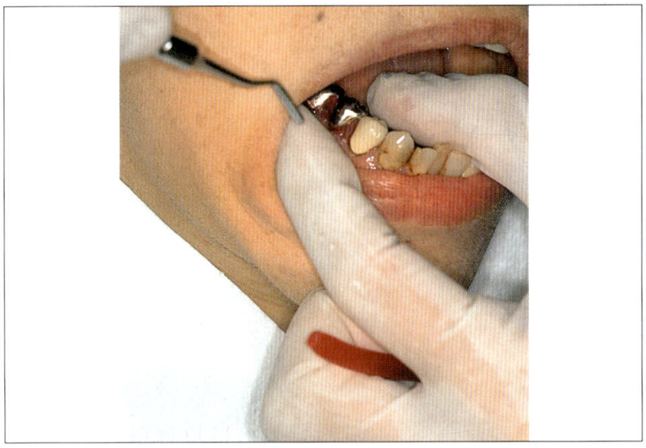

그림 2-86. 개방된 치간부는 설계선에 걸리지 않도록 유틸리티왁스로 block out한다. 인상을 채득하는 동안 벗겨지므로 사전에 치면을 충분히 건조시키지 않으면 안된다.

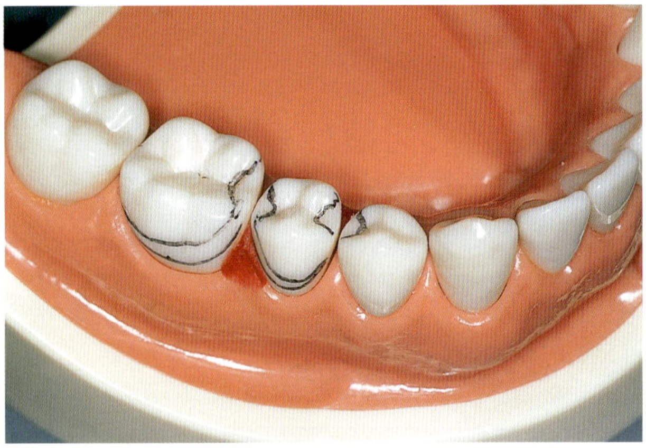

그림 2-87. 치간부를 block out할 때 클래스프 선단을 피하도록 한다. 클래스프의 어깨부분은 협측에서도 무방하지만 클래스프 선단이 걸리는 부분은 설측에서 block out한다.

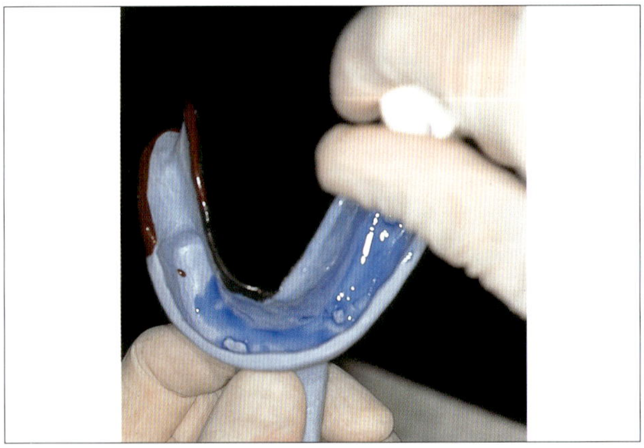

그림 2-88. 사용하는 인상재에 부속 접착제를 개인 트레이 내면에 도포한다.

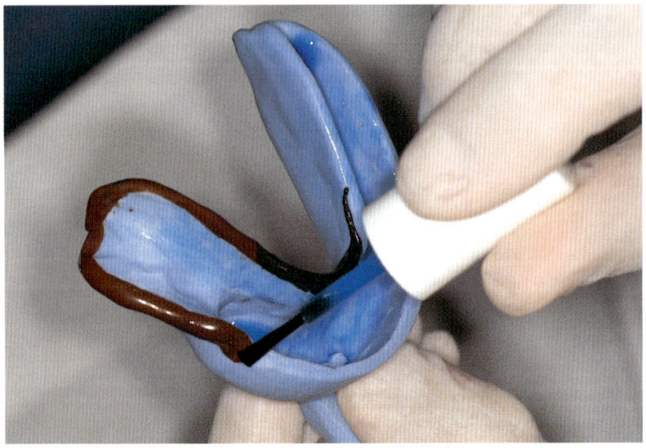

그림 2-89. 인상재가 주입되는 외연변연에도 접착제를 도포한다.

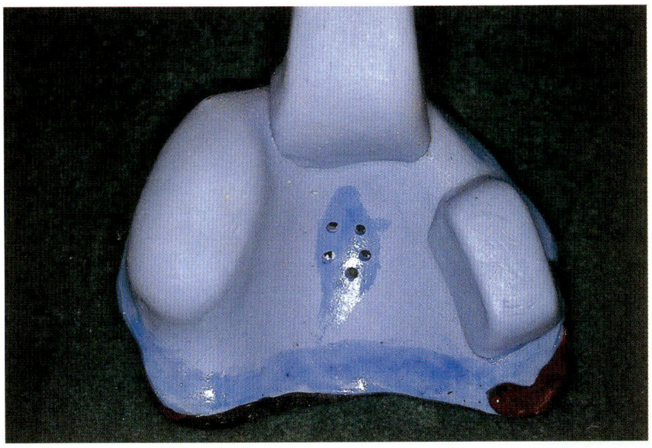

그림 2-90. 접착제가 도포된 상악 개인 트레이의 외면.

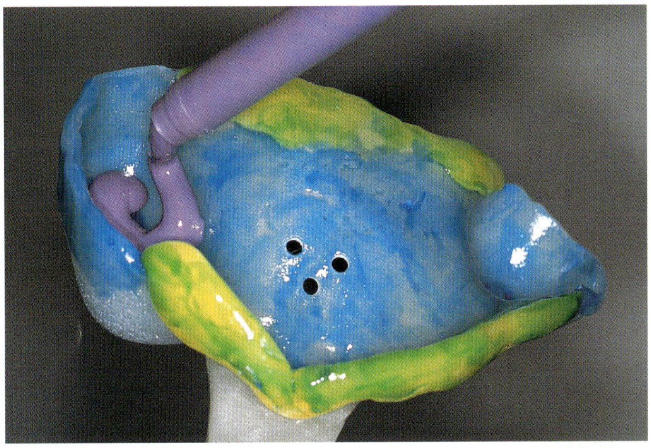

그림 2-91. 인상재를 트레이 내면에 신속하게 주입하고 스파튤러로 펴준다.

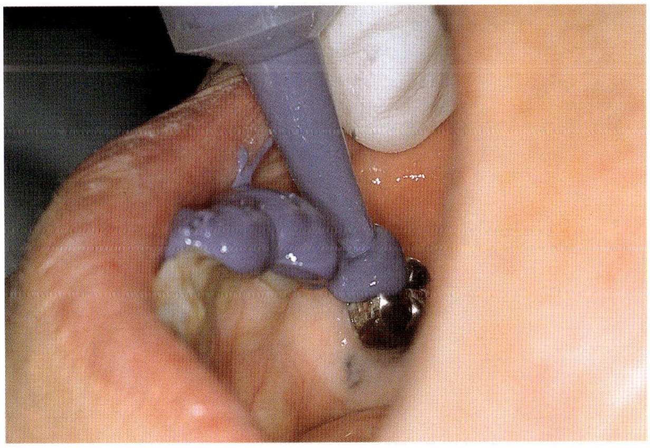

그림 2-92. 중심에 기포가 들어가지 않도록 시린지로 지대치에 인상재를 주입한다.

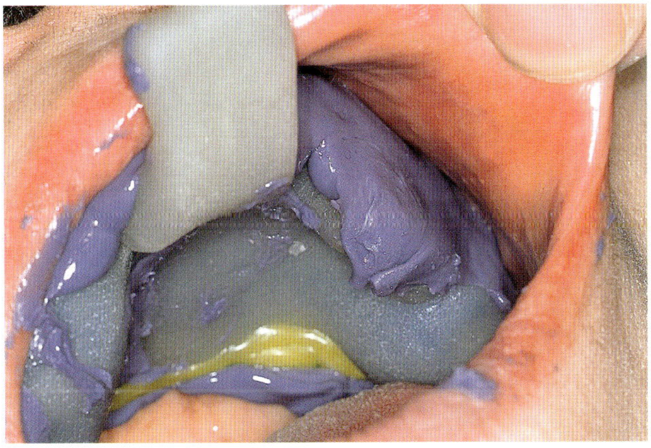

그림 2-93. 변연을 형성한 부분까지 인상재가 유출되도록 트레이를 확실하게 누르고 상순을 움직인다.

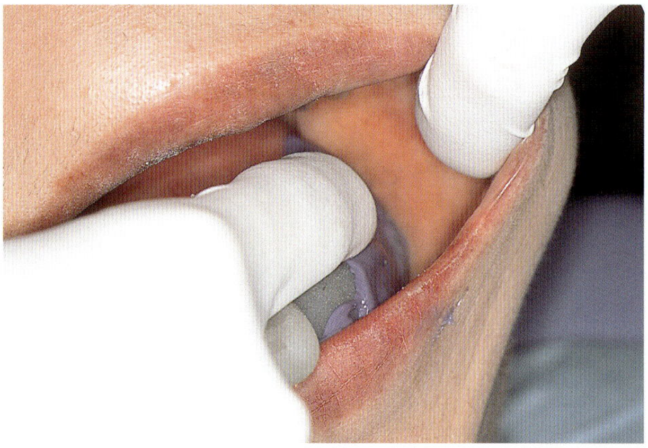

그림 2-94. Finger rest를 확실하게 누르고 협점막을 충분히 인장시킨다.

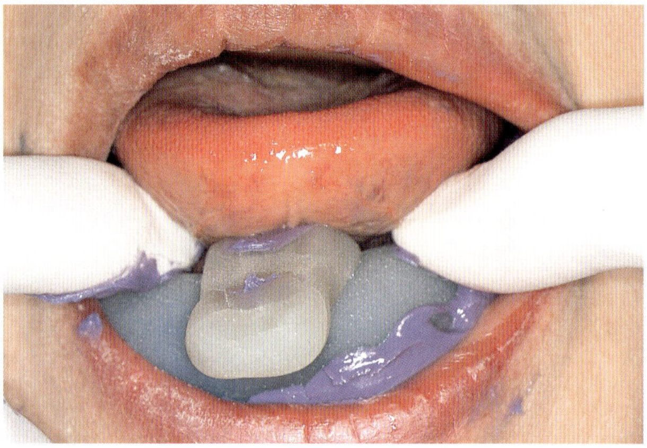

그림 2-95. 혀를 앞으로 내밀도록 지시한다.

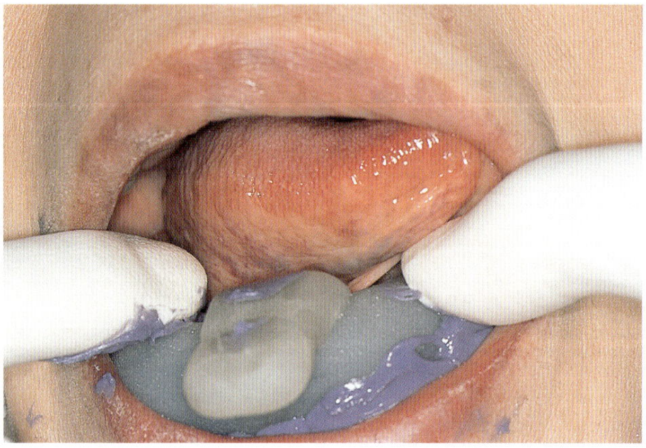

그림 2-96. 혀를 좌우로 크게 움직이도록 지시한다.

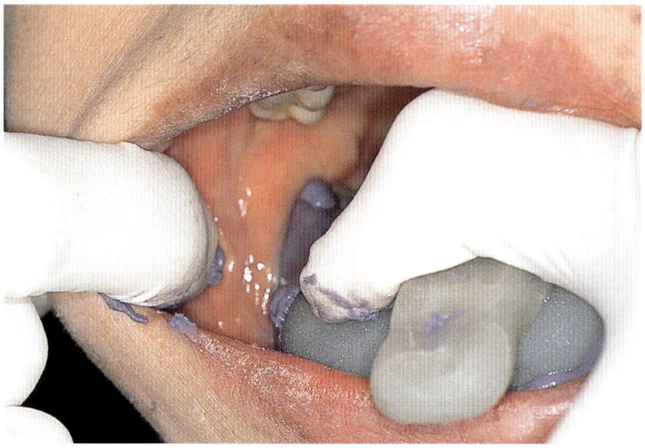

그림 2-97. 인상재의 유동성이 없어질 때까지 위의 동작을 반복한다.

[인상면의 평가](그림 2-98~2-101)

인상을 채득하면 rest seat, 설측면이나 클래스프 끝에 해당하는 치경부에 기포가 들어갔는지, 트레이가 강하게 접촉해 인상재가 얇아진 곳은 없는지, 인상재가 벗겨지지 않았는지 확인한다.

변연부나 특히 치간부에 인상재가 들어간 경우에는 트레이에서 인상재가 벗겨져 변형될 가능성이 있으므로 주의 깊게 확인한다.

[인상 순서/인상면의 평가]

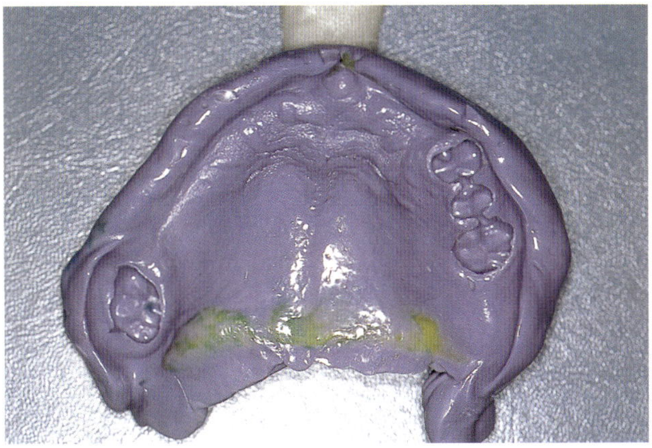

그림 2-98. 경화되면 쓰리웨이 시린지로 소량의 물이나 공기를 변연에서 공급해 단번에 분리한다. 인상이 채득된 상악. 레스트에 기포가 없는지, 인상재가 벗겨지지 않았는지, 트레이가 강하게 접촉하지 않는지 확인한다.

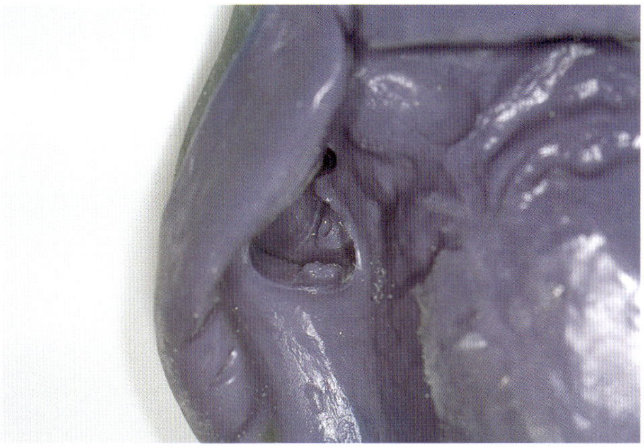

그림 2-99. 근심 레스트에 기포가 들어가 있다. 원심 인상재가 벗겨져 있다.

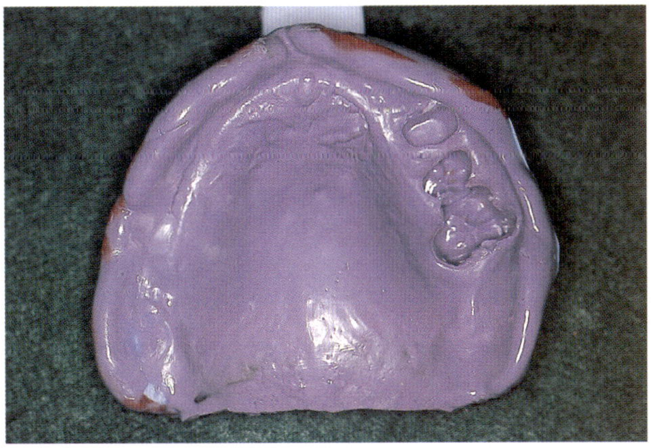

그림 2-100. 상악 인상 예. 구후결절부가 강하게 접촉하고 있다.

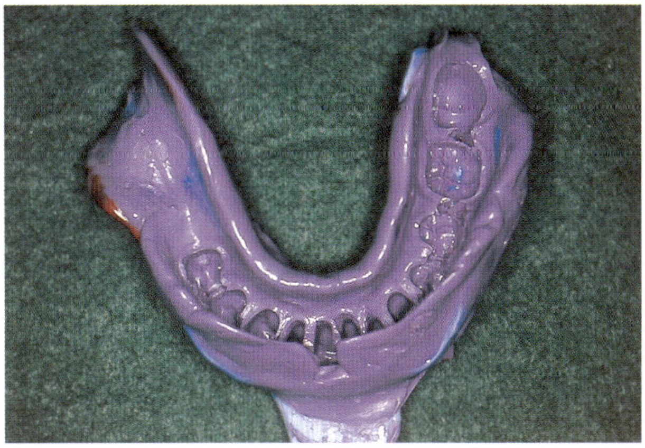

그림 2-101. 하악 인상 예. 변연형성한 부분이 잘 기록되어 있는지 확인한다.

[모형의 판독](그림 2-102~2-105)

일반적으로 정밀인상으로 완성된 작업모형은 치과기공소에 의뢰해 의치를 제작한다. 기공측은 완성된 작업모형이 유일한 정보원이므로 메탈프레임의 설계선은 물론 진료 사이드에서 충분히 검사한 후 점막에 관한 정보를 작업모형에 기록할 필요가 있다. 상외형선의 기록, post dam의 위치, 릴리프하는 부위를 기록하면 치과의사와 치과기공사는 완성의치의 이미지를 공유할 수 있다. 기공측에서 설계한다는 것은 적절하지 않은 일이며, 혹시 기공소에서 설계했다면 치과의사로서 완성된 의치에 불만을 표시할 자격은 없다.

일반석고로 제작되어 치과기공소에 보내지는 증례도 있다고 하는데 기본적으로 초경석고를 사용해야 하며 실리콘 인상을 채득했다고 해도 인상을 채득한 상태로 기공소에 보내는 것은 바람직하지 않다. 어디까지나 치과의사는 작업모형을 이용해 설계, 제작을 지시한다는 것을 명심하고 완성된 작업모형을 확인할 필요가 있다.

모형표면의 문제로는 기포형성을 손꼽을 수 있다. 특히 클래스프 선단이나 레스트시트의 기포는 메탈프레임의 적합에 관여하므로 주의한다. 또한 대연결자, 의치상이 되는 부분의 기포도 주의한다. 인상재가 벗겨져 잔존치가 변형되는 경우도 있는데 심하지 않다면 알아차리지 못한다. 트레이가 강하게 접촉해 점막이 변형된 경우에도 모형에 부자연스러운 차이가 생기므로 확인한다. 치명적인 기포나 변형이 아니면 모형상에서 수정한다.

메탈프레임을 정확하게 적합시키는 것은 onepiece cast로는 한계가 있지만 아무리 정밀인상을 채득했어도 작업모형이 제대로 설계되지 않으면 적합이 양호한 보철물은 불가능하다.

특히 크라운 브릿지와 달리 치아의 언더컷을 이용해 정확하게 지대치에 적합시켜야 하는 국소의치의 경우는 block out할 부위와 block out해서는 안 되는 부분을 명확하게 모형상에 기록해야 한다.

의치를 구강 내에 시적할 때 레진부분에 문제가 있거나 상변연이 순측, 설측, 협측에 닿아 삽입할 수 없는 경우가 있다. 인접면부의 레진 삭제로 충분하지만 잔존치 인접면부의 언더컷이 불완전하면 상당한 양의 삭제가 필요하다.

또한 상연의 개형이 치조제의 언더컷부까지 연장되면 삽입할 수 없다. 따라서 모형상 surveying은 정확한 인상을 이용하기 위해서도 반드시 필요하다.

[의치 장착 후 인상의 재평가]

의치를 장착한 후 많이 조정하는 부분은 변연이 닿아 아프거나 발적 및 궤양이 발생한 경우이다. 개인 트레이가 너무 길고 변연을 너무 길게 연장했거나 변연을 형성할 때 컴파운드의 연화가 부족했거나 실제 기능운동을 반영하지 못한 변연형성, 인상채득시 인상재를 잘못 고정하는 등 다양한 이유가 있다.

또한 상변연의 형태를 의치상과 유사하게 인상채득 했는데도 기공조작 단계에서 상변연이 얇아져 점막을 정확하게 반영하지 못하는 경우도 있다. 치조제정의 통증은 교합에 기인하는 경우도 많지만 인상채득 시 릴리프가 부족하거나 인상압이 과도하게 가해졌을 가능성도 있다.

점막면의 인상은 기본적으로 정적인 상태가 기록되어 있어 실제는 의치가 동적으로 움직이므로 아무리 신중하게 인상을 채득해도 장착한 후에 점막면을 조정하는 경우가 적지 않다. 변연을 형성할 때 점막의 운동, 컴파운드의 연화 정도, 릴리프하는 부위의 결정, 설계와 의치상 면적과의 관계 파악 등 실제 인상을 채득했을 때 감각과 그 결과를 평가해 인상방법을 재평가하고 가압정도를 익히는 것이 중요하다.

[인상 순서/모형의 판독]

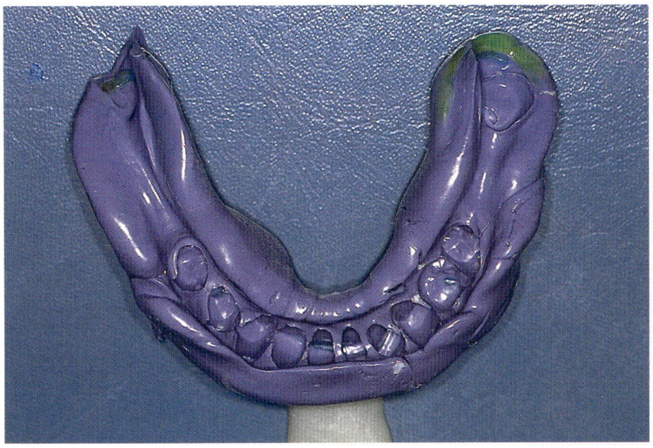

그림 2-102. 하악 인상 예. 인상을 채득할 때 혀의 측방운동이 적어 설측 전방의 인상재가 두꺼워져 있다. 변연을 형성한 상태와 분명히 차이가 있다.

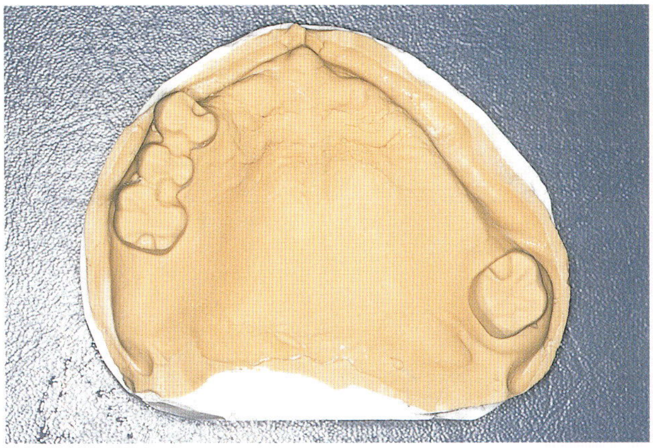

그림 2-103. 작업모형이 완성되면 기포가 없는지, 모형이 파절되지 않았는지, 변형되지 않았는지, 의도한 변연형태가 재현되었는지를 충분히 검사한다.

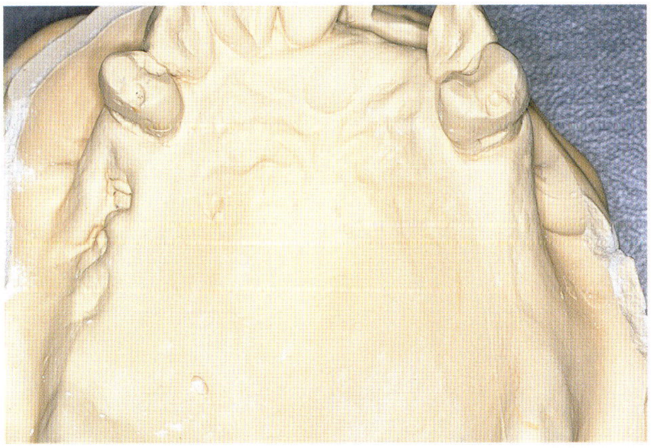

그림 2-104. |4 원심 레스트에 기포가 관찰된다. 구개측 좌측 구개사면부에 기포가 관찰된다. 모두 인상시 기포가 원인이며 인상을 평가할 때 주의하지 않으면 안 된다. 구개부 기포는 모형상에서 수정할 수 있다.

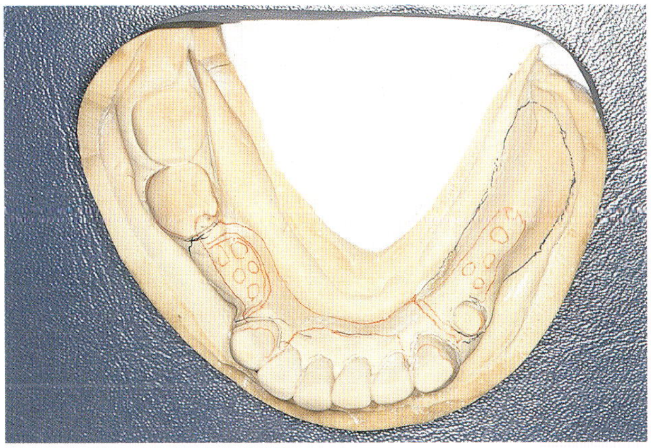

그림 2-105. 작업모형에 문제가 없다면 작업모형상에서 서베잉하고 프레임웍의 설계선과 의치상의 외형선을 기록한다. Block out한 부위, 릴리프 부위, 포스트댐의 위치도 기록하고 치과의사와 치과기공사가 모형을 보고 기능적인 완성의치의 이미지를 공유할 수 있도록 한다.

결론

국소의치의 인상은 잔존치와 점막의 하중에 대한 변위의 차이를 최소화하기 위한 방법으로 다양한 연구가 진행되었는데 모두 점막 인상에 초점이 맞추어져 있다. 적합이 좋은 의치는 치조제 점막에 과도한 부하를 가하지 않는다. 즉 모든 방향으로 의치상이 움직이는 설계는 인상을 아무리 꼼꼼하게 채득해도 조정이 필요할 가능성이 있다. 의치의 운동은 교정력에 의한 한방향의 힘과 차이가 있으며 지대치 주위 치조골은 흡수는 되지만 첨가는 안된다. 또한 악골의 흡수도 촉진될 위험이 있다.

인상방법과 예후의 관계를 고려한 경우 여전히 해명되지 않은 부분이 많지만 의치상에 가해지는 부하의 방향을 설계로 규제함으로써 인상을 단순화할 수 있다고 생각한다. 인상을 정확하게 채득하는 것은 중요하지만 구강내 정보가 아무리 정확하게 기록되어 있어도 설계, 지대치형성에 잘못이 있다면 적합이 좋고 안정적인 의치는 제작할 수 없다.

정밀인상을 채득하기 전에 진단용 모형상에서 surveyor를 이용해 충분히 검사하도록 한다. 여기에 소개한 인상방법은 정답은 아니지만 국소의치에 대한 감각 및 주의점을 이해하는 데 도움이 되었으면 한다.

참고문헌

1. Glen P McGivney, Dwight J Castleberry: McCrecken's Removable Partial Prosthodontics, 9th ed, Mosby, St.Louis, 1995；306－344.
2. 藍　稔：小部分床義歯学，第2版，学建書院，東京，1994；137－146.
3. 藍　稔編：スタンダード部分床義歯補綴学，学建書院，東京，1997；157－165.
4. 藍　稔，水谷　紘，安田　登編：材料からみたパーシャルデンチャー，クインテッセンス出版，東京，1990；19－29，51－58，72－89.
5. R G Craig, FA Peyton:長谷川二郎訳：修復材料の歯科理工学(上巻)，クインテッセンス出版，東京，1978；231－278.
6. Addison PI: Mucostatic impressions. J Amer Dent Ass. 1944; 31: 941－946.
7. FJ Kratochvil, RG Vig: UCLA REMOVABLE PARTIAL DENTURE SYLLABUS. 1976; 54－61.
8. Hindels GW: Load Distribution in Extension Saddle Partial Dentures. J Prosthet. Dent. 1952；2: 92－100.
9. Rapuano JA: Single-Tray Dual-Impression Technique for Distal Extension Partial Dentures. J Prosthet Dent. 1970；24: 41－46.
10. Chase WW: Tissue conditioning utilizing dynamic adaptive stress. J Prosthet Dent. 1961；11:804－815.

제3장 총의치의 인상채득

나카무라 준조

개 요

제3장 총의치의 인상채득

나카무라 준조

예비인상

견해

총의치의 예비인상은 검사 · 설계용 연구모형을 완성하기 위해 일반적으로 기성 트레이를 사용해 채득하는 인상이며 개형인상이나 준비인상이라 불리고 있다.

예비인상을 적절하게 채득하지 못하면 정밀인상의 인상영역, 즉 해부학에 기초한 의치상의 외형선을 기록할 수 없다. 그리고 정밀인상을 채득하기 위한 정확한 개인 트레이의 제작은 불가능해지므로 예비인상은 총의치의 제작상 매우 중요한 의미를 갖는다.

예비인상의 첫단계는 "트레이의 선택"에서 시작된다. 예비인상재는 주로 알지네이트 인상재, 모델링 컴파운드 인상재가 사용되고 있다. 상악 인상은 구강주위조직의 움직임이 하악보다 적기 때문에 알지네이트 인상재가 주로 사용된다. 하악 인상은 주위조직의 움직임이 크기 때문에 변연을 형성할 수 있는 모델링 컴파운드 인상재가 주로 사용된다.

어쨌든 인상재의 정밀도를 잘 숙지하고 그 특성을 살린 인상이 가능하도록 연습을 반복할 필요가 있다. 그리고 무엇보다 인상을 채득하기 전에 술자는 의치상의 외형선이나 총의치의 완성된 형태를 "이미지"하고 머릿속에서 그릴 수 있어야 한다.

방법

[기성 트레이의 선택]

트레이의 크기는 상악은 상악치조결절부를 그대로 포함하며, 하악은 후두결절(retromolar pad)을 충분히 포함하는 트레이를 선택하도록 한다. 또한 치조제에 정확히 일치하는 트레이가 아니라 인상재가 4~5mm 정도 두께에서 균등하게 들어갈 정도의 여유를 갖는 것이 좋다.

트레이는 필요에 따라 유틸리티 왁스를 추가해 형태를 수정한다. 보통 기성 트레이가 사용되는데 해부학적으로 고려된 다양한 트레이도 있어 편리하다.

[각종 예비인상법]

예비인상법에는 다음의 방법이 있다.

① 일반적인 예비인상법
- 알지네이트 인상법
- 모델링 컴파운드 인상법

② 연합인상법
- 모델링 컴파운드 인상+알지네이트 인상
- 알지네이트 적층법
- 알지네이트 인상+알지네이트 인상

③ 기타 인상법
- 사용 중인 의치(복제의치)+알지네이트 인상 또는 티슈콘디셔너
- 모델링의 개인 트레이+알지네이트 적층법
- 알긴산 이중인상

[알지네이트 인상법과 모델링 컴파운드 인상법]

가장 일반적인 방법과 기타 인상법에 대해 소개하겠다.

알지네이트 인상법

알지네이트 인상재의 혼수비는 협이나 설하선에 인접하는 구강주위 연조직을 살짝 누르는 정도의 해부학적 형태를 재현하기 위해 다소 되게 연화하는 것이 좋다. 예비인상이라 해도 절차를 생략하지 말고 상악 치조결절부나 하악의 설측, 특히 후악설골근와는 미리 알지네이트 인상재를 스파튤러나 디스포저블 시린지로 주입한 후 알지네이트를 축성한 트레이를 삽입하면 인상영역을 넓고 깊게 확보할 수 있다.

알지네이트 적층법의 경우는 알지네이트로 한 번에 채득한 후 언더컷부나 과잉부를 가위나 하드파커 나이프로 절제한다. 그리고 알지네이트 토치를 대고 가볍게 구어 건조시킨 후에 1차보다 묽게 연화한 알지네이트를 위에 올려 인상을 채득한다. 본 방법은 알지네이트 인상의 결점(압접이나 트레이의 고정이 곤란하고 근형성이 부족해져 인상변연이 부족하거나 두꺼워지는 경우)을 보완해 주는 방법이라 할 수 있다.

모델링 컴파운드 인상법(그림 3-1~3-22)

모델링 컴파운드의 중성(medium) 단독 또는 연성(soft)을 혼합해 사용한다. 처음에는 시간이 걸리지만 치조제 형태나 근육의 긴장도 등 최종인상을 위한 예비정보를 얻을 수 있다. 술자의 숙련이 필요하지만 총의치에 숙달되기에 위해서는 반드시 필요한 방법이라 생각한다.

방법

① 모델링 컴파운드(중성)를 55℃로 조절한 물통에 넣어 연화한다.

② 연화한 모델링 컴파운드(중성)를 트레이에 축성하고 표층을 알코올 토치로 균일하게 연화한다.

③ 연화 후 모델링 인상재를 구강 내에 삽입하기 전에 물통에 담근다. 이 조작을 tempering이라 한다. Tempering은 인상재의 과열부의 온도를 내리고 부위에 따른 온도의 차이를 해소해 모델링 인상재가 점막이나 피부에 달라붙는 것을 방지하기 위해 진행한다.

④ 트레이를 구강 내에 삽입하고 압접한다.

⑤ 경화 후 구강 밖으로 꺼내 인상면을 정밀 검사한다. 채득된 인상면이 인상영역의 전체를 포함하고 있다면 구역별로 나누어 변연을 형성(근압형성)한다.

⑥ 알코올 토치로 연화했을 때는 반드시 물통에서 tempering을 반복하고 모델링 컴파운드가 열가소성을 유지하고 있는 동안 기능운동 시킨다. 술자는 그 부위의 점막을 견인하거나 유도를 반복해 기능적인 형태를 인싱변연에 기록한다.

모델링 컴파운드는 연화온도가 다소 높고 유동성이 불량하므로 근운동을 약간 강하게 시킨다.

모델링 컴파운드 인상법은 습득이 곤란하고 컴파운드의 연화가 부족하면 연조직을 부분적으로 강하게 가압해 변형될 가능성이 있다.

⑦ 모델링 컴파운드 인상 위에 알지네이트 인상재를 올려 연합인상을 채득하면 보다 깨끗한 면을 얻을 수 있고 석고를 주입한 후에도 쉽게 박리된다(그림 3-23~3-54).

[모델링 컴파운드 인상법/모델링 컴파운드의 단일인상]

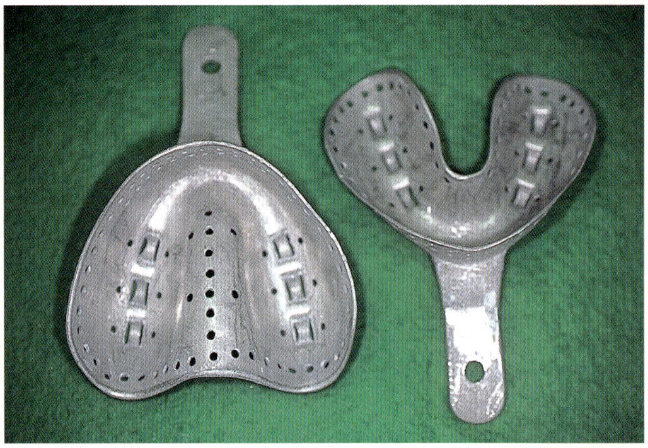

그림 3-1. 총의치의 예비인상용 기성 트레이는 인상조작에 의한 변형이 없고 강도가 있어 바람직하다.

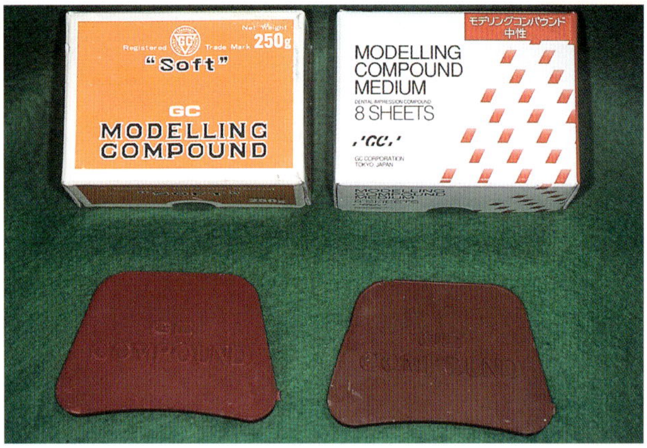

그림 3-2. 예비인상에 사용하는 모델링 컴파운드 midium과 soft, 각각 단독이며 서로 섞어 사용한다.

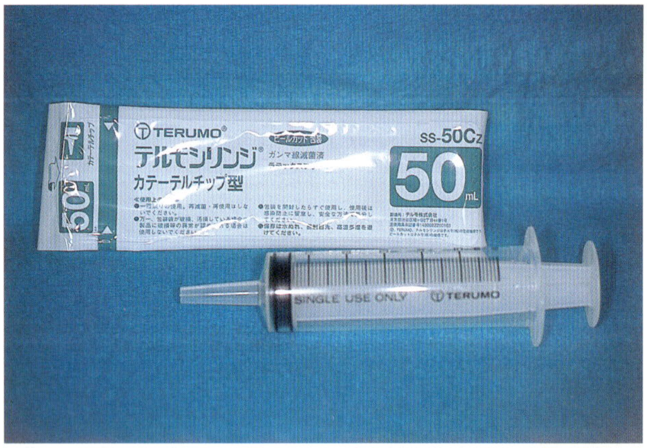

그림 3-3. Disposable syringe.

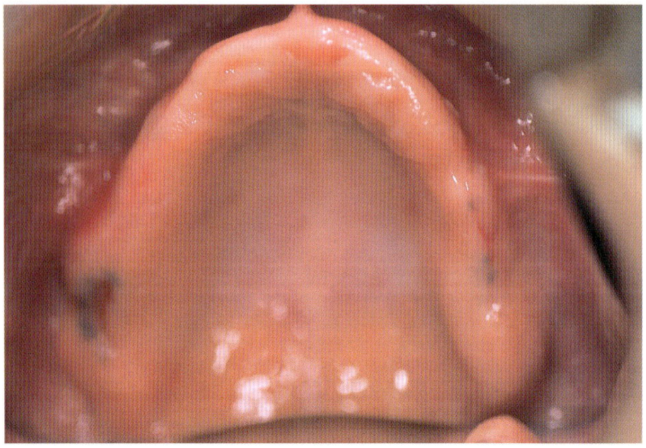

그림 3-4. 상악점막면관. 트레이 선택에 앞서 상악결절간 거리를 디바이더로 계측한다.

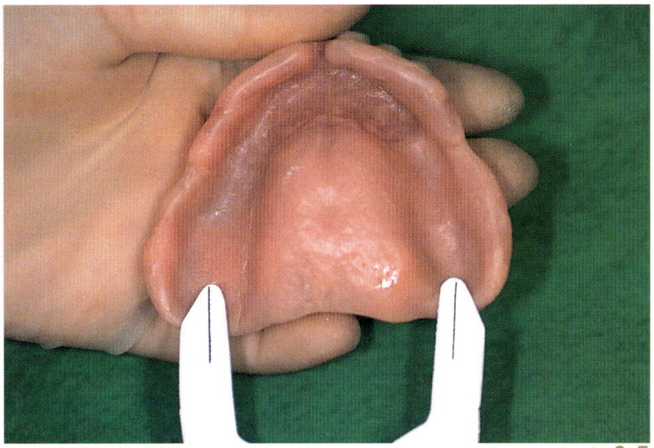

▲ 3-5

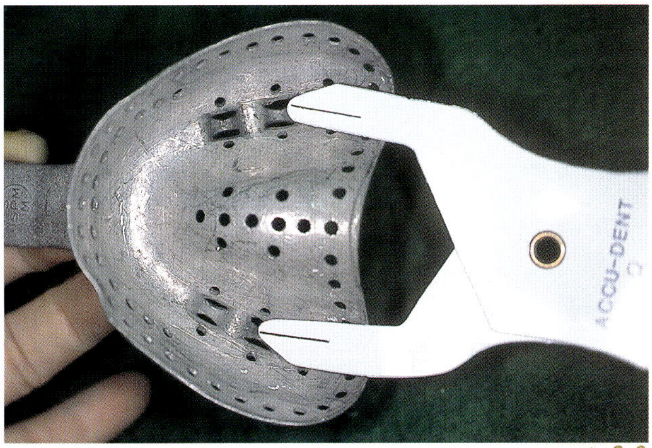

▲ 3-6

그림 3-5, 3-6. 기존 의치의 양측 상악결절간 거리를 디바이더로 계측하고 트레이를 선택한다.

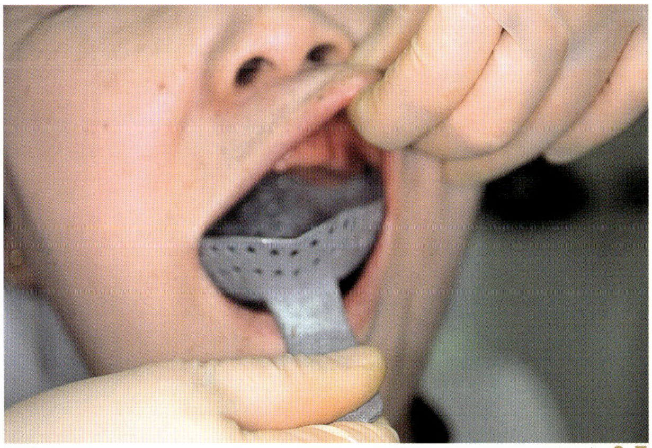

▲ 3-7

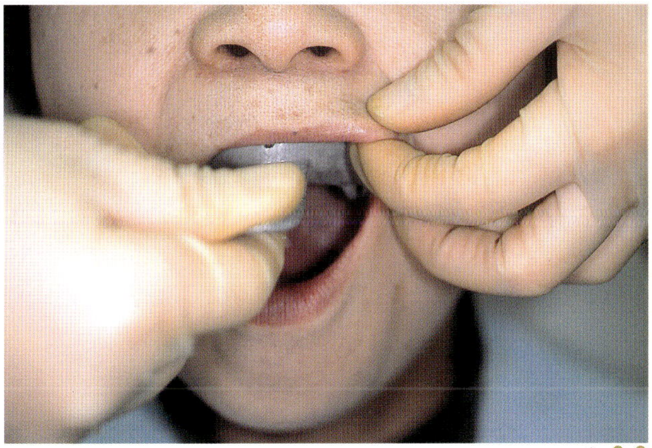

▲ 3-8

그림 3-7, 3-8. 선택한 상악트레이를 구강 내에 삽입해 선택한다.

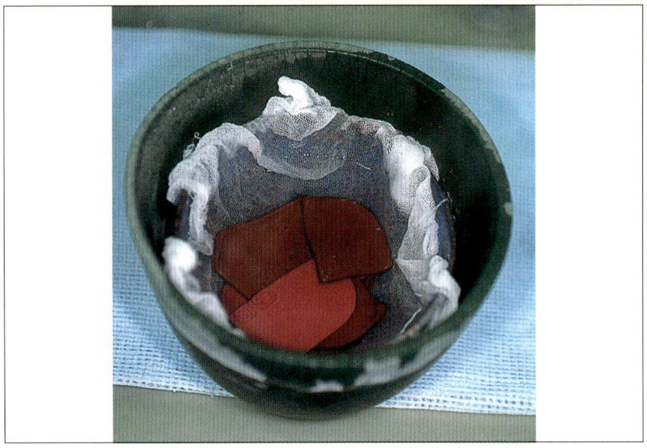

그림 3-9. 모델링 컴파운드 soft와 midium을 탕에 넣어 연화한다.

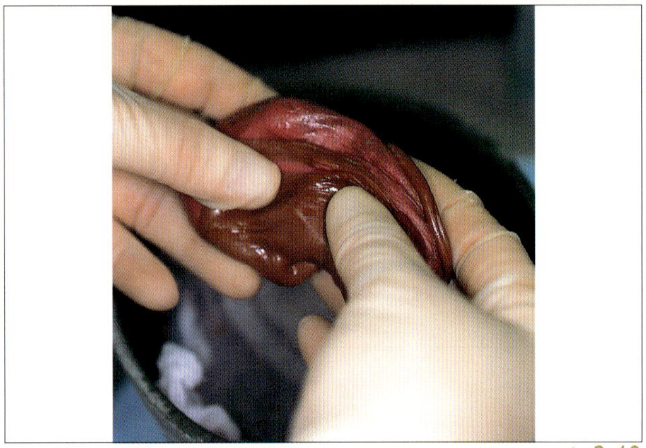

▲ 3-10

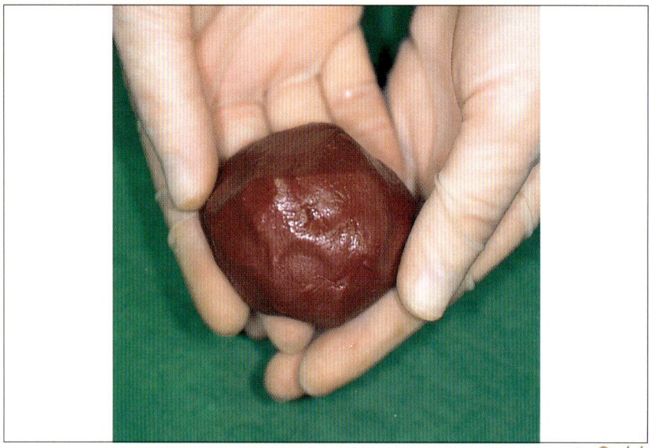

▲ 3-11

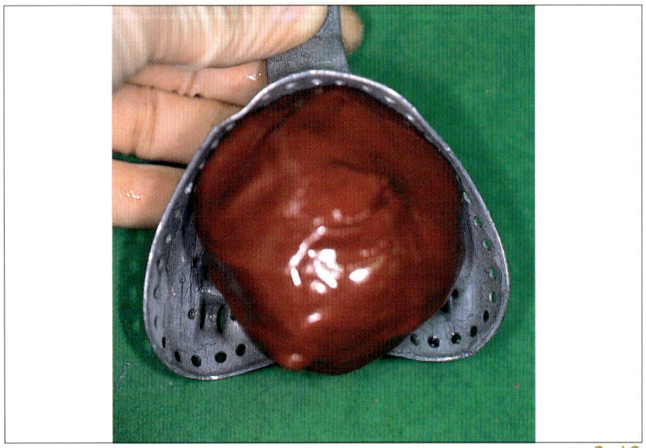

▲ 3-12

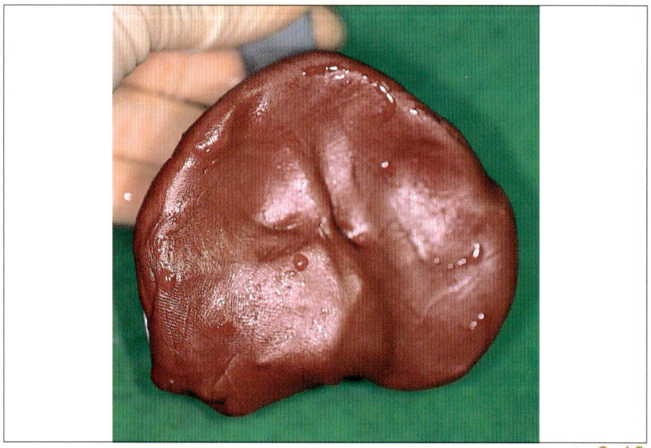

▲ 3-13

그림 3-10~3-13. 연화 후 탕에서 꺼내고 손가락으로 가볍게 섞어 트레이에 접착한다. 그리고 구강 내에 삽입한다.

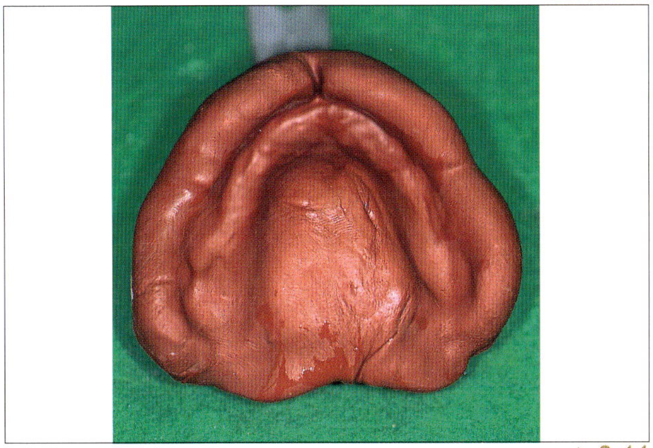

▲ 3-14

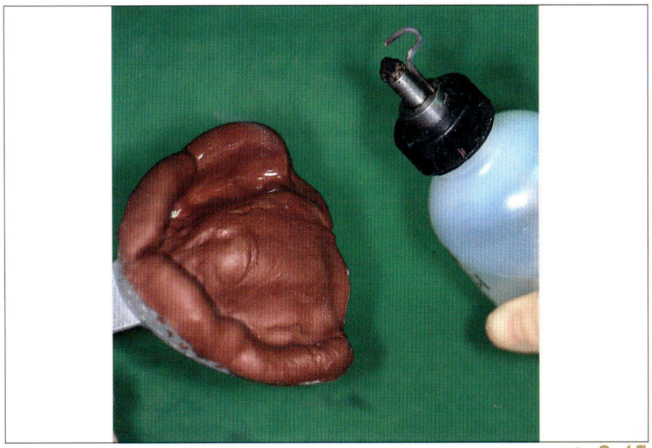

▲ 3-15

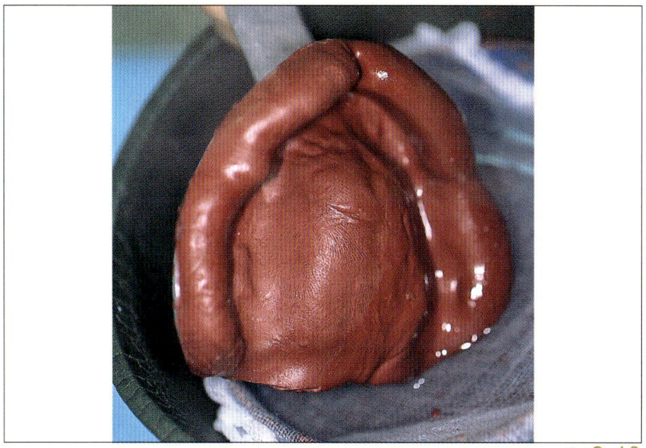

▲ 3-16

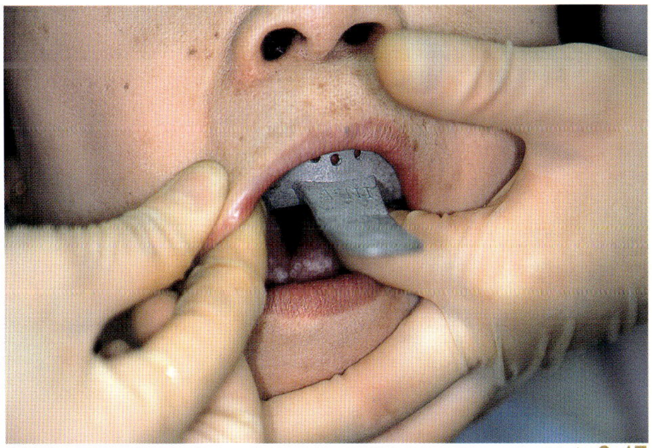

▲ 3-17

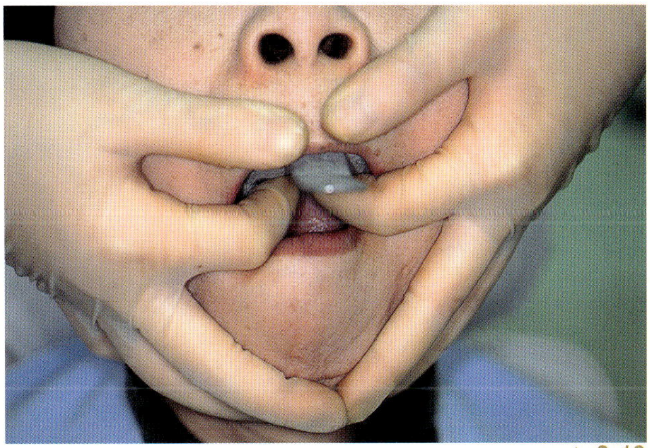

▲ 3-18

그림 3-14~3-18. 근형성 후 구강 밖으로 꺼내 알코올 토치로 연화하고 탕에 넣은 후 구강 내에 삽입한다.

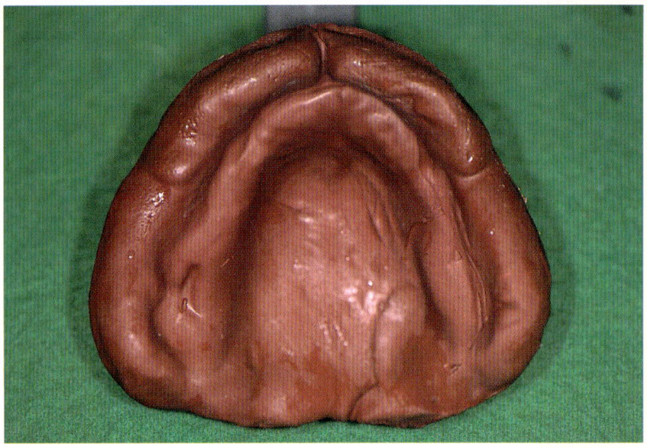

그림 3-19. 모델링 컴파운드에 의한 예비인상. 여기에 석고를 주입하고 예비인상을 완성한다. 단일인상.

[모델링 컴파운드 인상법/모델링 컴파운드+알지네이트 인상의 연합인상]

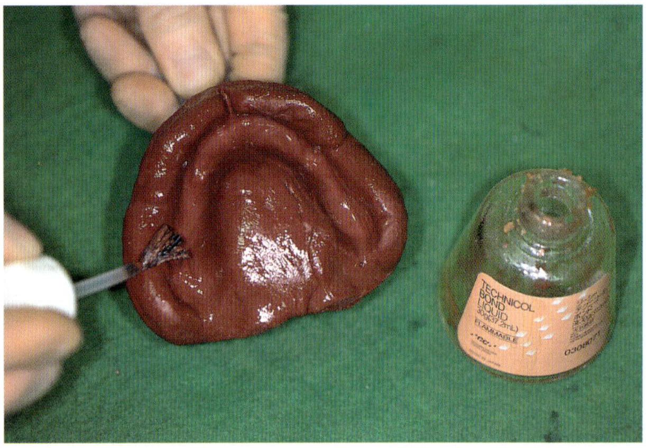

그림 3-20. 모델링 컴파운드 인상 위에 알지네이트 인상재로 연합인상하기 위해 접착제를 도포한다.

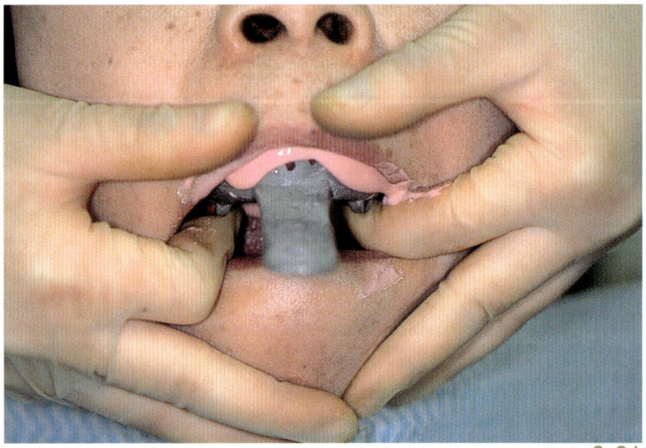

▲ 3-21

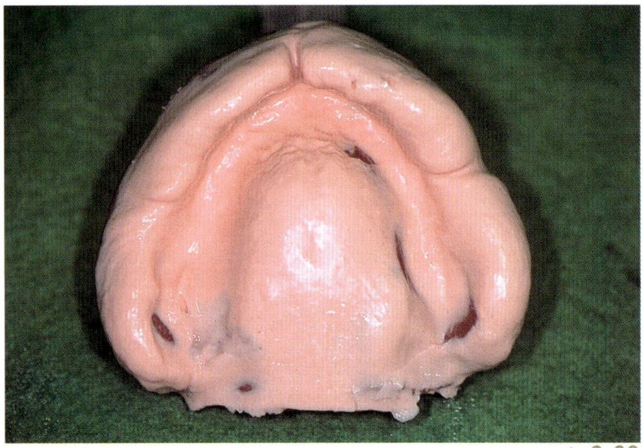

▲ 3-22

그림 3-21, 3-22. 알지네이트 인상재를 올려 구강 내에 삽입하고 경화 후 꺼내 연합인상을 완성한다.

[기타 인상법/사용 중인 의치(복제의치)+알지네이트 인상 또는 티슈콘디셔너]

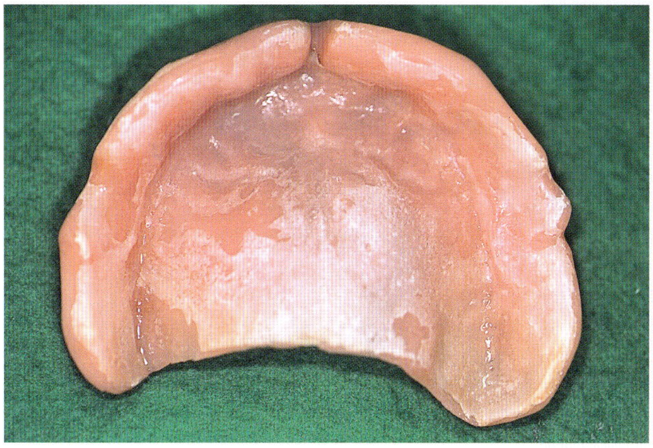

그림 3-23. 상악 의치를 제작한지 3.5년 후 멀리 근무하고 있어 근처에서 이장했는데 바로 탈락해 내원하였다.

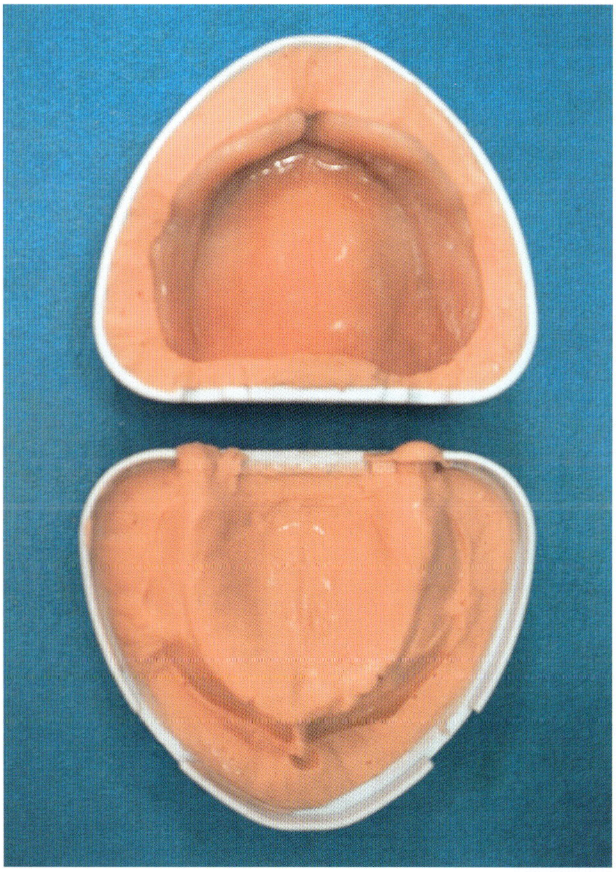

그림 3-24. 상악을 즉시중합 레진으로 변연봉쇄한 후 이장하고 주소를 해소한 후에 복제의치를 제작하기 위해 인상을 채득한다.

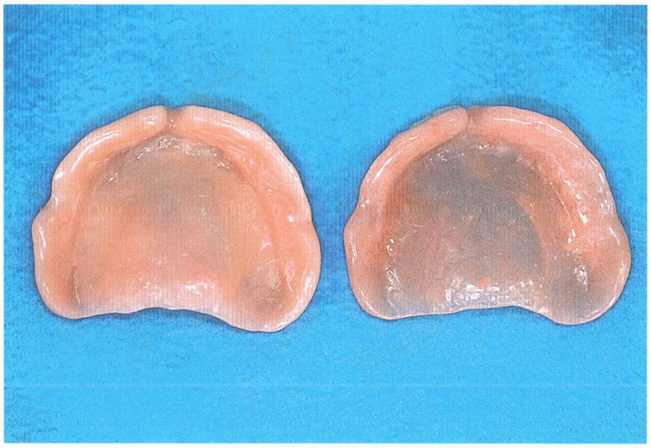

그림 3-25. 좌측이 개선된 의치. 우측이 복제의치.

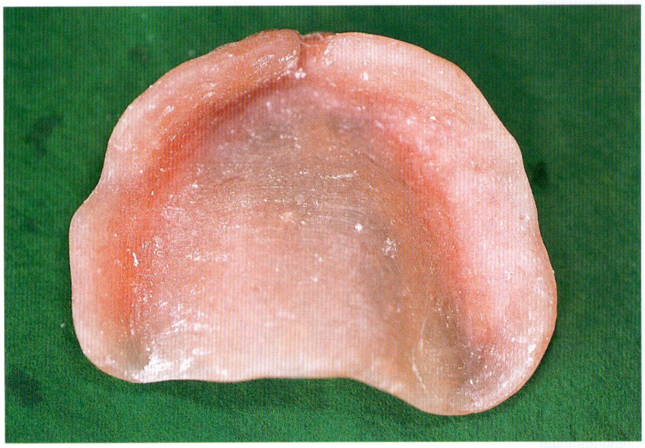

그림 3-26. 복제의치의 변연과 점막면을 전체적으로 한층 삭제한다.

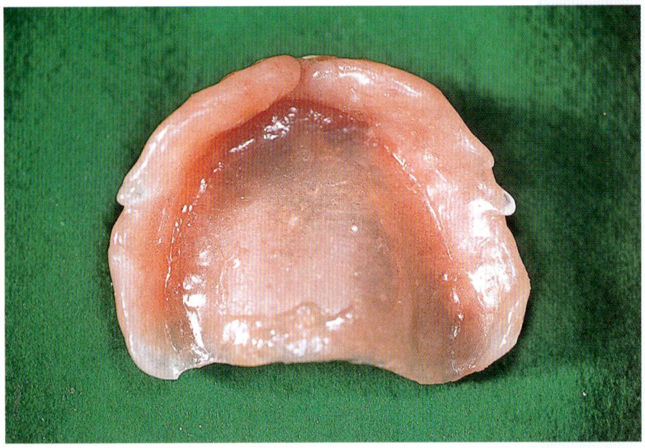

그림 3-27. 티슈콘디셔너의 1차 인상. 약간 되직하게 연화한 티슈콘디셔너를 변연만 도포한 후 구강 내에 삽입하고 근압형성해 철거한 상태.

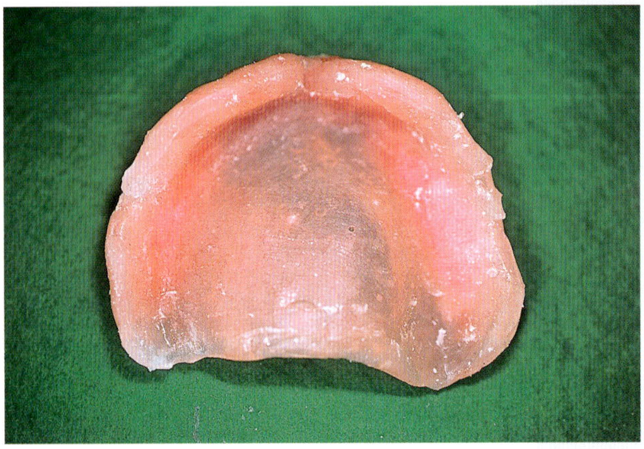

그림 3-28. 변연의 티슈콘디셔너를 소량(1mm 정도) 가위로 정리하고 내면의 티슈콘디셔너도 전부 삭제한다.

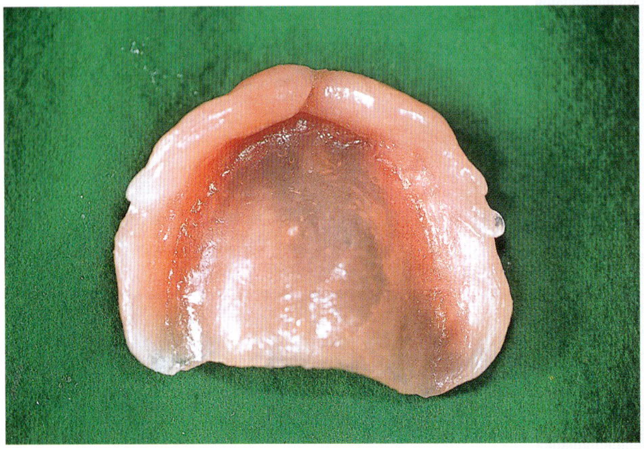

그림 3-29. 티슈콘디셔너의 2차 인상. 1차보다 약간 흐름성이 좋은 티슈콘디셔너를 도포해 인상을 채득한다.

[기타 인상법/모델 컴파운드의 개인 트레이+알지네이트 적층법]

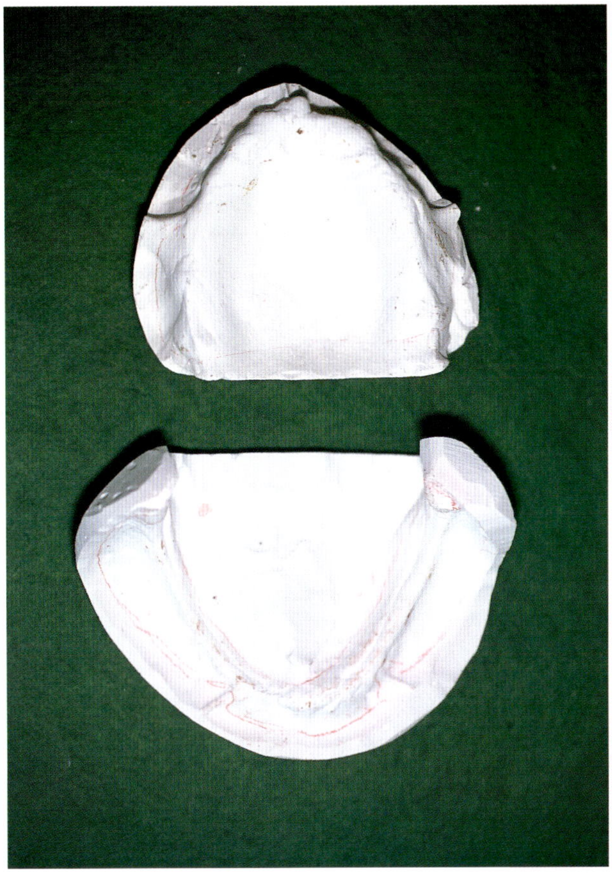

그림 3-30. 기성 트레이로 인상을 채득하고 석고모형을 제작한다.

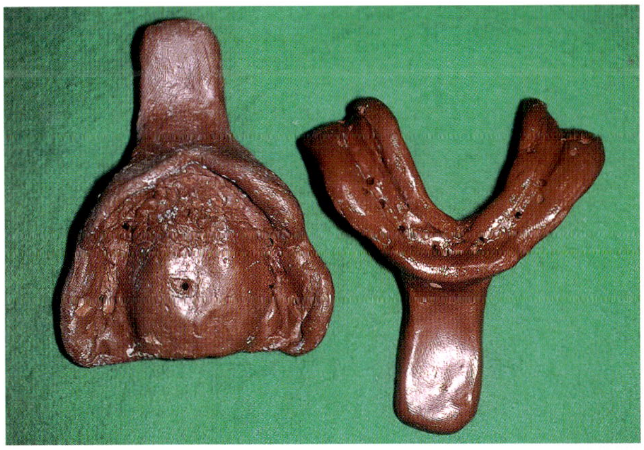

그림 3-31. 모델 컴파운드 midium으로 개인 트레이를 제작한다.

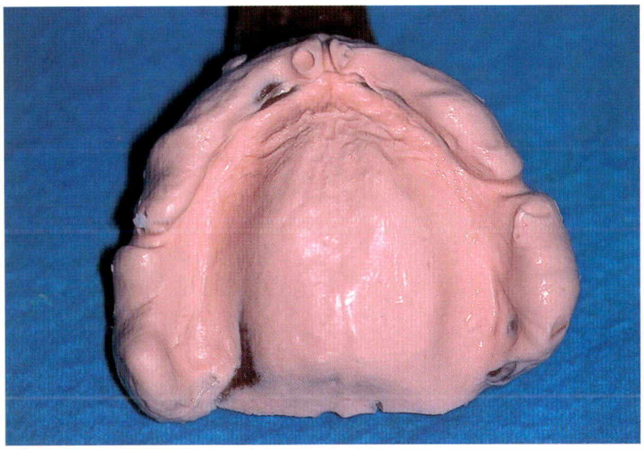

그림 3-32. 알지네이트로 1차 인상.

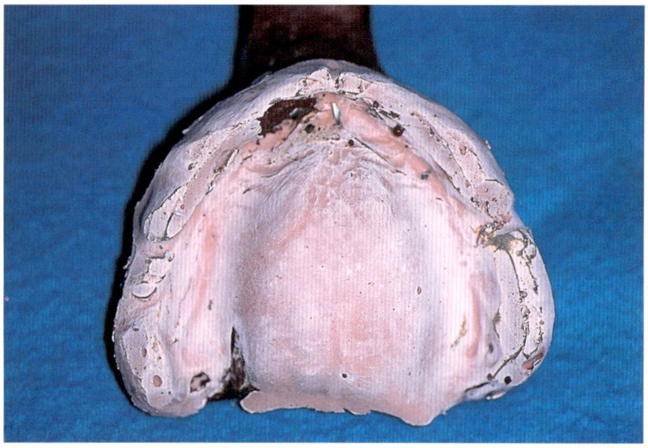

그림 3-33. 변연부, 언더컷부를 가위로 정리하고 해당부위도 삭제해 알코올 토치로 모델링트레이가 변형되지 않도록 주의하고 1차 인상면이 하얗게 변할 때까지 건조시킨다.

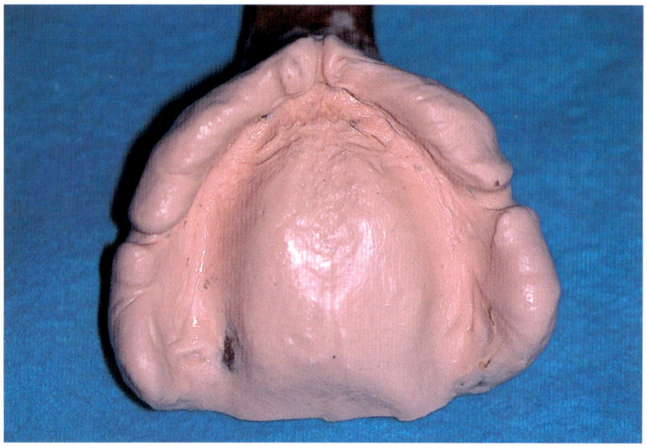

그림 3-34. 알지네이트를 적층해 2차 인상을 채득한다. 이 방법은 내원 회수가 1회 증가하지만 양호한 인상을 채득할 수 있다.

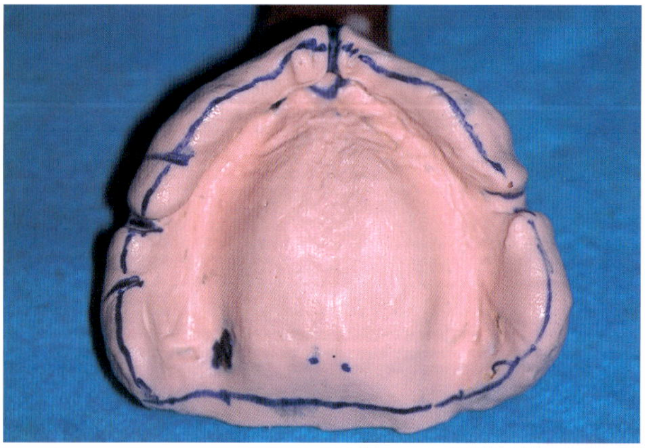

그림 3-35. 복사연필로 상의 외형을 표시한다. 여기에 석고를 주입하면 석고면에 기록된다.

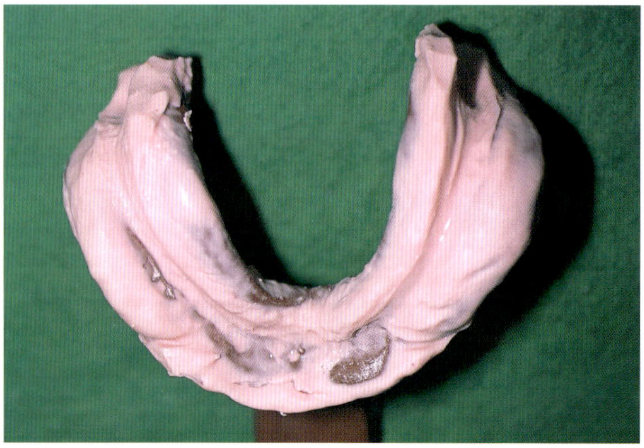

그림 3-36. 하악도 동일하게 진행한다. 접촉부분을 삭제하고 알코올 토치로 건조시킨다.

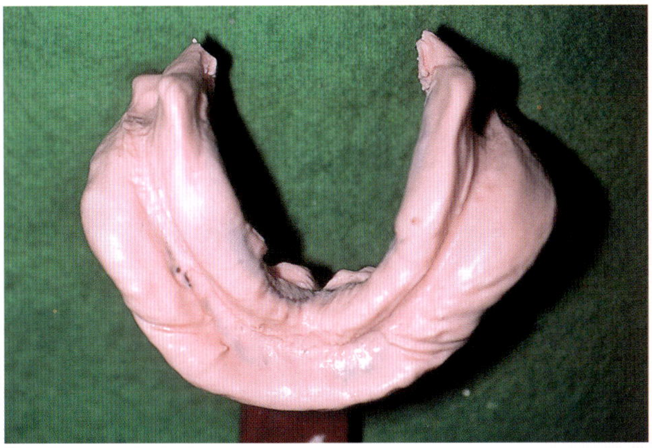

그림 3-37. 알지네이트를 적층해 얻은 인상면.

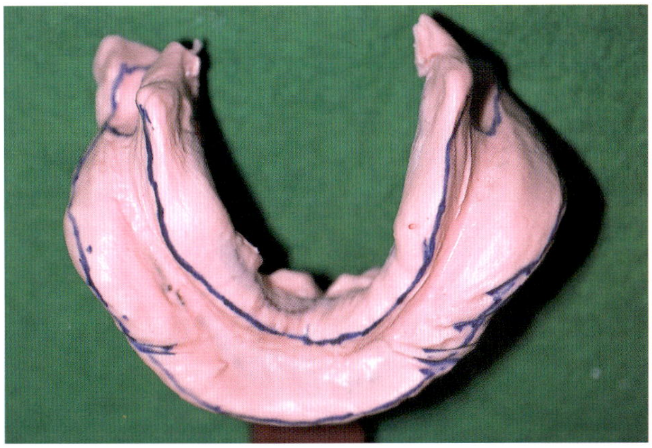

그림 3-38. 복사연필로 상의 외형을 기록한다.

[Accu-Dent 인상 시스템]

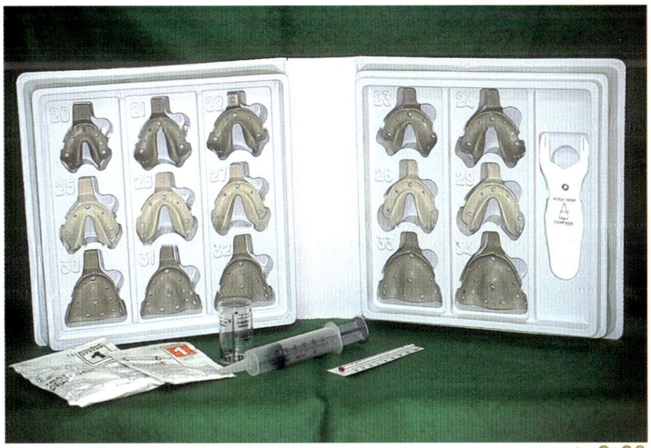

▲ 3-39

그림 3-39, 3-40a, b. 알긴산 이중인상 시스템인 'Accu-Dent 인상 시스템' 의 트레이. 일반 기성 트레이에 비해 정확한 인상을 채득할 수 있다. Accu-Dent System은 System 1(주로 총의치 전용)과 System 2(수로 국소의치 전용)의 2종류로 구성된다(白水貿易). 총의치용에는 System 1이 사용되며 상악 5종류, 하악 10종류의 트레이가 구비되어 있다. 인상재는 트레이에 직접 축성하는 Tray Accu-Gel(페이스트 색조, 화이트)과 시린지에 넣어 사용하는 Syringe Accu-Gel(페이스트 색조, 오렌지) 2종류로 구성된다.

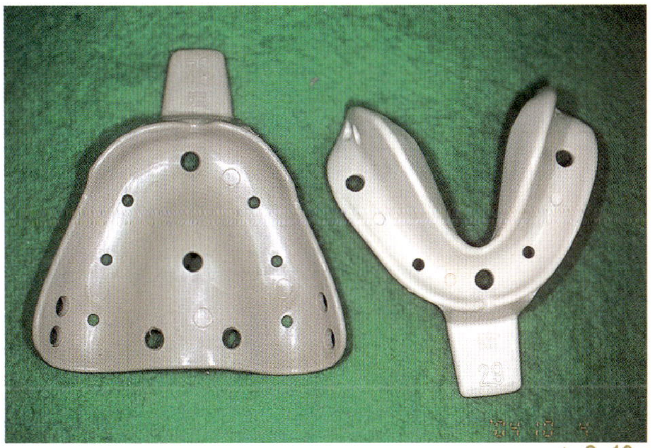

▲ 3-40a

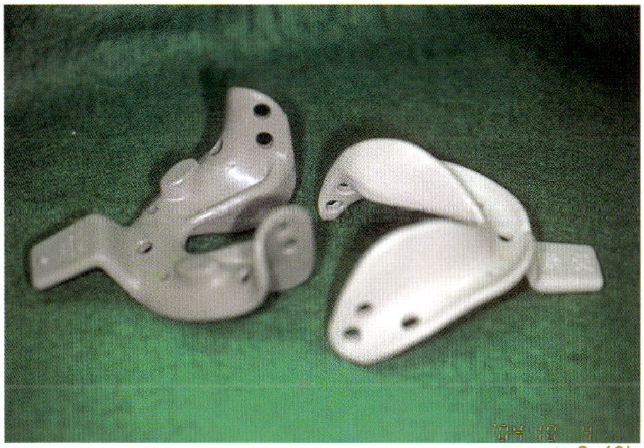

▲ 3-40b

[알긴상 이중인상/상악]

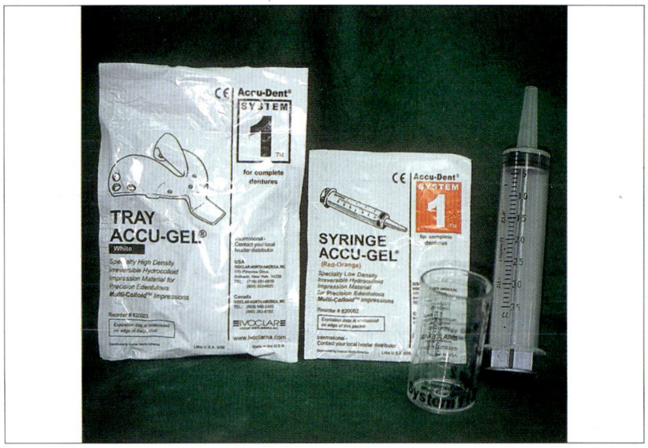

그림 3-41. Tray Accu-Gel(트레이에 축성)과 Syringe Accu-Gel(시린지에 넣는다).

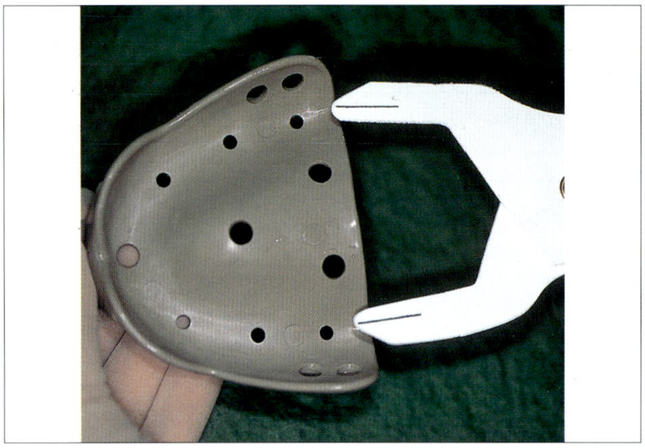

그림 3-42. 디바이더로 계측해 트레이를 선택(5종류의 상악트레이와 10종류의 하악 트레이가 구비되어 있다).

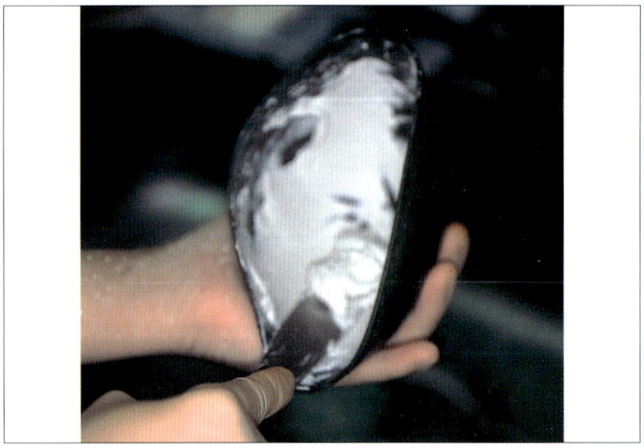

그림 3-43. 트레이용 1봉지에 대해 물 42ml를 계량컵으로 계량해 사용하고 30초간 연화한다.

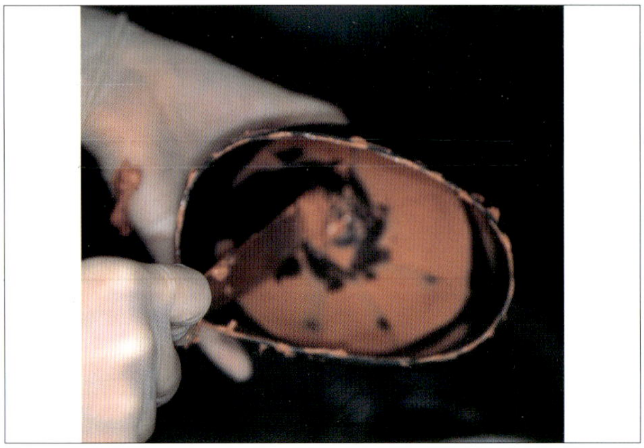

그림 3-44. 시린지용 1봉지에 대해 물 15ml를 계량해 사용하고 4초간 연화한다.

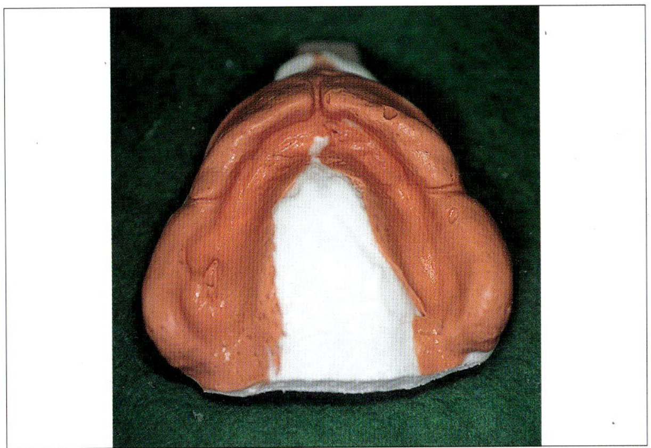

▲ 3-45

그림 3-45. 시린지용 Accu-Gel을 미리 구강변연부에 주입하고 이어 그 위에 트레이용 Accu-Gel을 담은 트레이를 장착한다. 경화 후(2분) 구강 밖으로 꺼낸다.

그림 3-46, 3-47. 기포가 있다면 Synthetic Occlusal Plane Wax를 연화해서 메꾸어 주는 것도 좋다.

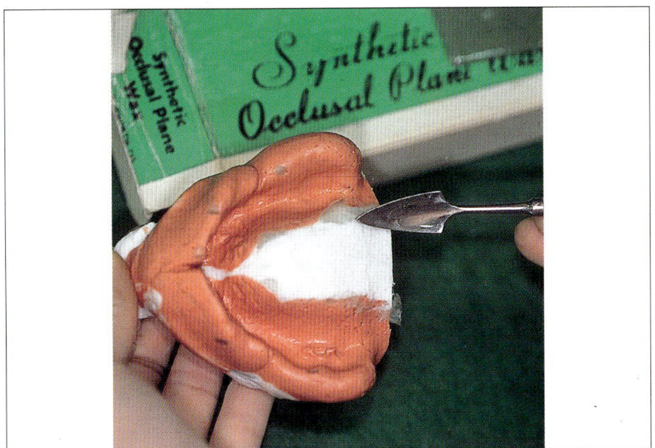

▲ 3-46

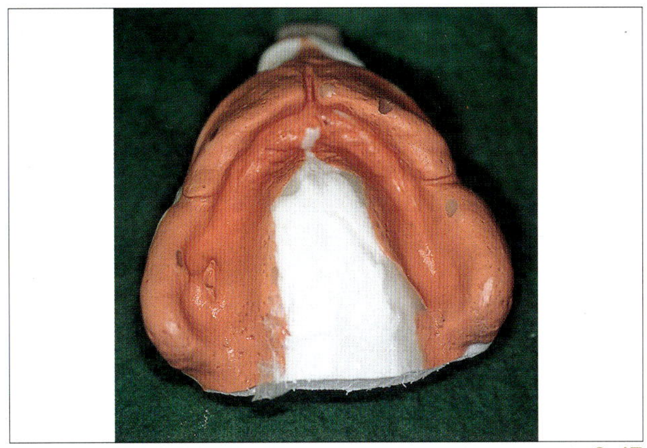

▲ 3-47

[알긴산 이중인상/하악]

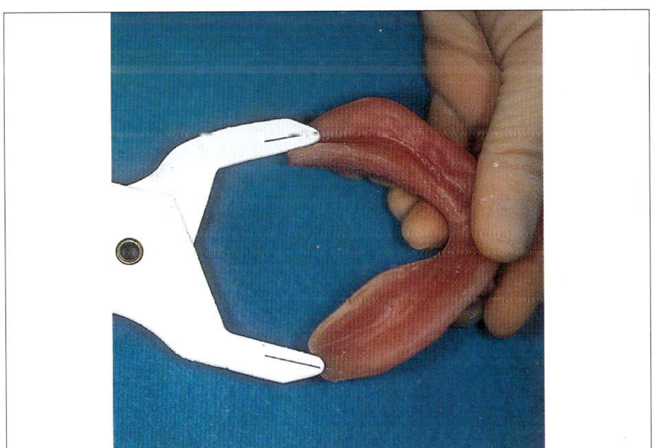

▲ 3-48

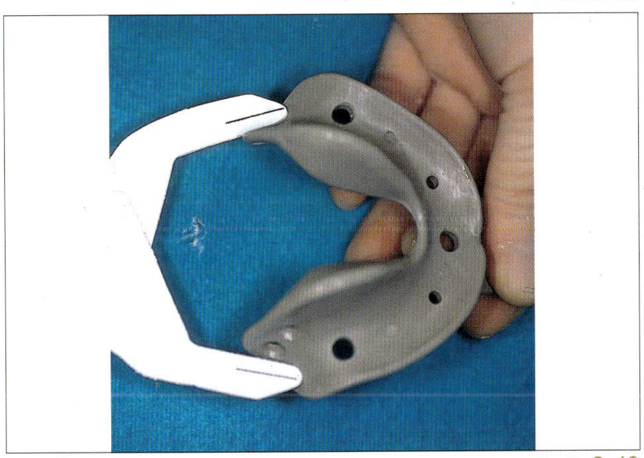

▲ 3-49

그림 3-48, 3-49. 하악도 마찬가지로 기존 의치를 디바이더로 계측해 트레이를 선택한다.

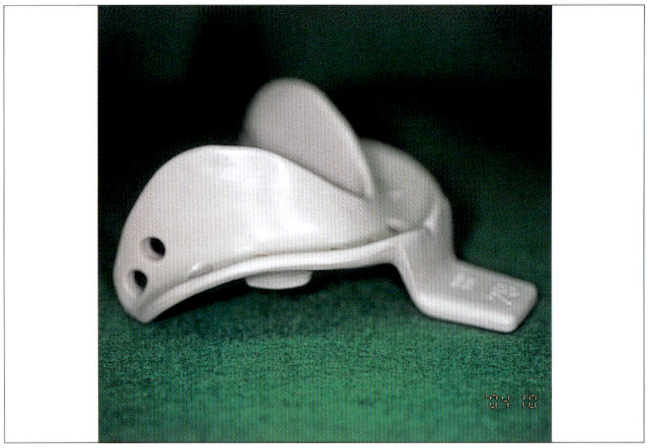

그림 3-50. 설측영역이 깊게 만들어져 있다.

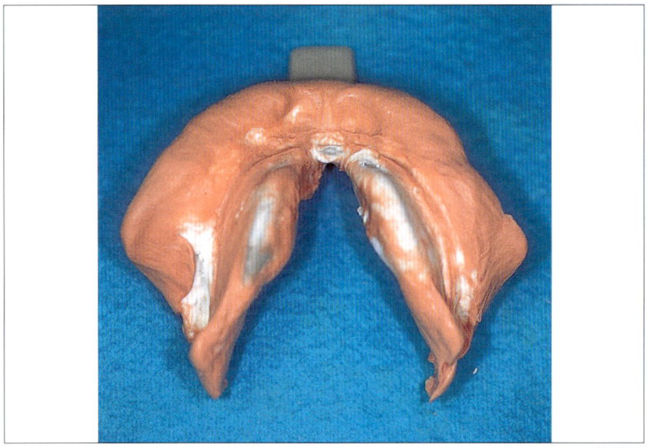

▲ 3-51

그림 3-51. 채득된 인상면.

그림 3-52. 접촉하는 부분이 관찰된다.

그림 3-53. 접촉하는 부분은 복사연필로 표시하고 석고를 주입한 후에 삭제한다.

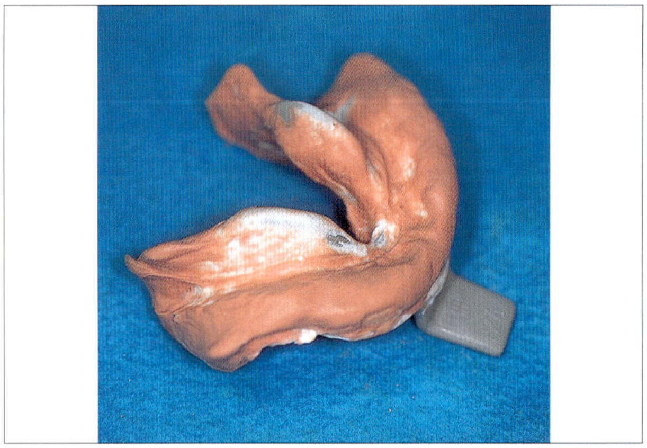

▲ 3-52

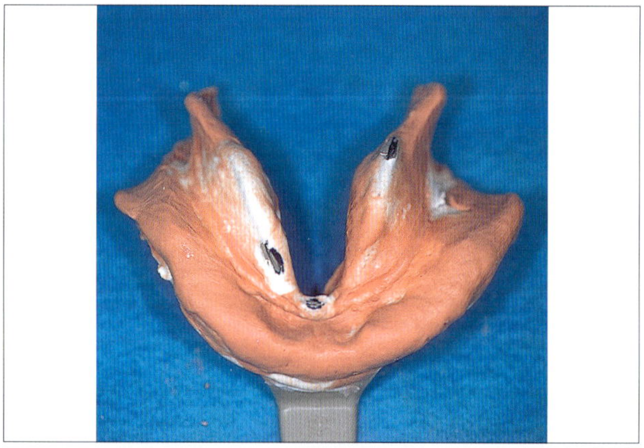

▲ 3-53

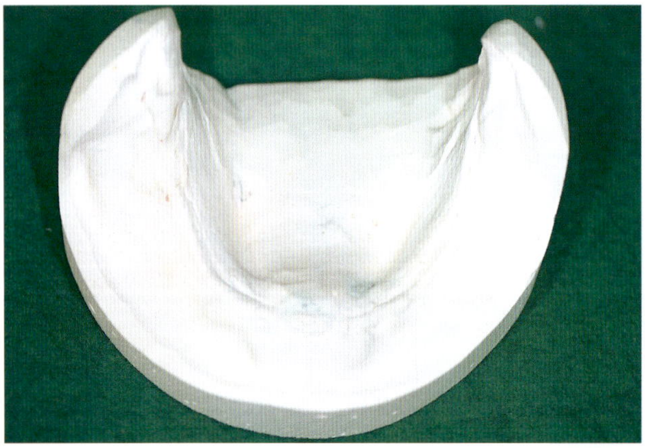

그림 3-54. 석고를 주입하면 정확한 인상면을 얻을 수 있다.

연구용(진단용) 모형의 판독

연구모형이란 검사, 진단, 치료방법의 결정, 개인 트레이의 제작과 기록을 위해 예비인상으로 제작하는 모형을 말한다(그림 3-55~3-60).

의치상의 외형선

[의치상의 외형선 결정]

개인 트레이 제작을 위한 의치상 외형선을 연구모형상에 기록한다. 개인 트레이의 외형선은 의치상의 외형선에 기초해 결정된다. 실제는 의치상의 외형선보다 2~3mm 짧게 설정된다.

상악(그림 3-61~3-65)

① 순측과 협측 구강전정부는 치은 · 순협이행부(점막반전부), 변연의 최심부가 된다.

② 상순소대와 협소대에는 여유를 준다. 상순소대는 섬유성 결합조직의 주름이며 주로 상하로 운동하므로 보통은 좁아진다. 폭이 너무 넓으면 폐쇄가 파괴된다. 한편 협소대는 대부분의 경우 상순소대부에서 폭이 넓어진다.

③ 후연은 상악치조결절부의 협측에서 hamular notch를 경유하고 Ah-line을 상의 후연으로 한다. Ah-line이 불분명한 경우는 양측 hamular notch를 연결해 선을 그은 부분까지 1~2mm 후방을 후연으로 한다.

[연구용(진단용) 모형제작을 위한 박싱과 석고주입]

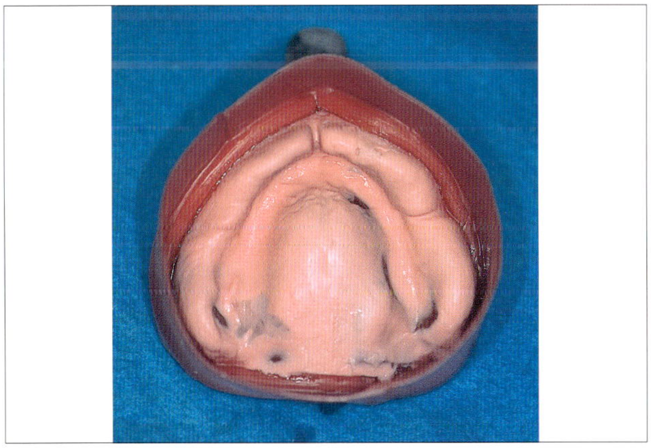

그림 3-55. 모델링+알지네이트 인상채득 후에 유틸리티왁스와 파라핀왁스로 boxing한 상태.

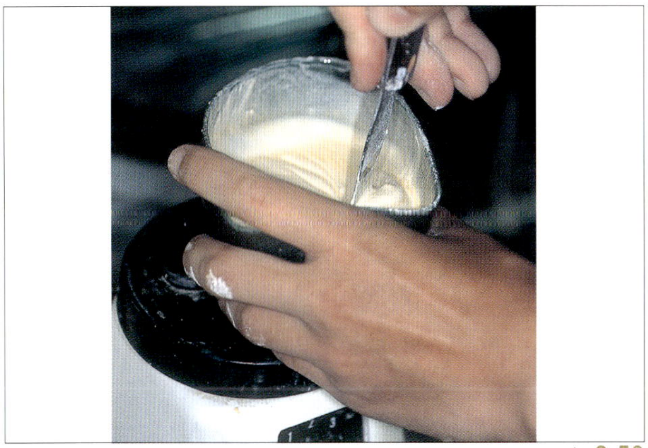

▲ 3-56

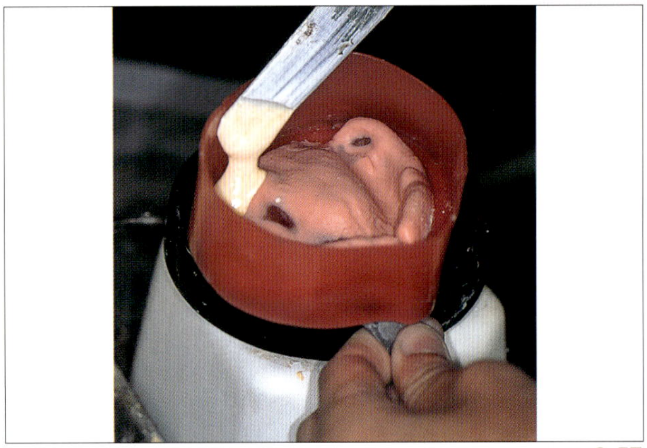

▲ 3-57

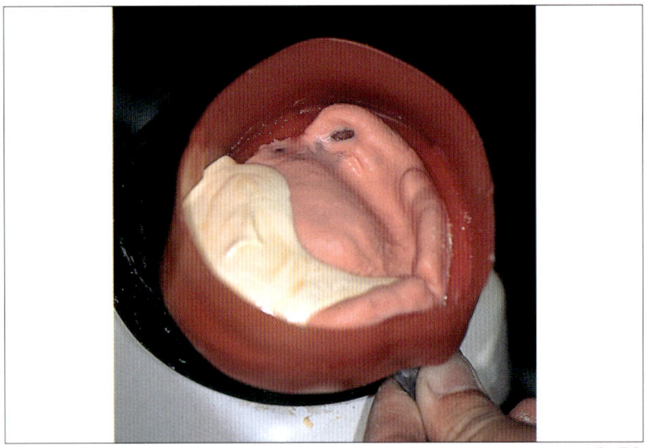

▲ 3-58

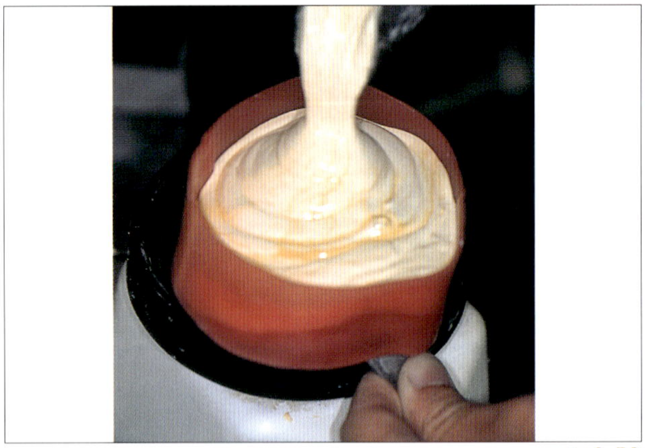

▲ 3-59

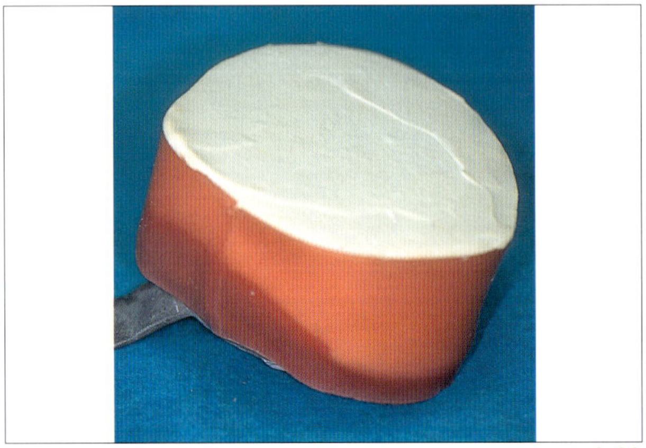

▲ 3-60

그림 3-56~3-60. 기포가 들어가지 않도록 석고를 주입한다.

[의치상의 외형선 기록]

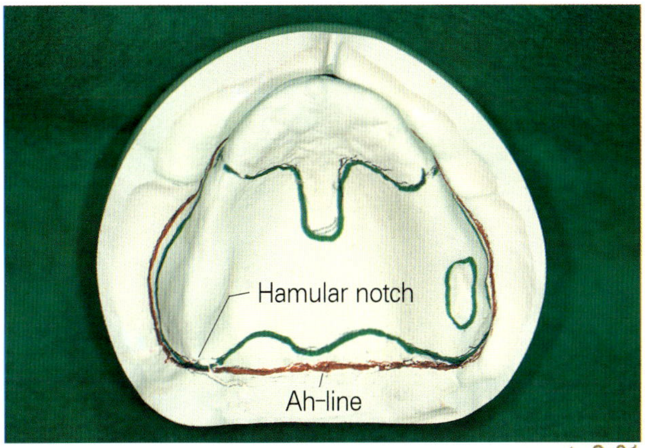

▲ 3-61

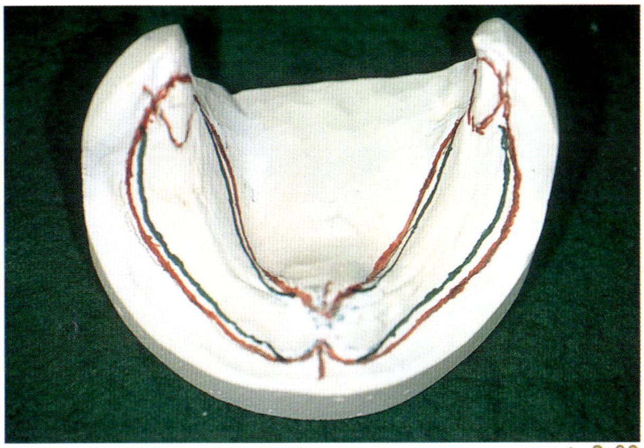
▲ 3-62

그림 3-61, 3-62. 예비인상으로 재현한 석고모형에 상외형선을 기록(붉은 선). 그것보다 2~3mm 내측에 개인 트레이의 외형선을 기록한다.

[언더컷부의 block out, 릴리프]

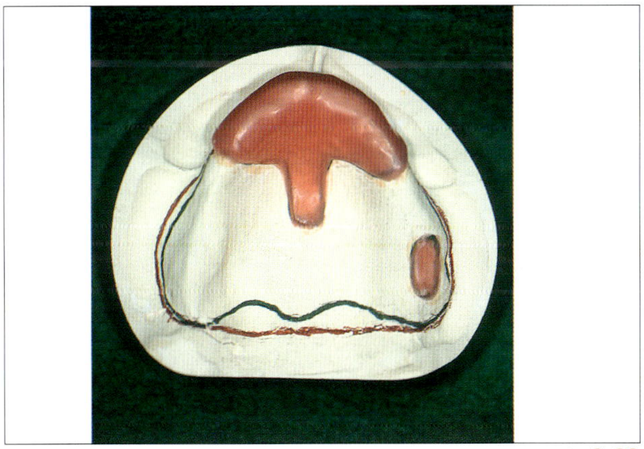
▲ 3-63

그림 3-63~3-65. 파라핀왁스로 언더컷을 block out하고 시트왁스를 1장 압접한다.

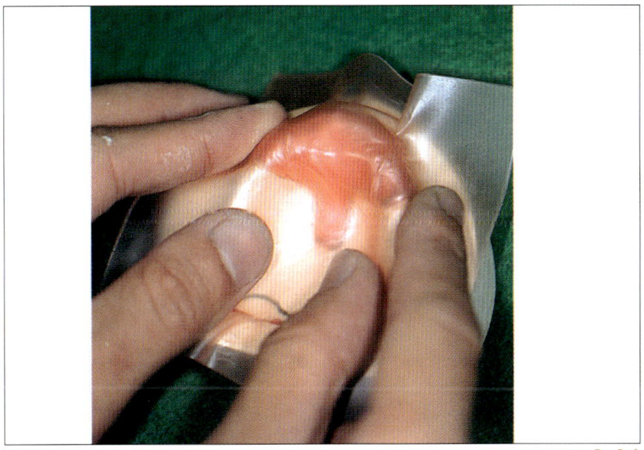
▲ 3-64

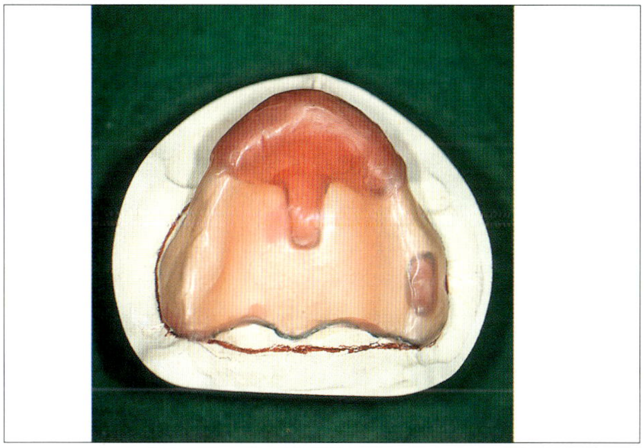
▲ 3-65

하악

① 순측과 협측의 구강전정부는 치은 · 순협이행부(점막 반전부), 변연의 최심부로 한다.

② 하순소대와 협소대에 여유를 준다. 전치부는 하순소대, 구치부는 협소대를 피한다. 하순소대의 운동은 상하 방향이므로 외형선은 좁게 처리할 필요가 있는데 상순소대와 비교해 상하 길이는 짧고 폭은 넓게 한다.

③ 협측후방은 구후융기(retromolar pad)를 충분히(약 2/3 이상) 덮고 교근구를 향해 45° 외형선을 그린다. 설측후방은 구후융기 후방에서 설측을 향해 수직선을 그어 설측변연까지 내리고 설측치은구(혀점막 반전부)에 외형선을 기록한다. 설소대에 여유를 준다.

[개인 트레이의 외형선 결정]

① 상외형선의 2~3mm 내측에 상외형선과 평행해지도록 선을 기록하고 개인 트레이의 외형선으로 삼는다.

② 상악 트레이의 후연부는 최종적인 후연과 일치시킨다.

③ 개인 트레이의 외형을 상외형선보다 2~3mm 짧게 내측에 설정하는 이유는 최종인상 시 변연형성용 인상재를 위한 공간을 확보하기 위해서이다.

언더컷부의 block out과 릴리프

언더컷부를 파라핀왁스로 block out한다. 너무 많은 양을 block out하면 특히 전치부의 경우 트레이 변연이 치조제에서 벗어나고 변연이 두꺼워져 실패의 원인이 되기 쉽다.

릴리프(완충)란 의치상을 매개로 점막과 치조골에 가해지는 교합력을 제한된 부분에서 완화하는 것을 말한다. 릴리프하기 위해서는 구강 내를 검사할 때 의치 상하 점막면의 피압축성이 높은 부분(부드러운 부분), 낮은 부분(단단한 부분)을 구별할 필요가 있다.

[작업모형의 조정]

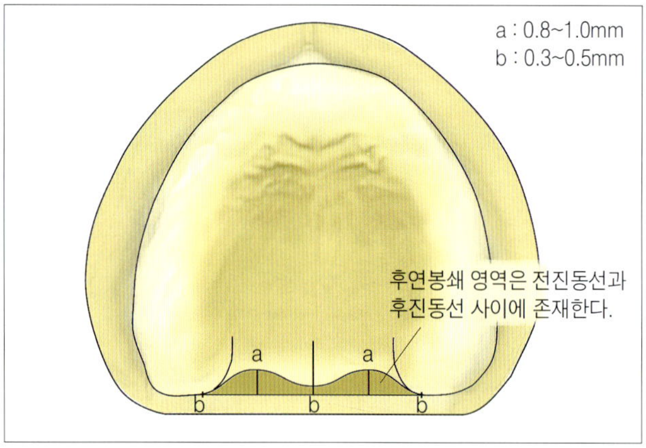

참고 그림 3-1. 후제법의 형태와 두께(참고문헌 1에서 인용).

[릴리프 목적]

① 교합압에 의한 장애와 동통의 방지

–의치상하점막, 악골, 혈관, 신경 등의 조직.

② 의치 동요의 지점을 방지

–의치상과 의치상하조직의 긴밀한 접촉부.

[릴리프 부위]

① 구개추벽부(횡구개 주름부) – 지방조직을 포함하며 연약하고 형태가 복잡하기 때문에 의치상이 밀착되면 기능적인 자극이 과해질 수 있으므로.

② 구개융기, 구개융선부 – 이 부위의 점막은 비교적 약하므로 조직의 상처나 동통방지를 위해. 또한 의치동요의 지점이 되는 것을 방지하기 위해서.

③ 절치유두, 이공, 대구개공, 소구개공 – 혈관과 신경의 압박에 의한 영양장애나 동통방지를 위해서.

④ 하악융기, 상악결절, 악설골근선.

⑤ 날카로운 치조정.

⑥ Flabby gum처럼 점막이 연약한 부위.

⑦ 발치 후 골흡수 부전부.

[릴리프 방법]

① 작업모형상에서 진행하는 방법 – 개인 트레이를 제작할 때 진행한다.

② 인상채득시 진행하는 방법 – 인상을 채득한 후 교합상을 이용해 교합압하에서 가압인상을 채득할 때 진행한다. 내면을 삭제하고 점막면간 공간을 많이 확보하거나 인상재의 유출통로를 만들어 그 부분의 인상압을 줄이고 완충한다.

후제법(後堤法)(상후연폐쇄제, 포스트댐 형성)

상악 총의치의 상후연의 변연을 확실하게 봉쇄하고 의치의 유지력을 높이기 위해 후연연구개의 연약한 구역에 제방형태의 융기, 후제(Post-dam)를 형성하는 방법을 말한다.

후제법은 상후연과 경구개이행부 점막이 완만하게 이행하므로 후연부의 이질감이 감소하고 발음장애도 방지할 수 있다.

[인상에 의한 방법]

알지네이트 방법

기성 트레이에 알지네이트 인상재를 올리고 일단 인상을 채득한 후 구강 밖으로 꺼내 과잉부를 정리하고 형태를 정돈한다. 이어 후연부 1/3 부분에 다소 되게 연화한 알지네이트 인상재를 부분적으로 축성하고 구강 내에 삽입한다. 환자에게 '아~' 하고 발음하도록 해 연구개가 진동해 함몰되는 부분을 기록한다. '아~' 발음할 때 술자도 함께 소리를 내보면 좋다.

모델링 컴파운드 인상

모델링 컴파운드 인상은 개인 트레이의 변연을 형성할 때 트레이 후연에 컴파운드를 얹어서 해당 점막부를 압박해 채득한다.

정밀인상

정밀인상을 채득한 후 후제부에 실리콘 인상재나 러버베이스 인상재, 인상용 왁스를 축성해 구강 내에 삽입하고 '아~' 하고 발음시켜 Ah-line을 진동시켜 기록한다.

[작업모형의 삭제법]

작업모형상에서 후제영역을 삭제하고 의치상 점막면에 후제를 축성하는 방법이다. 삭제부의 최심부는 후연에서 1/3 부분에 있으며 그 깊이는 점막상태에 따라 다르지만 표준적인 깊이는 참고 그림 3-1과 같다.

정밀인상

정밀인상(최종인상, 완성인상)이란 개인 트레이를 사용해 총의치 제작에 이용하는 작업모형을 제작하기 위해 진행하는 인상을 말한다.

개인 트레이

[연구모형의 준비](그림 3-66~80)

개인 트레이는 정밀인상을 채득하기 위한 인상용 트레이를 말한다. 연구모형싱에서 제작한다. 각개드레이, 커스텀트레이라고도 부른다.

① 개인 트레이의 외형선을 기록 – 의치상의 외형선을 기준으로 그것보다 2~3mm 내측에 기록한다.

② 릴리프 · block-out한다.

③ Spacer – Spacer란 개인 트레이와 복인상면인 점막 사이에 인상재 공간을 만드는 것을 말한다. 보통 파라핀왁스나 시트왁스를 사용해 진행한다. Spacer의 두께는 0.5~1.5mm 정도이다.

[개인 트레이 제작]

① 연구모형에 분리재를 도포한다.

[정밀 인상채득을 위한 개인 트레이(상악)]

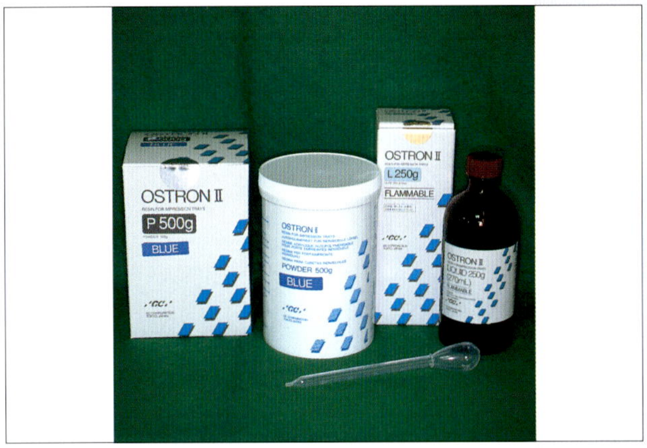

그림 3-66. 개인 트레이에 사용하는 트레이용 즉시중합레진, Ostron Ⅱ.

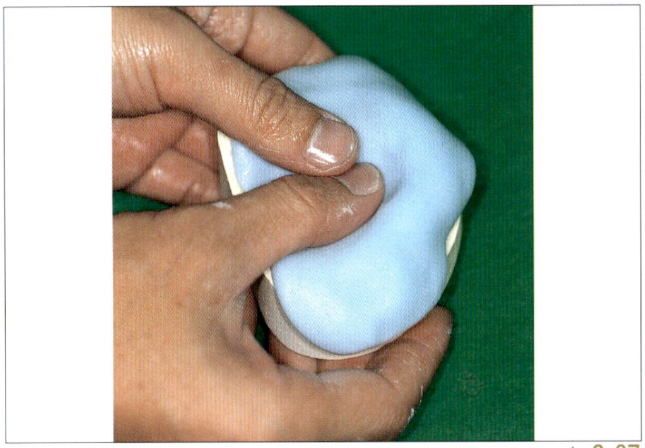

▲ 3-67

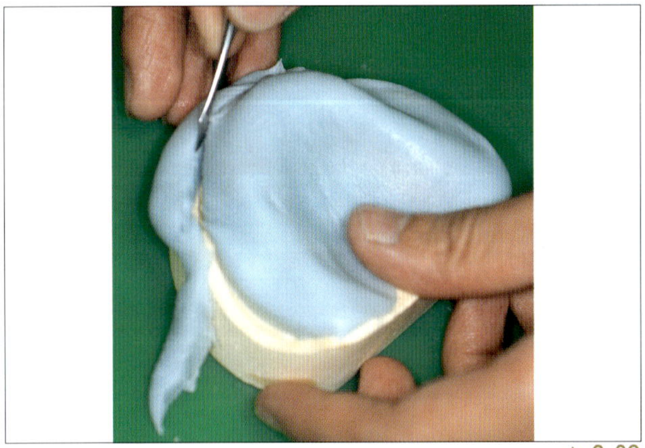

▲ 3-68

그림 3-67, 3-68. 얇게 편 Ostron을 상악모형에 압접하고 경화되기 전에 변연의 과잉부를 나이프로 트리밍한다. 트리밍한 후에도 압접조작을 충분히 반복한다.

그림 3-69, 3-70. 경화 후 변연부터 분리한다.

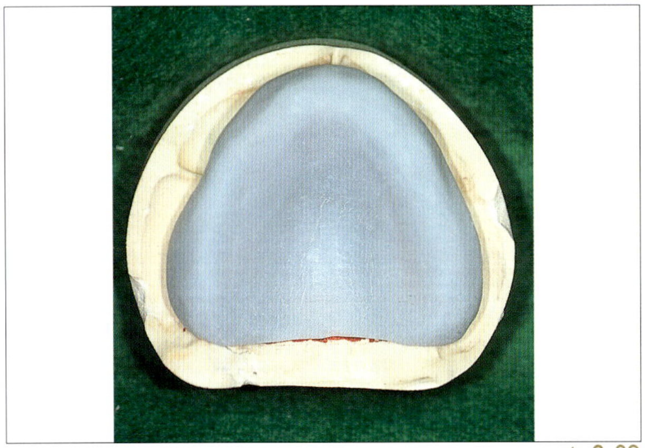

▲ 3-69

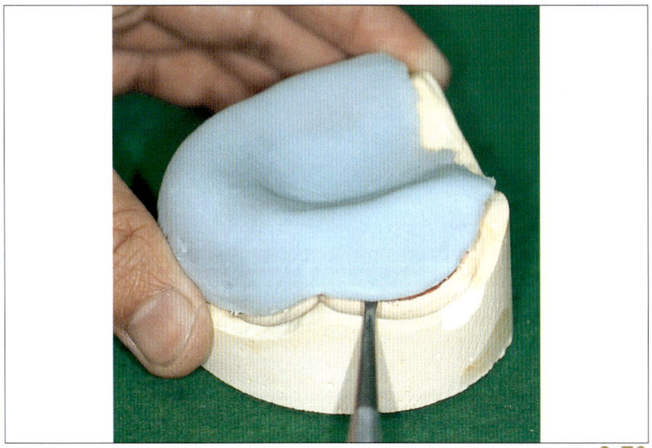

▲ 3-70

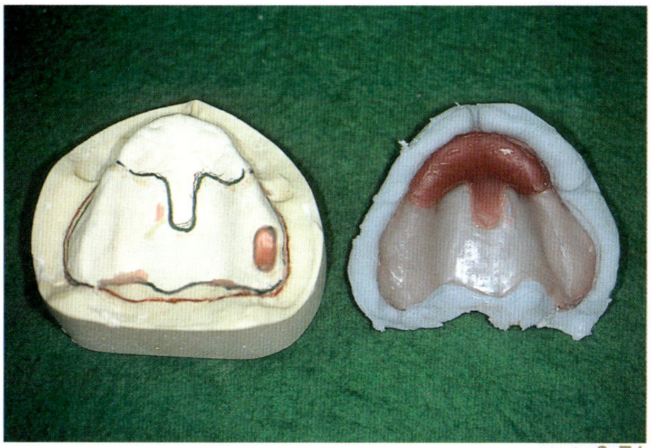

▲ 3-71

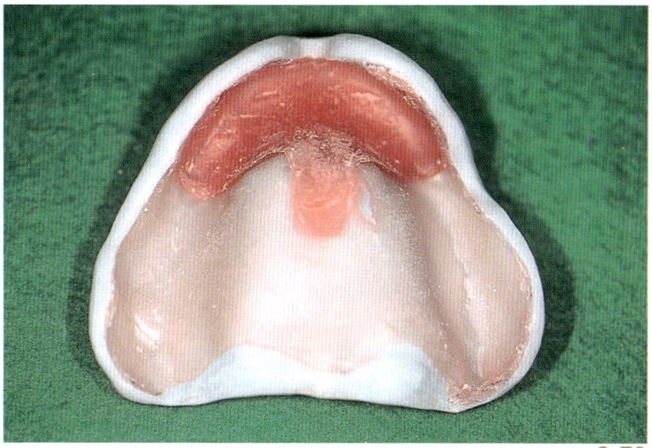

▲ 3-72

그림 3-71, 3-72. 경화 후에 분리하고 주변을 제거해 형태를 정돈한다.

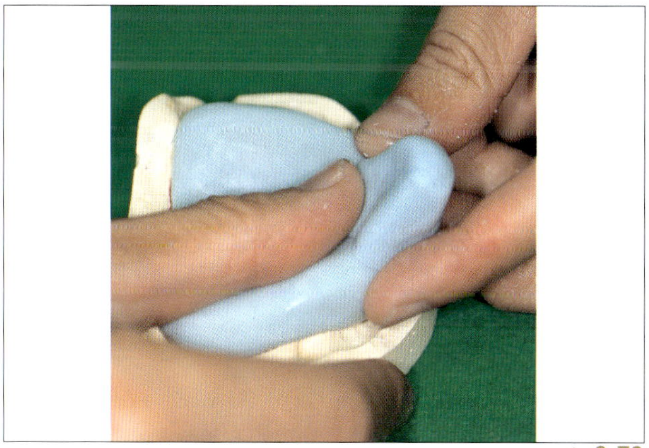

▲ 3-73

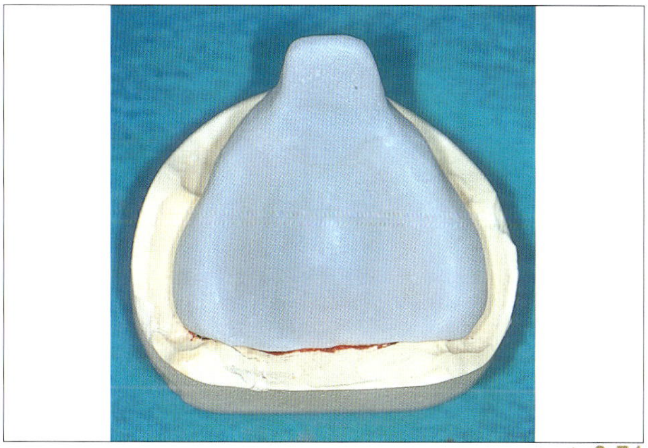

▲ 3-74

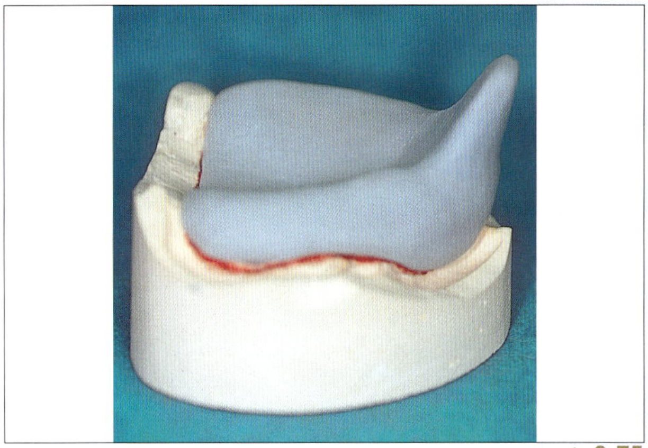

▲ 3-75

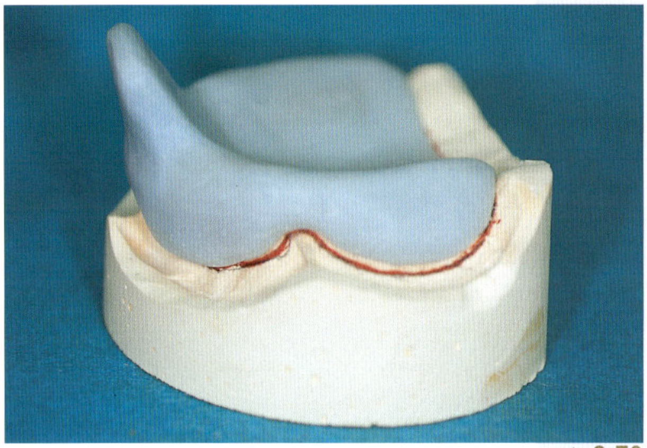

▲ 3-76

그림 3-73~3-76. 트레이에 손잡이를 설치한다. 인상을 채득할 때 기능운동에 방해되지 않도록 길이 15mm, 폭 10mm, 두께 5mm 정도로 중절치의 치축을 생각하면서 설치한다. 체적변형이 충분히 일어나도록 24시간 이상 방치해 두었다가 사용해야 한다.

[정밀 인상채득을 위한 개인 트레이(하악)]

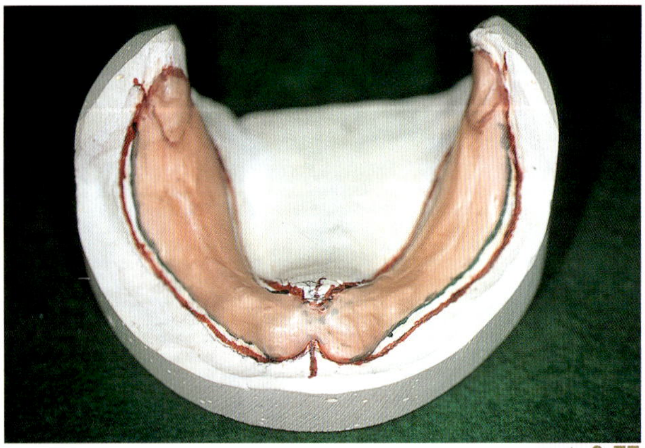

▲ 3-77

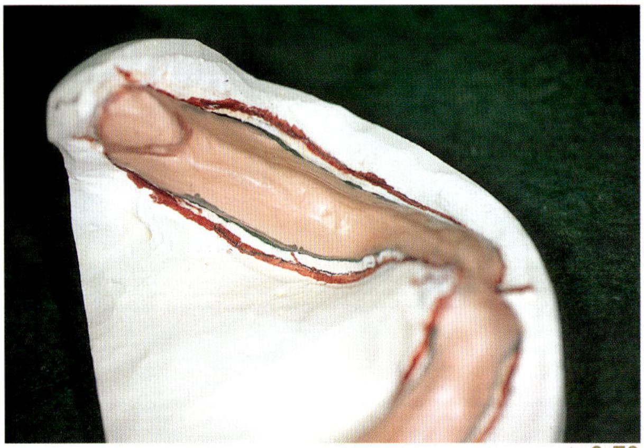

▲ 3-78

그림 3-77, 3-78. 하악도 우선 상외형선을 기록하고 그것보다 2~3mm 내측에 개인 트레이 외형선을 기록해 시트왁스 1장을 압접한다.

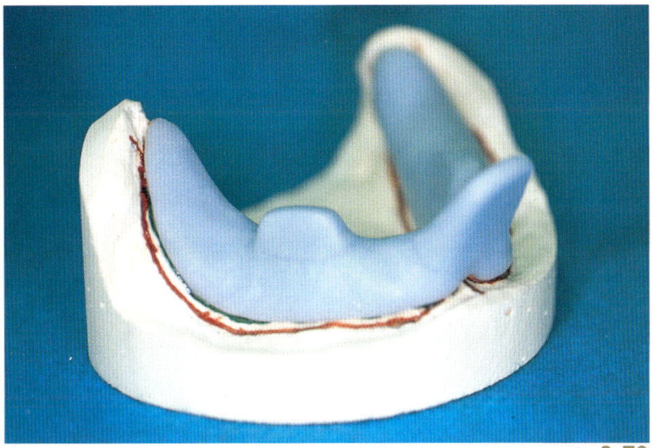

▲ 3-79

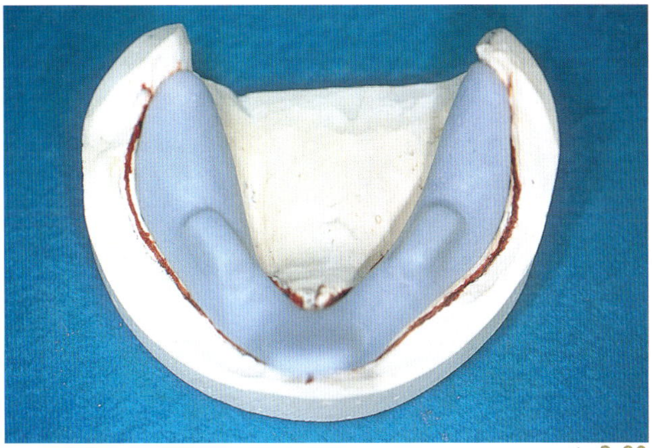

▲ 3-80

그림 3-79, 3-80. 상악과 마찬가지로 Ostron Ⅱ를 연화해 개인 트레이를 제작한다. 트레이의 손잡이는 하악 중절치를 생각하면서 설치한다. 양측 구치부(제2소구치부에서 제1대구치 근심부)에 근원심적 길이 10~15mm, 협설적 폭경 3~5mm, 높이 7~10mm 정도의 finger rest를 설치한다. 체적변형이 충분히 일어나도록 24시간 이상 방치해 두었다가 사용해야 한다.

② 트레이용 상온중합레진의 분말과 액을 연하해 판형태로 압접한다. 개인 트레이의 두께는 인상채득 조작중에 변형되지 않는, 1.5~2.0mm 정도의 두께가 필요하다.

③ 트레이 조작은 변형을 형성하는 동안 구순이나 협의 운동을 방해하지 않도록 설치한다.

크기는 근원심적 폭경 10mm, 순설적 폭경 5mm, 높이 15mm 정도의 크기로 한다. 각도는 정중부 치조제정에 거의 수직이나 중절치의 치축방향으로 설치한다.

④ 하악 개인트레이의 경우 제2소구치부에서 제1대구치의 근심부에 걸쳐 finger rest를 좌우 양측에 설치하면 트레이를 구강 내에 압접하거나 고정할 때 편리하다.

Finger rest의 크기는 근원심적 길이 10~15mm, 협설적 폭경 3~4mm, 높이 5~10mm 정도로 한다.

근형성(변연형성)

개인 트레이의 근형성은 보통 막대형 변연형성용 컴파운드를 사용해 진행한다. 양호한 변연형성이 가능할 때까지는 숙련이 필요하지만 총의치의 형태를 파악하기 위해서도 매우 중요한 과정이다. 술자의 기량에 맞게 구역별로 나누어 근형성을 한다.

컴파운드를 불로 연화해 트레이 변연부에 축성하고 알코올 토치로 연화해 45~50℃로 조절한 욕조에서 tempering한 후 트레이를 구강내 소정의 위치에 고정하고 기능운동 시킨다. 동시에 술자는 소대부를 가볍게 잡아당기거나 뺨 바깥쪽에서 손가락으로 형태를 정돈해 간다.

Spacer를 개인 트레이 내면에 부착한 상태에서 트레이의 변연을 형성한 경우는 근형성이 종료된 후 spacer를 제거한다.

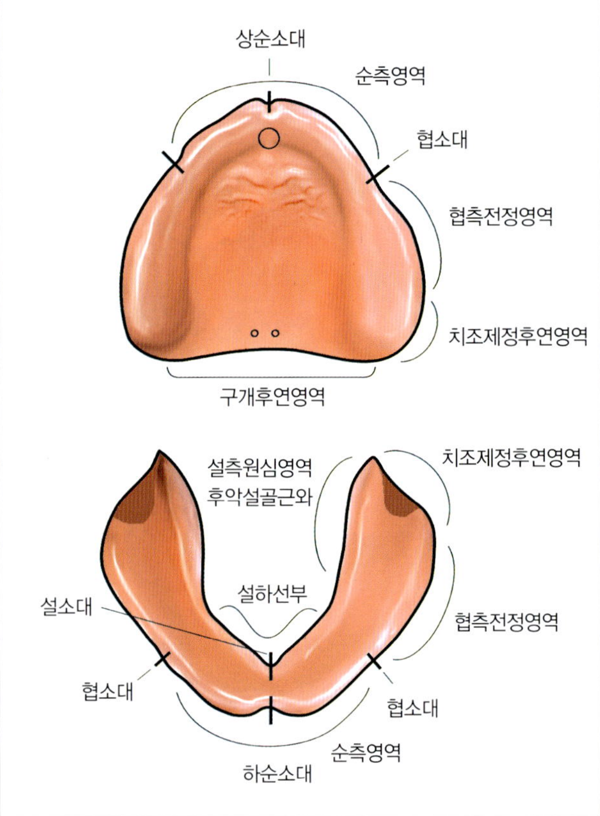

참고 그림 3-2. 상하악 인상변연부의 구분.

[상악의 근형성](참고 그림 3-2)

협측전정영역

협근, 협소대와 상악골 협골돌기의 협골하능 사이의 구강전정부.

변연형성 – 뺨의 흡입, 협부 마사지.

협소대의 변연형성 – 술자가 구각 외방의 modiolus부를 전하방으로 견인한 상태에서 전후로 운동시킨다.

순측영역

구륜근, 표정근, 협근.

상순소대와 협소대 사이의 구강전정부.

변연형성 – 상순의 하제(下制), 구순의 흡입.

상순소대의 변연형성 – 환자의 기능운동으로는 충분하지 않기 때문에 술자가 이 부분을 전방으로 견인한 상태에서 상하로 잡아당긴다.

치조제정후연영역

Hamular notch, 상악결절과 하악지 사이에 관찰되는 공간이다.

변연형성 – 이 공간은 크게 개구하면 좁아지고 측방운동 시 평형측은 가장 좁아진다. Hamular notch의 후벽에는 익돌하악융선이 있고 크게 개구하면 긴장한다. 따라서 가볍게 개구해 하악을 전돌시킨 상태에서 좌우 측방운동을 시키고 크게 개구시켜 hamular notch 영역을 변연형성 한다.

구개후연영역

구개소와의 1~2mm 후방을 말한다.

경구개와 연구개 경계부 또는 그 후방을 말한다. Ah-line을 말한다.

구개후연영역의 변연형성

① 환자가 '아~' 하고 발음하면 진동하는 부분. 이때 술자도 환자와 함께 '아~' 하고 발음하면 환자도 발성하기 좋아진다.

② 환자에게 코를 잡고 콧구멍을 막아 조용히 코로 숨을 내뱉게 하면 쉽게 확인할 수 있다. '아~' 하고 발음해도 거의 진동하지 않는 경우에는 본 방법이 유효하다.

[하악의 근형성]

협측전정영역

협소대에서 외사선, 즉 협측붕에 이르는 부분. 협측붕은 1차 지지영역이며 하악의 지지영역 중에 지지능력이 가장 큰 영역이다. 외사선을 1~2mm 지난다.

변연형성

뺨의 흡입. 술자의 손바닥으로 뺨을 압접하는 마사지.

협소대. 술자가 modiolus를 전상방으로 견인해 전후로 운동시킨다.

[기본적인 상악의 근형성(변연형성) 순서]

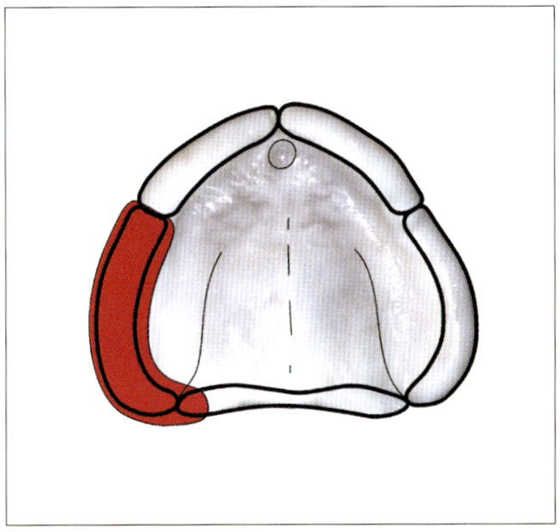

그림 3-81. 좌우 한쪽 협측전정영역에서 후제정후연영역에 걸쳐 재료를 사용해 근형성을 진행한다. 과잉부는 그때그때 반드시 제거한다.

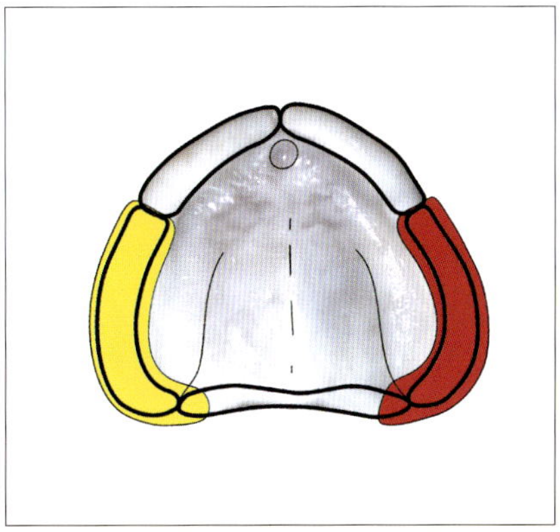

그림 3-82. 반대측 협측전정영역에서 후제정후연영역에 걸쳐 진행한다.

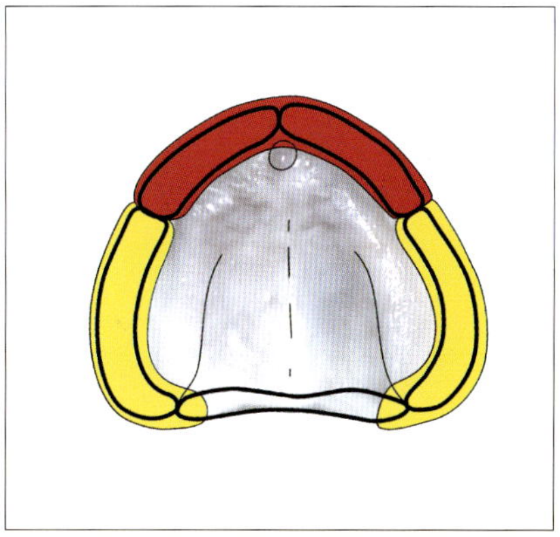

그림 3-83. 순측영역에 걸쳐 진행한다.

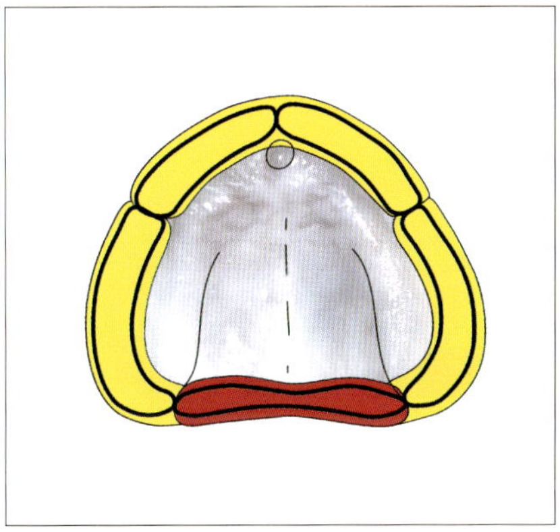

그림 3-84. 구개후연영역에 걸쳐 진행한다.

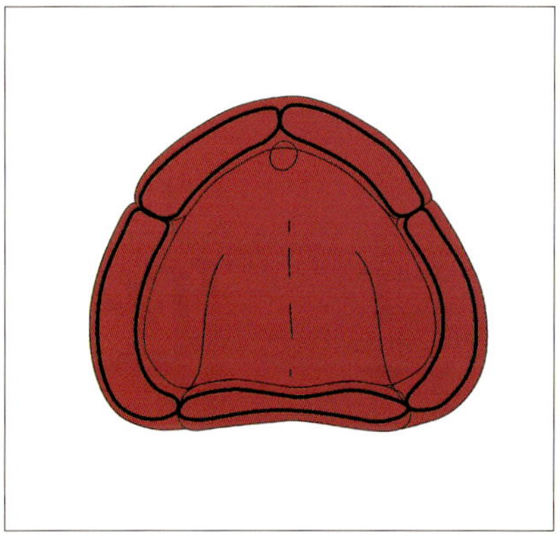

그림 3-85. 변연과 점막면의 전체면을 한층 삭제하고 최종인상재가 들어갈 공간을 만들어 무르게 연화해 wash하고 마무리한다.

치조제정후연영역(협측원심영역과 구후융기)

교근구 – 트레이를 압접하면서 입을 다물고 대합하면 협측원심영역의 점막에 구 또는 상방에 반전부가 생긴다. 교근에 힘이 있으면 치조제정 후연에서 협측영역을 향해 비스듬하게 구가 형성된다. 이것을 교근구라 한다.

구후융기 영역

크게 개구하면 구후융기 후방의 익돌하악봉선이 긴장한다.

협측원심 영역 – 술자가 양측구치부에 하방으로 압력을 가하면서 폐구시키면 교근을 수축시켜 변연을 형성한다.

순측영역

하순소대와 협소대 사이의 구강전정부.

변연형성

- 하순의 거상
- 구순의 흡입
- 하순소대. 술자가 하순을 전방으로 견인한 상태에서 좌우로 운동시킨다.

[기본적인 하악의 근형성(변연형성) 순서]

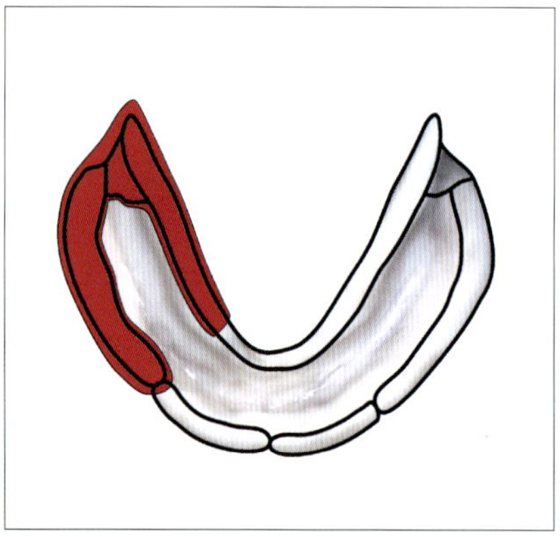

그림 3-86. 좌우 한쪽 협측전정영역에서 후제정후연영역, 설측원심영역에 걸쳐 근형성한다. 과잉부는 그때그때 반드시 제거한다.

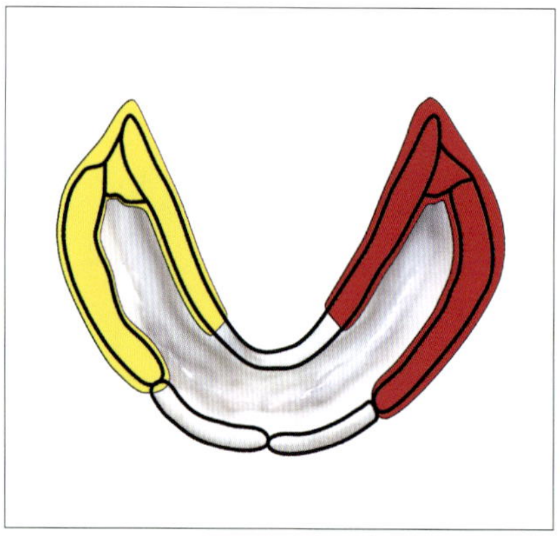

그림 3-87. 반대측 협측전정영역, 치조제정후연영역, 설측원심영역에 걸쳐 근형성한다.

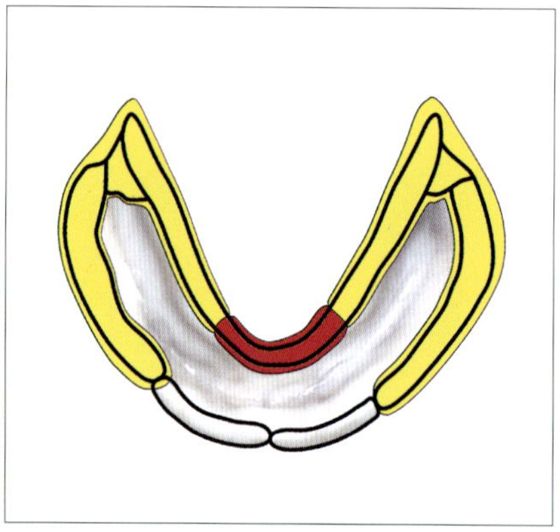

그림 3-88. 설하선부를 진행한다.

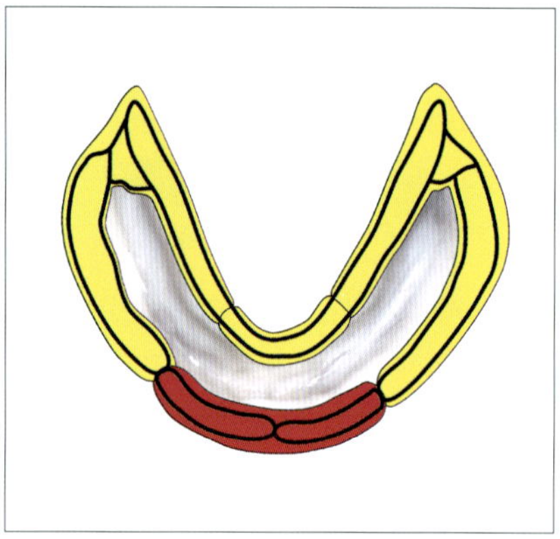

그림 3-89. 순측영역을 진행한다.

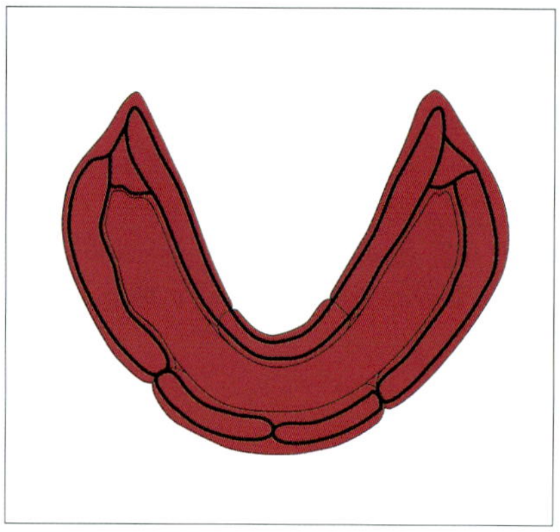

그림 3-90. 변연과 점막면을 전체적으로 한층 삭제해 최종인상재가 들어갈 공간을 만들고 무르게 연화해 wash하고 마무리한다.

설측원심영역과 후악설골근와

설측치조구의 후방 약 1/3 영역. 치조제가 심하게 흡수된 경우 이 영역은 하악 의치의 측방이동에 저항할 수 있는 부위이며 하악의 인상에 있어서 가장 중요한 부분이다.

변연형성

① 10mm 이내로 개구해 혀를 전돌시킨다.

② 설첨에서 상구순을 우측에서 좌측으로, 좌측에서 우측으로 천천히 움직여 상구순을 핥는다.

전방설측 치조구

설측치조구의 전방 약 2/3 영역.

변연형성

① 설소대, 혀의 전돌→혀의 거상→설첨으로 구각의 좌우를 접촉.

② 입을 다물고 연하.

①, ②를 반복한다. 설첨운동과 연하로 설측 길이와 폭을 결정한다.

[상악의 정밀인상/실리콘 인상재(근형성 – Exadenture® border type)]

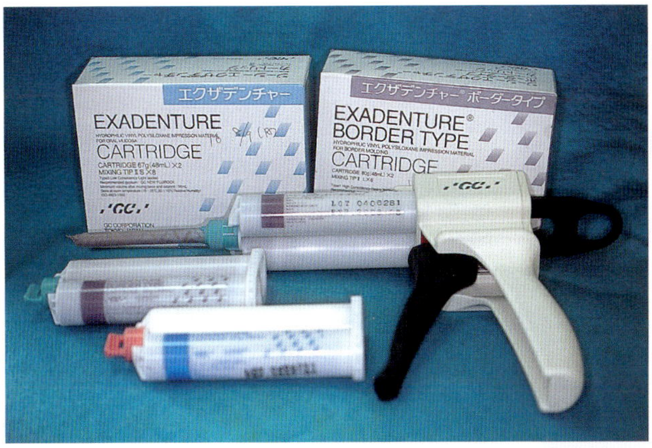

그림 3-91. 친수성 비닐실리콘 인상재인 Exadenture.

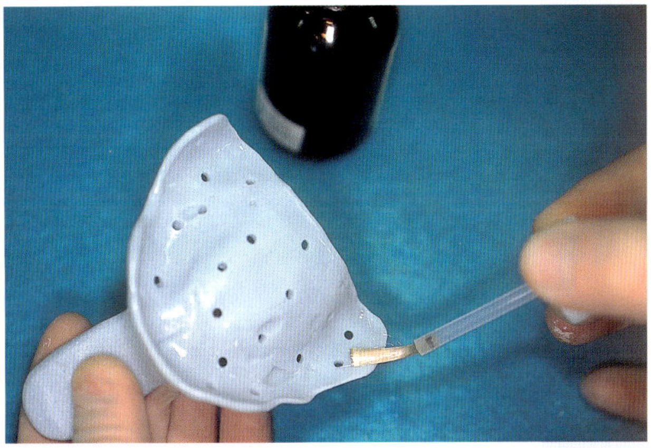

그림 3-92. 개인 트레이 변연부에 접착제를 도포하고 건조시킨다.

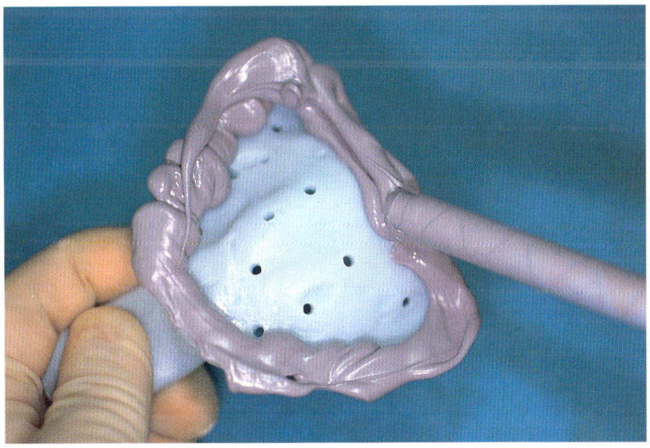

그림 3-93. 트레이 변연부에 Exadenture border type을 축성하고 구강 내에 압접해 기능운동 시킨다.

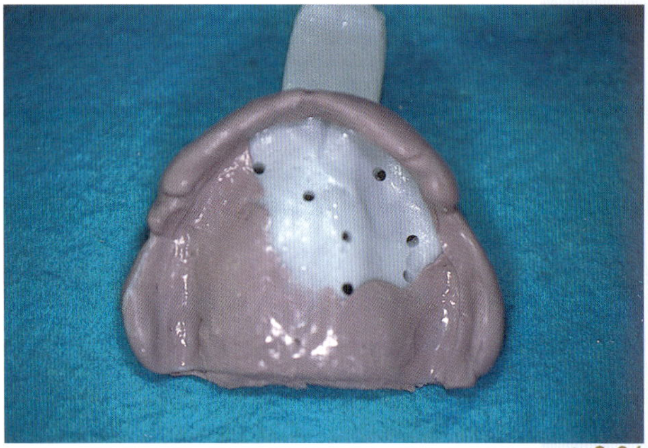
▲ 3-94

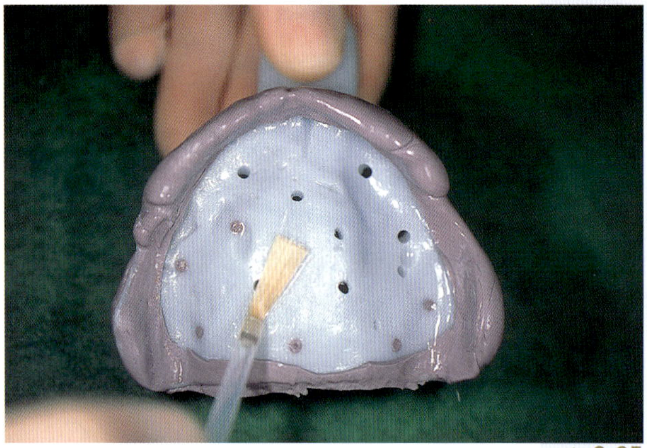
▲ 3-95

그림 3-94, 3-95. 변연 밖으로 흘러나온 과잉부를 삭제하고 접착제를 도포한다.

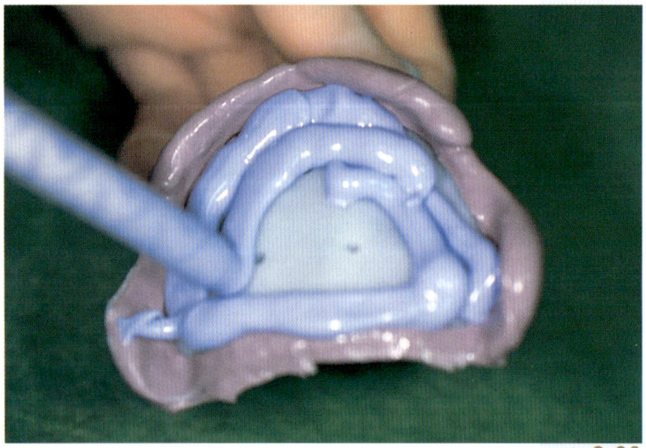
▲ 3-96

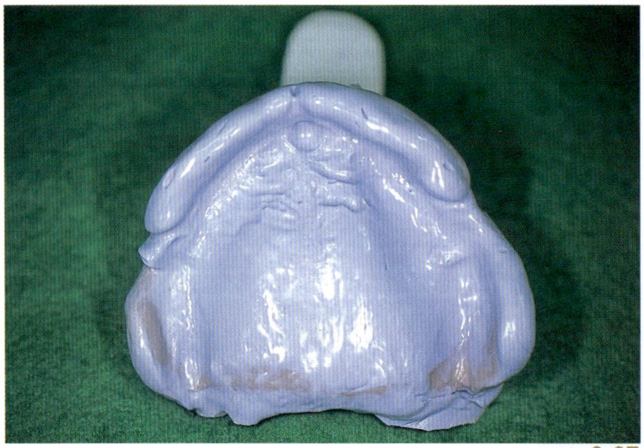
▲ 3-97

그림 3-96, 3-97. Exadenture를 축성하고 구강 내에 삽입해 근형성하고 인상면을 완성한다.

[하악의 정밀인상/실리콘인상재(근형성 - Exadenture® border type)]

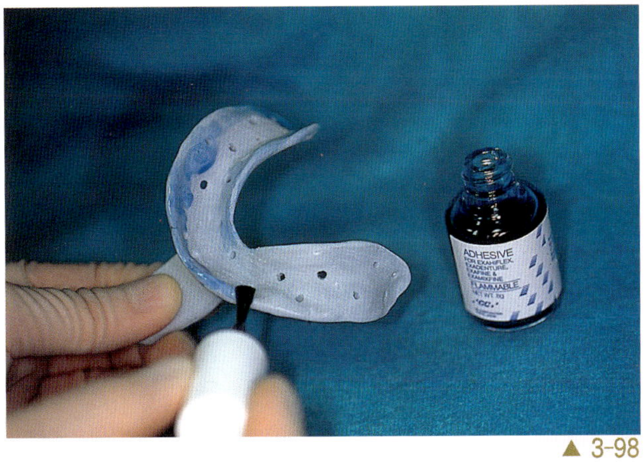

▲ 3-98

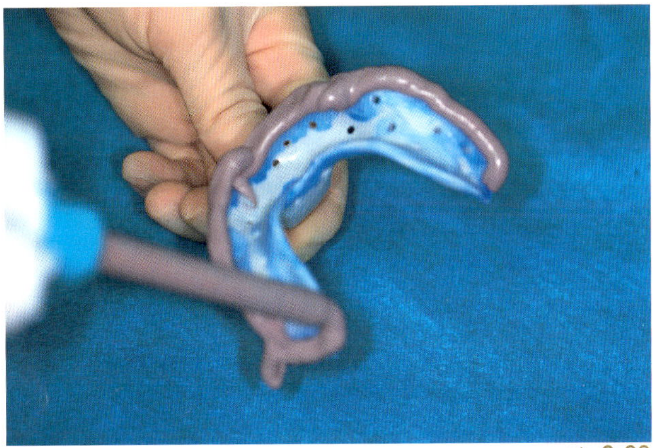

▲ 3-99

그림 3-98, 3-99. 하악 개인 트레이 변연에 접착제를 도포. Border type을 변연에 도포하고 구강내에 삽입.

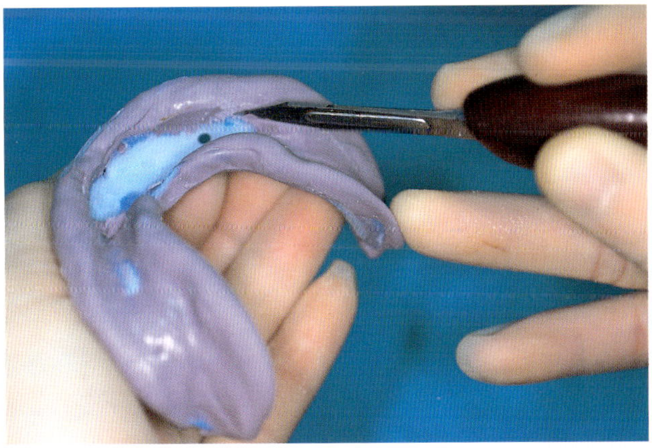

그림 3-100. 과잉부분을 삭제한다.

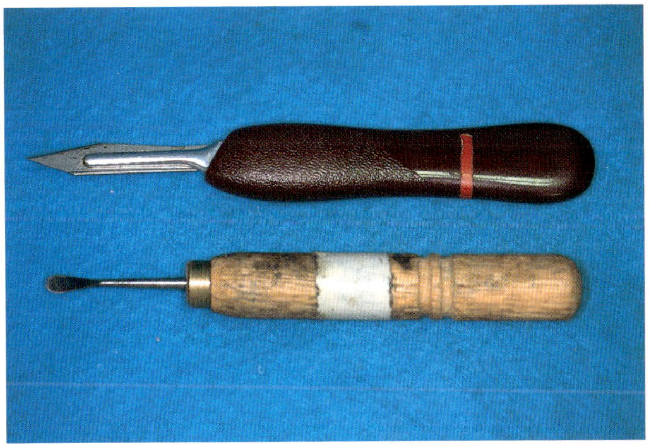

그림 3-101. 삭제에 사용하는 버트파커나이프와 스크레퍼.

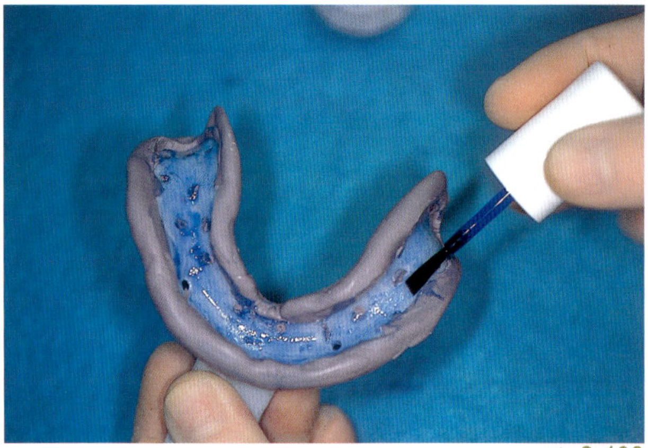

▲ 3-102

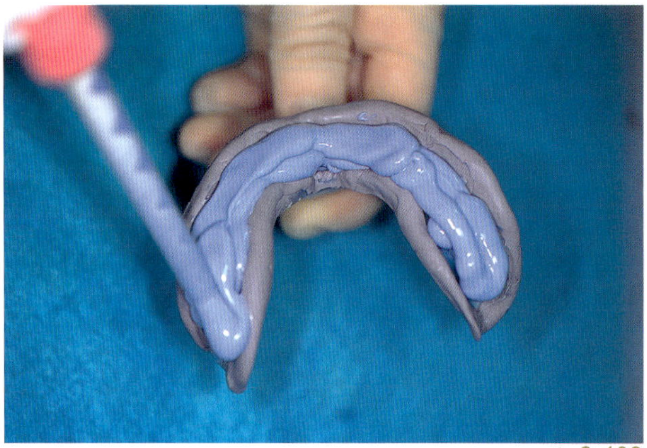

▲ 3-103

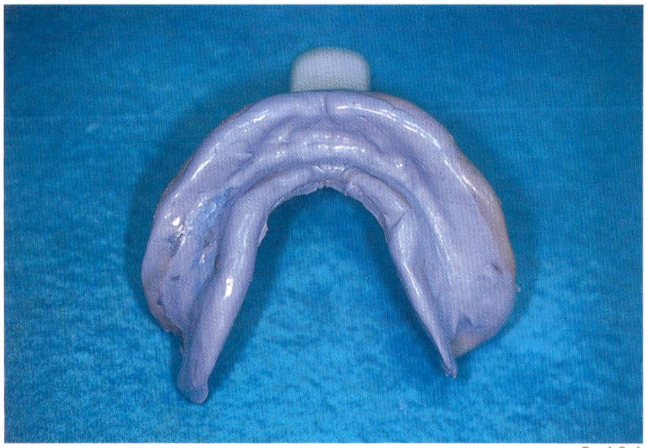

▲ 3-104

그림 3-102~3-104. 접착제를 도포하고 Exadenture를 축성해 구강 내에 삽입하고 근형성한다. 경화 후 구강 밖으로 꺼낸 하악 최종인상면.

정밀인상 채득

[인상재]

보통 폴리설파이드계 러버베이스 인상재, 비닐실리콘 인상재, 아연화(산화아연)유지놀 페이스트 인상재, 티슈콘디셔너를 사용한다.

[트레이에 대한 접착성]

아연화유지놀 페이스트 인상재나 티슈콘디셔너는 접착성이 있어 접착제는 필요 없다.

폴리설파이드계 러버 인상재, 비닐실리콘 인상재는 트레이에 대해 접착성이 없으므로 접착제를 사용한다.

[하악 정밀인상/폴리설파이드계 러버베이스 인상재(근압형성 - PERI COMPOUND)]

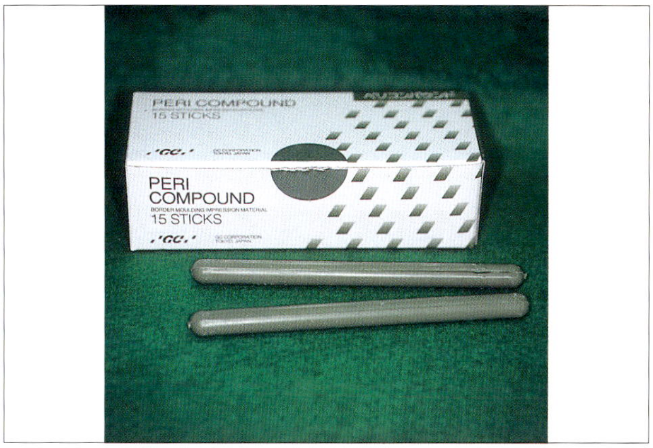

그림 3-105. 최종인상용 변연형성에 사용되는 GC PERI COMPOUND.

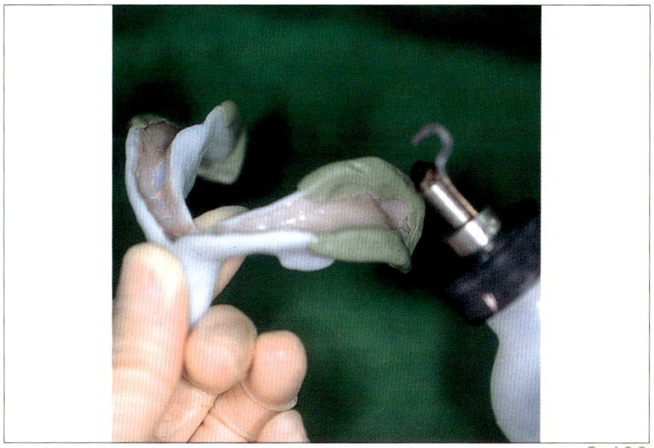

▲ 3-106

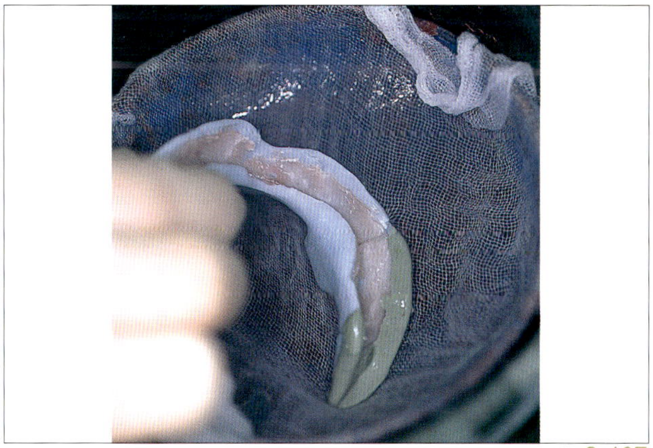

▲ 3-107

그림 3-106, 3-107. 변연부에 연화해 축성하고 tempering해 구강 내에 삽입한다.

러버 인상재의 접착제에는 아세톤 같은 유기용매가 들어 있어 변연형성용 컴파운드를 용해한다. 따라서 변연을 형성한 컴파운드에 도포하지 않도록 주의한다. 변연을 형성한 부분 이외의 트레이 부분에만 도포해야 한다.

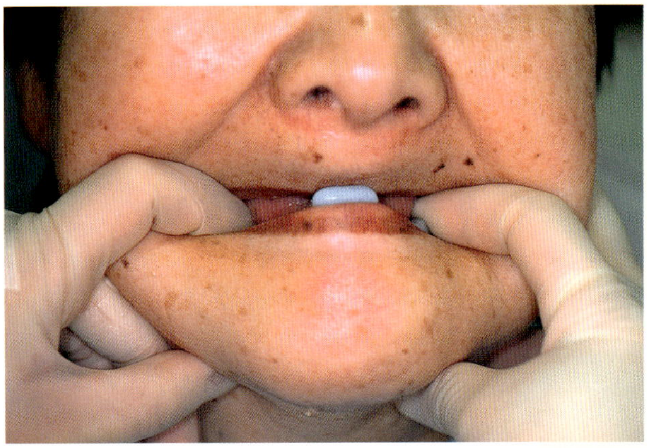

그림 3-108. 트레이를 구강 내에 삽입하고 압접해 개구한 후 폐구한다. 술자는 양측을 확실하게 고정한다.

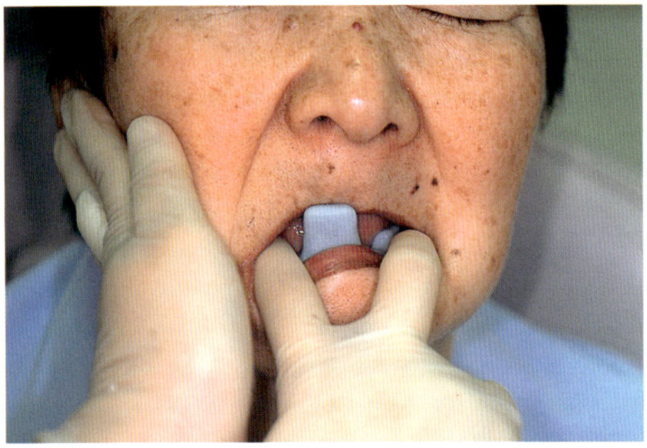

그림 3-109. Finger rest를 누르고 뺨을 가볍게 아래에서 위로 압접한다. 협붕부가 넓게 퍼지지 않도록 의식하면서 진행한다.

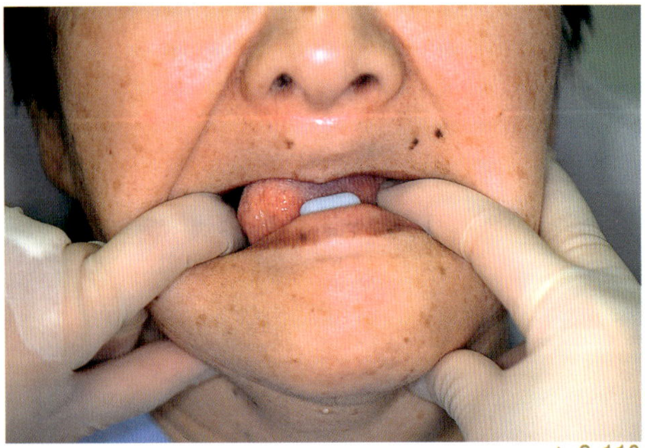

▲ 3-110

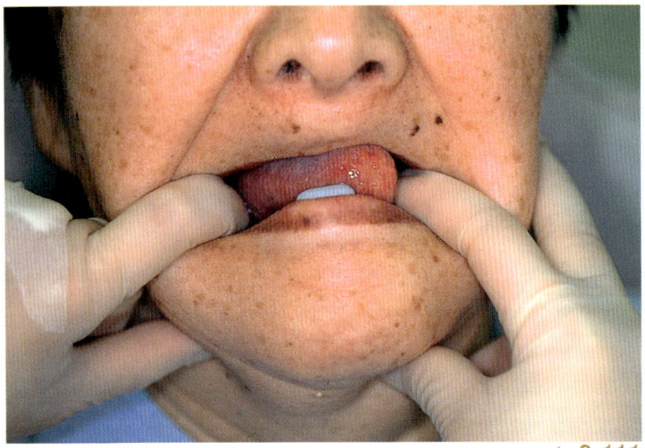

▲ 3-111

그림 3-110, 3-111. 설첨에서 구각, 상구순을 우측에서 좌측으로 핥도록 한다. 이 기능운동을 수차례 반복한다.

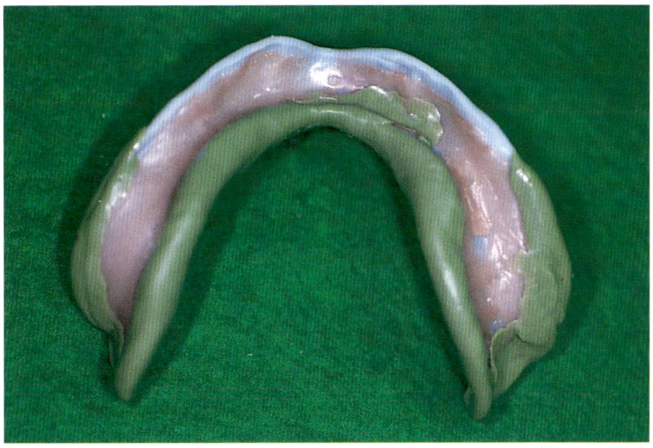

그림 3-112. 구역별로 나눠 근형성한다.

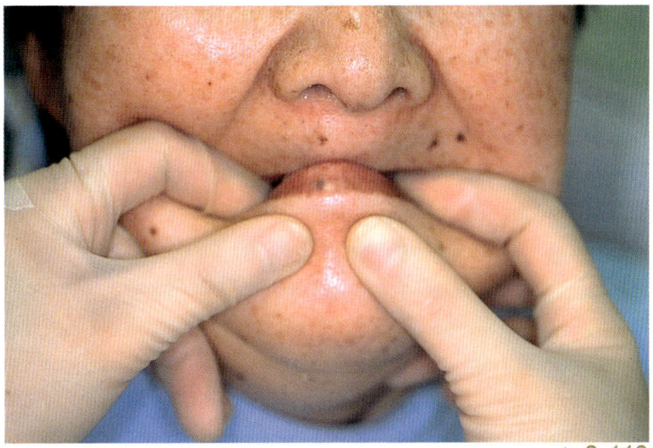

▲ 3-113

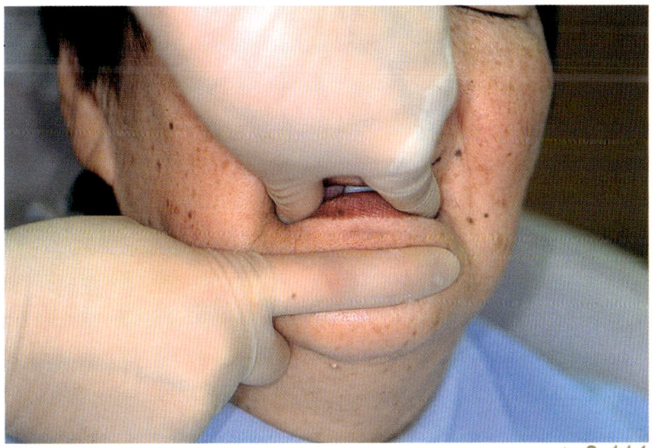

▲ 3-114

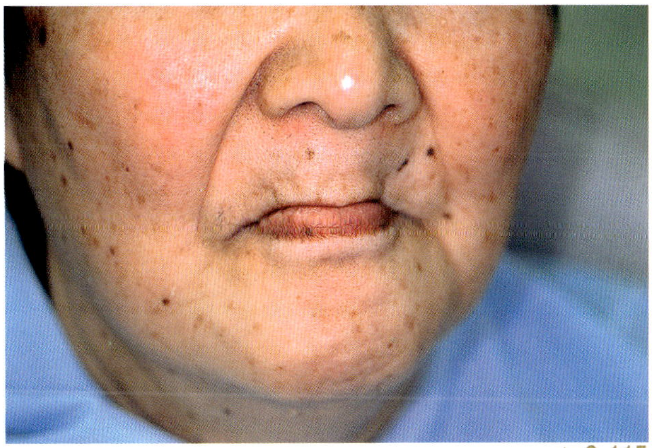

▲ 3-115

그림 3-114~3-115. 하악 전치부 순측 전정부의 근형성, 이부의 변연이 짧아지지 않도록 그리고 함몰된 듯한 기분으로 진행한다. 구순을 올려 '우-', '이-' 발음을 하고 닫아 연하한다.

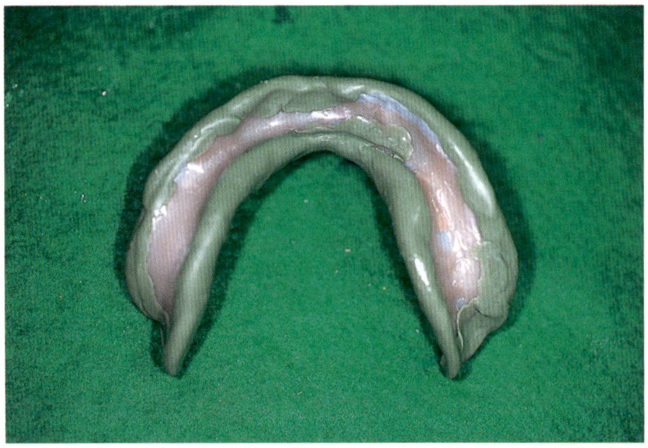

그림 3-116. 변연형성 종료.

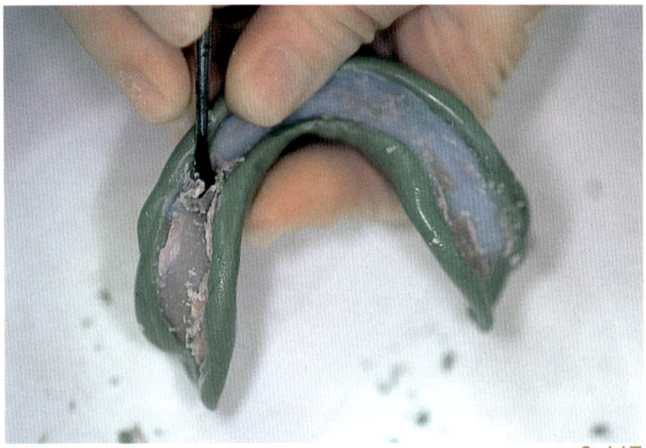

▲ 3-117

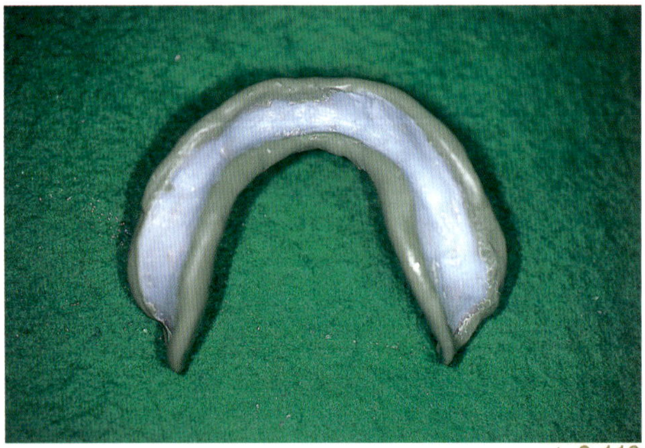

▲ 3-118

그림 3-117, 3-118. 변연형성이 종료된 후 트레이 내면에 부착되어 있는 spacer를 스크레퍼로 제거한다.

[러버베이스 인상재에 의한 정밀인상]

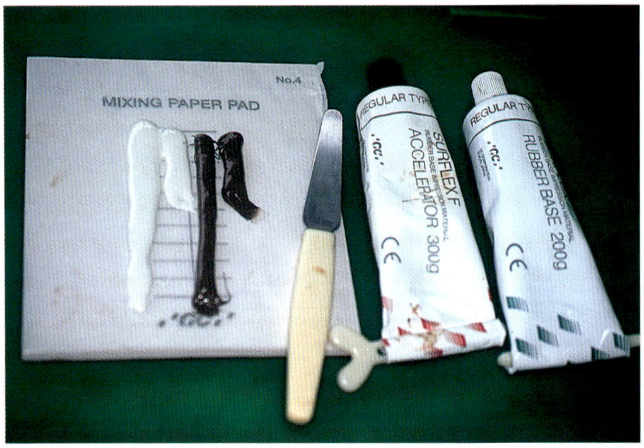

그림 3-119. 폴리설파이드계 러버베이스 인상재 'Surflex F'의 레귤러 타입. 총의치의 최종인상재로서 특히 하악은 설측후연부의 언더컷부에도 탄성이 있으므로 적합하다. 또한 상악에 비해 하악은 의치상하점막에 가해지는 교합압이 크기 때문에 흐름이 좋은 산화아연유지놀 인상재보다 유동성이 적기 때문에 적합하다고 할 수 있다.

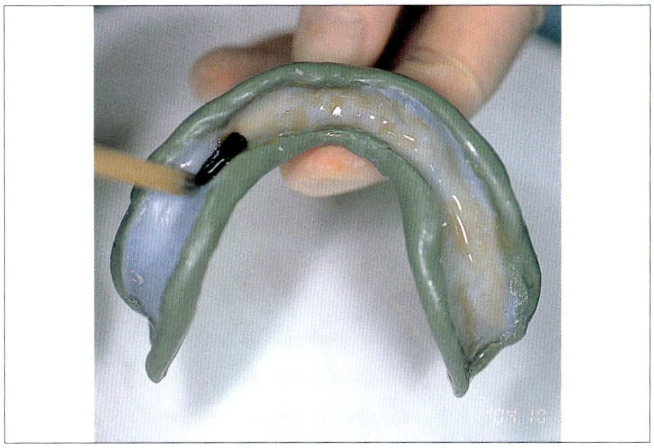

그림 3-120. 러버베이스 인상재는 트레이에 대해 접착성이 없기 때문에 개인 트레이 내면과 외면의 변연부에 접착제를 도포한다. 접착제는 트레이 변연을 형성한 컴파운드에는 도포하지 않도록 주의한다(용제로서 유기용매가 들어 있으므로 컴파운드에 도포하면 용해되어 오히려 인상재가 벗겨지기 쉽다).

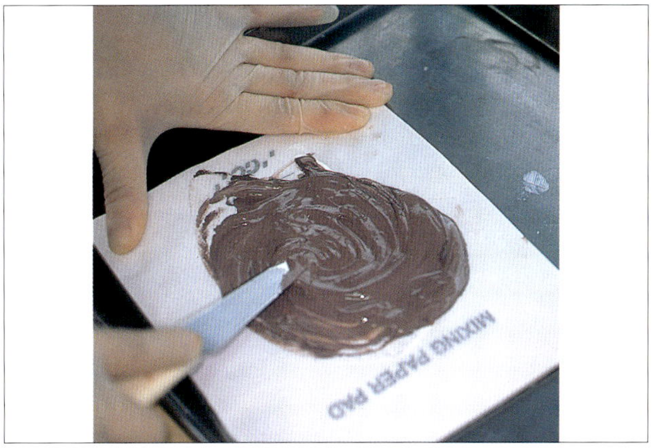

그림 3-121. 필요한 양을 덜어 연화판에서 연화한다. 연화시간은 약 45초, 조작시간은 2분. 구강내 유지시간은 약 6분이다.

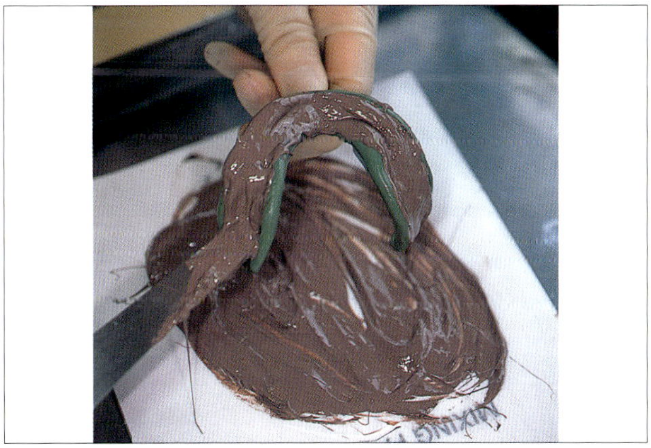

그림 3-122. 트레이에 기포가 들어가지 않도록 축성한다.

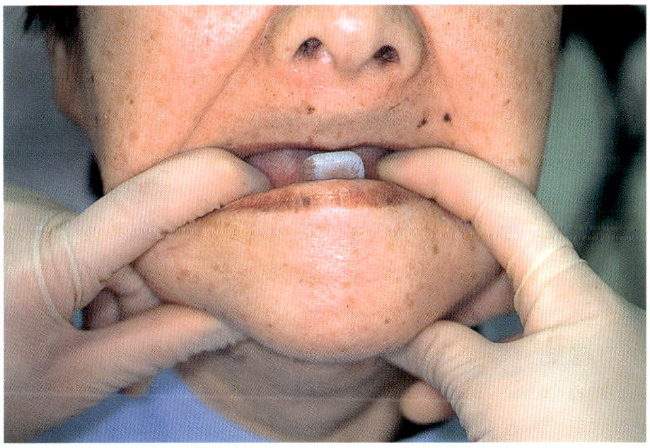

그림 3-123. 크게 개구하고 구강 내에 트레이를 삽입한다. 폐구위에서 확실하게 고정한다.

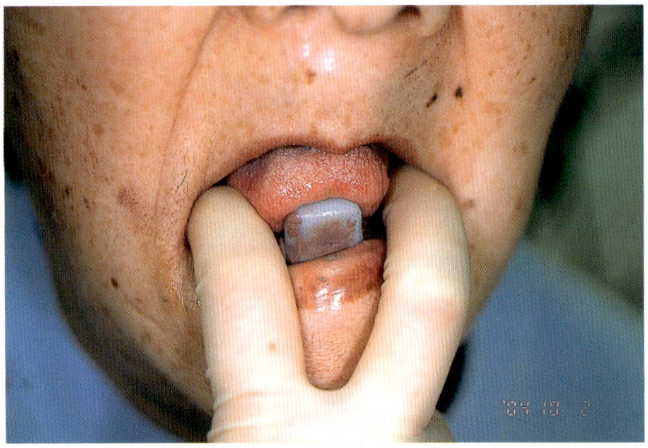

그림 3-124. 혀를 앞으로 내밀고 술자는 finger rest를 눌러 고정하면서 진행한다. 설첨에서 상구순을 좌우로 접촉시킨다.

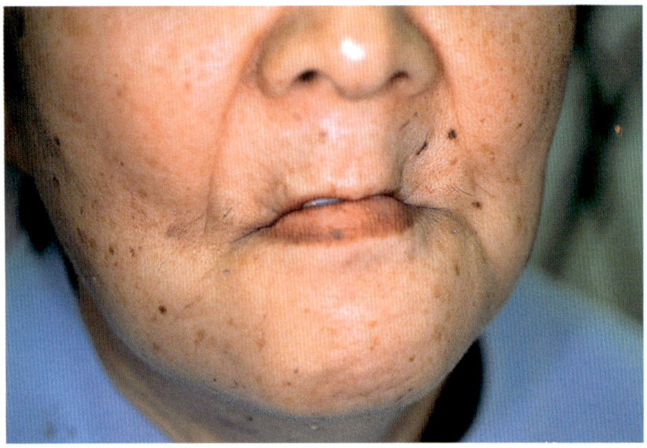

그림 3-125. 입을 다물고 연하하도록 한다.

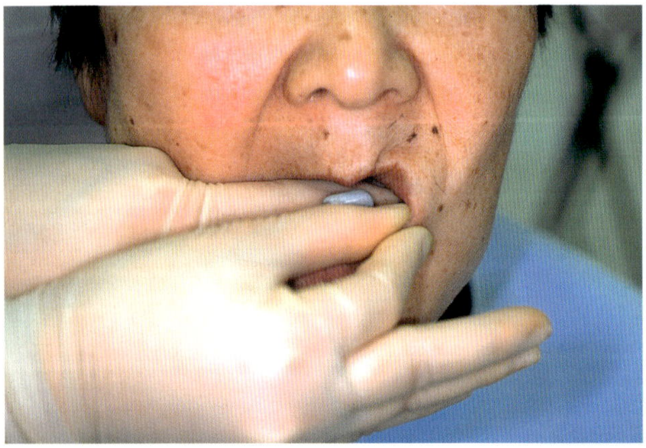

그림 3-126. 우측을 누르고 좌측 뺨을 전방으로.

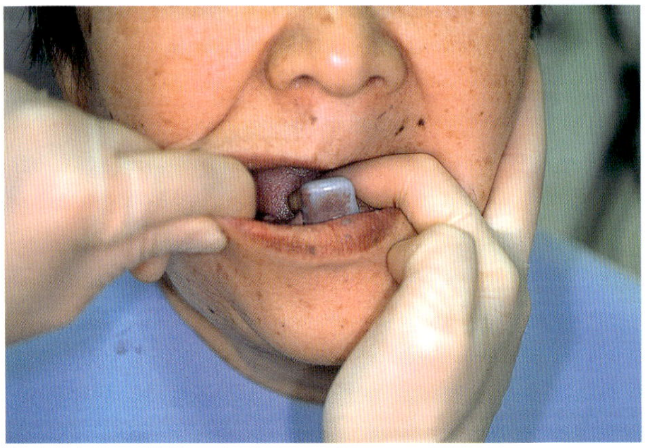

그림 3-127. 좌측을 누르고 우측 뺨을 전방으로.

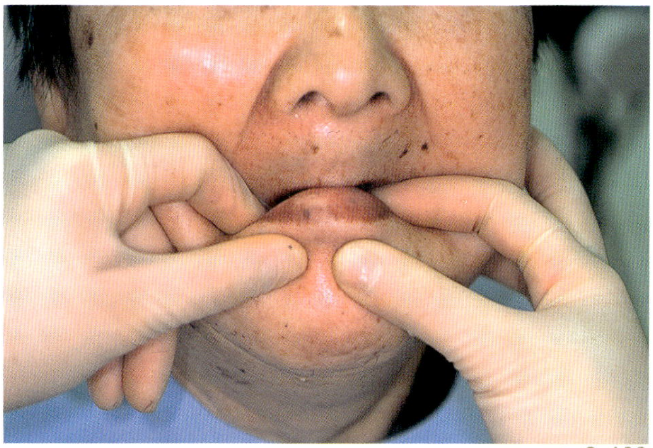

▲ 3-128

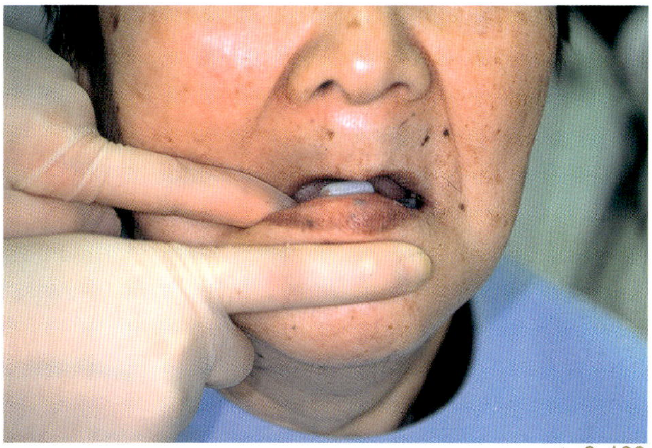

▲ 3-129

그림 3-128, 3-129. Chin 부위를 형성한다.

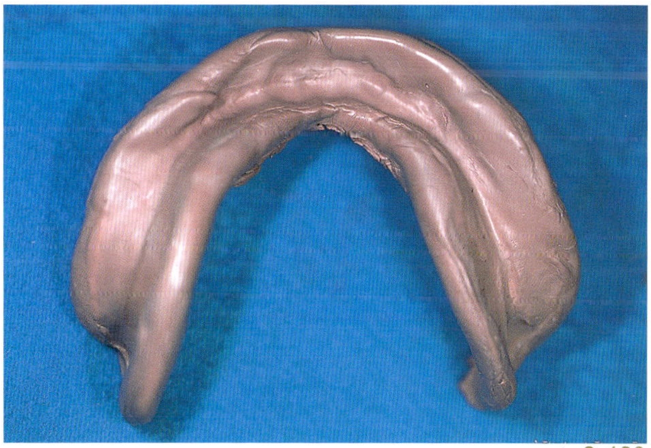

▲ 3-130

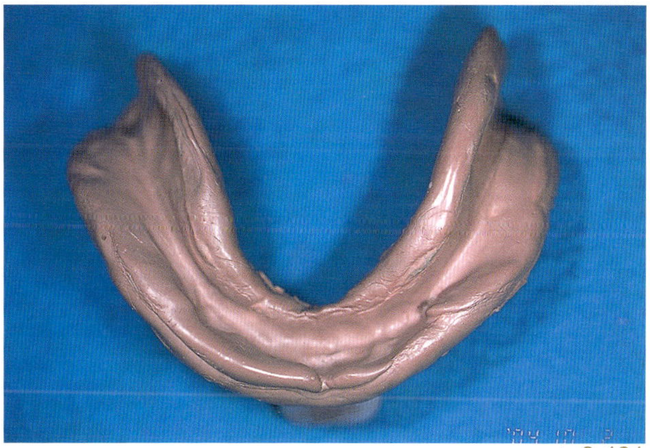

▲ 3-131

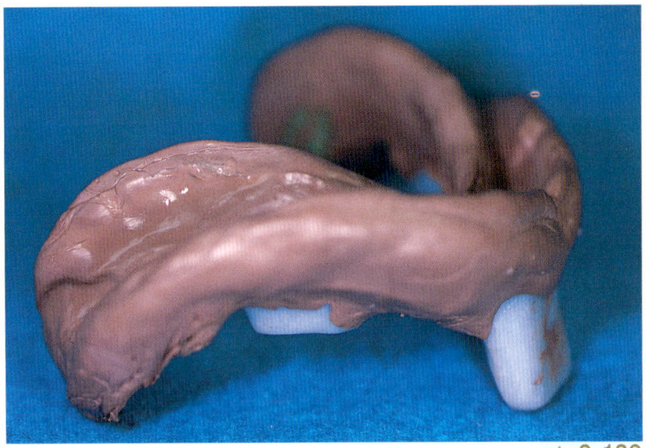

▲ 3-132

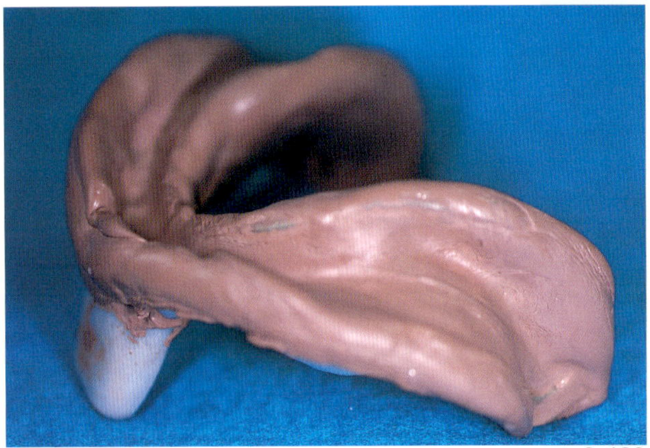

▲ 3-133

그림 3-130~3-133. 폴리설파이드계 러버베이스 인상재로 완성한 하악 최종인상.

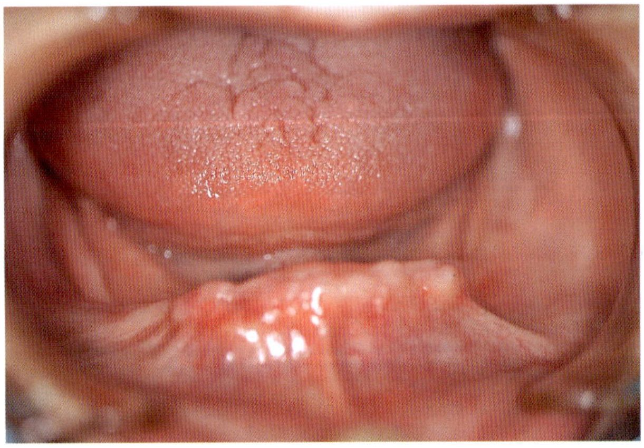

그림 3-134. 최종 인상채득한 하악.

인상채득법의 분류

인상채득법은 다음과 같이 분류한다.

[사용목적에 따른 분류]

예비인상(개형인상, 1차인상). 연구용모형을 얻기 위해 기성 트레이를 사용해 진행하는 인상.

정밀인상(최종인상, 완성인상). 작업모형을 얻기 위해 개인 트레이를 사용해 진행하는 인상.

[사용재료에 따른 분류]

단일인상

1종류의 재료로 인상한다.

[박싱]

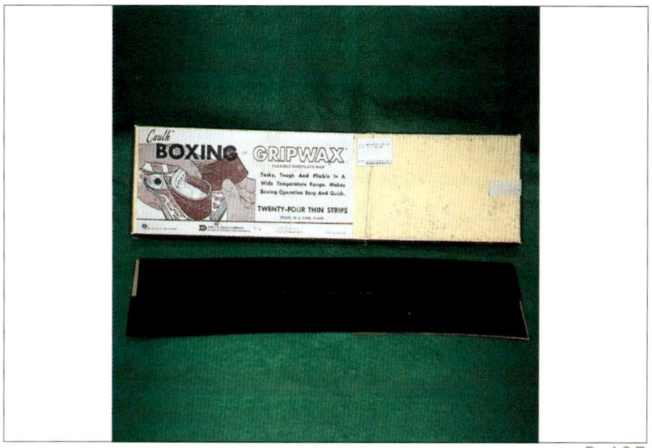

▲ 3-135

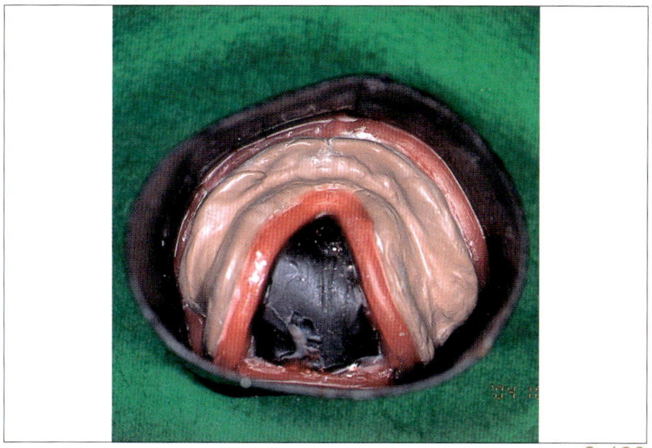

▲ 3-136

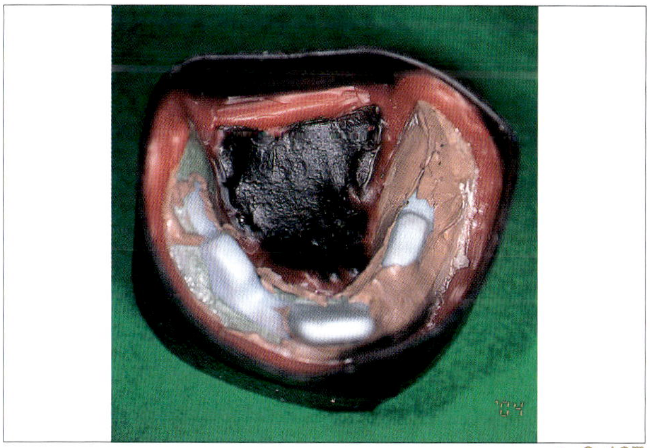

▲ 3-137

그림 3-135~3-137. 인상변연은 유틸리티왁스를 부착한다. Boxing왁스로 boxing한다.

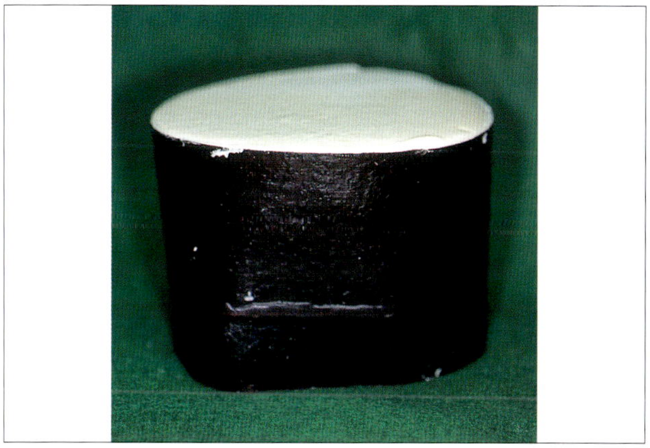

그림 3-138. 석고를 주입한다.

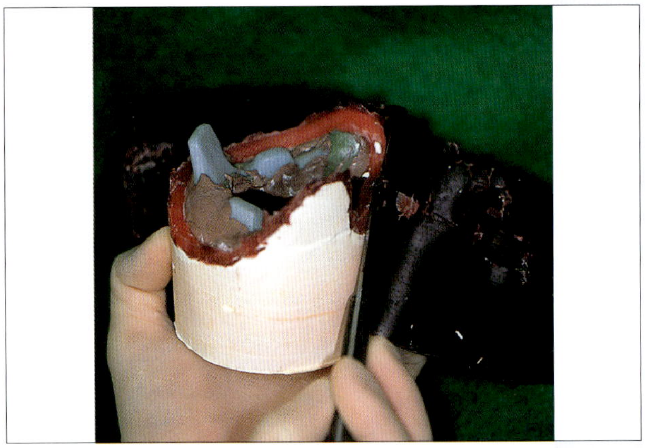

그림 3-139. 석고가 경화된 후 boxing왁스를 분리한다.

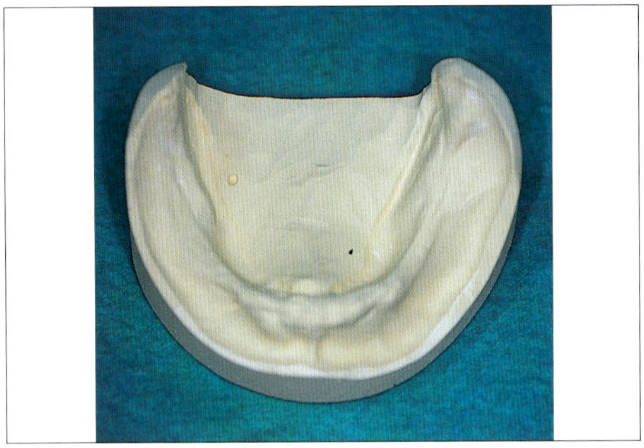

그림 3-140. 최종인상으로 완성한 작업모형.

① 모델링 컴파운드 인상
② 알지네이트 인상
③ 폴리설파이드러버 인상
④ 실리콘러버 인상

연합인상

1종류의 인상재를 적층하거나 2종 이상의 인상재를 사용하는 인상.

[인상압에 의한 분류]

무압인상(점막정지 인상, 정적 인상). 필요 최소한의 인상압하에서 채득하는 인상.

가압인상. 가압상태에서 점막상태를 채득하는 인상.

선택압인상. 저작기능시 교합압을 부위에 따라 선택적으로 변화시키는 인상. 트레이내면과 상하점막 공간을 조절해 진행한다.

동적 인상. 기능인상재를 점막면에 깔고 몇 일간 사용해 점막의 기능적, 동적 상태를 기록하는 인상.

[기능별 인상채득법의 분류]

해부인상(무압인상, 정지인상). 구강점막의 해부학적 형태를 무압상태, 정지상태에서 기록하는 인상.

기능인상. 기능시 점막상태를 기록하는 인상.

[기타 인상채득법]

개구인상. 개구한 상태에서 주위조직이 긴장된 상태를 인상하는 방법.

폐구인상. 폐구하고 교합상태에서 조직의 상태를 인상하는 방법.

[Flabby gum 인상/모델링 컴파운드에 의한 근압형성]

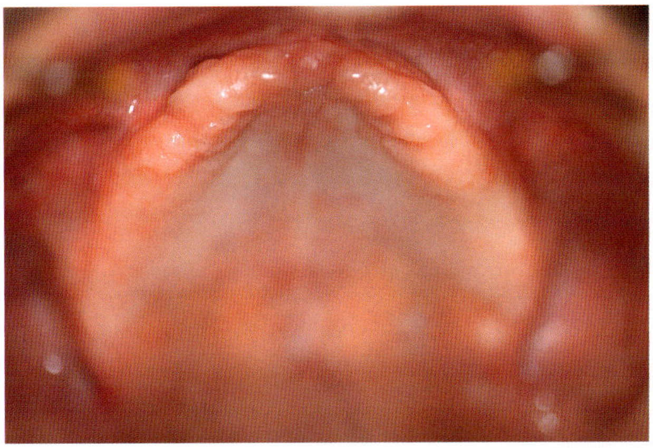

그림 3-141. 상악 까다로운 증례라 불리는 flabby gum의 인상. 상악의 구강내. Flabby가 심하다.

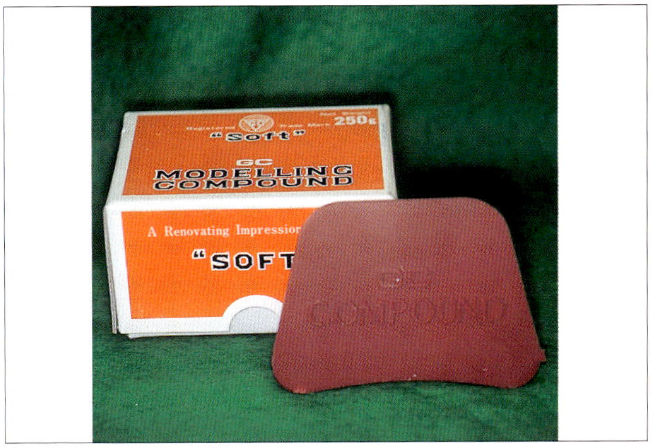

그림 3-142. 모델링 컴파운드 soft를 사용.

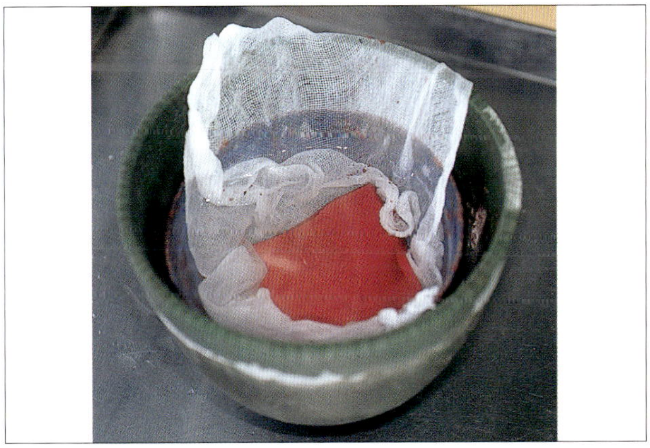

그림 3-143. 모델링 컴파운드를 연화.

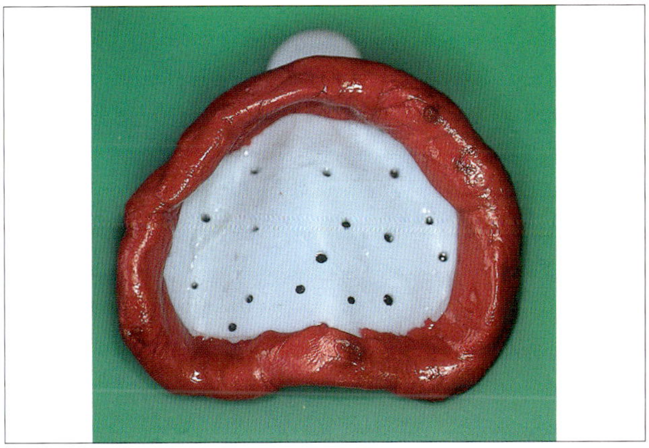

그림 3-144. 변연부에 모델링을 감는다.

[Flabby gum의 인상/선택적 압인상]

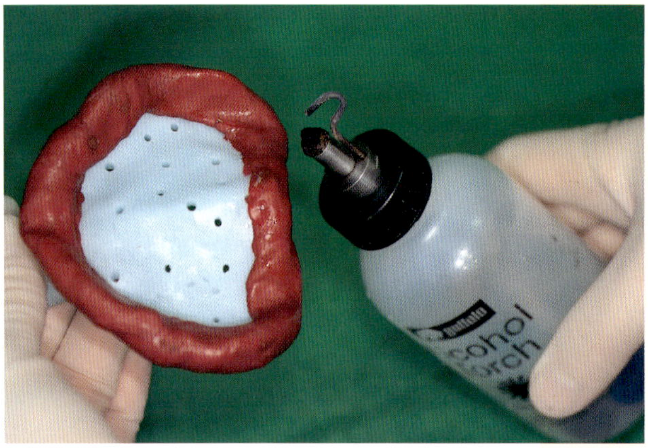

그림 3-145. 토치로 연화.

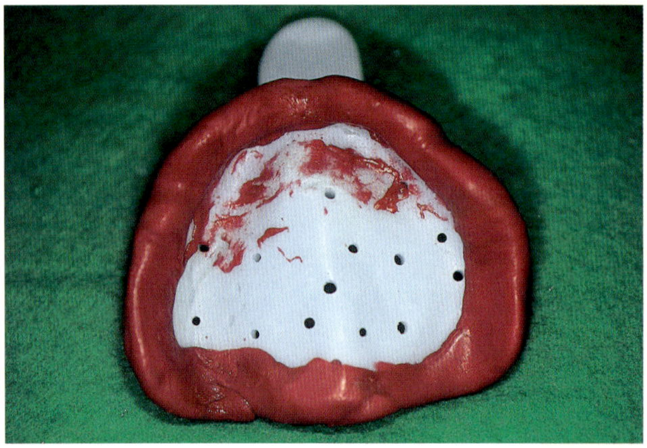

그림 3-146. 구강 내에 삽입하고 근형성.

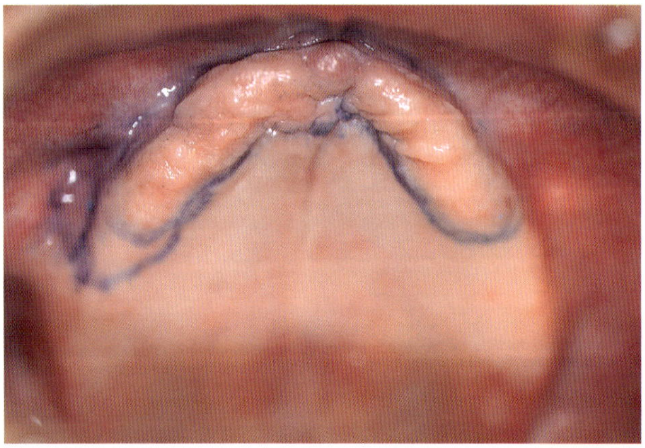

그림 3-147. 복사연필로 표시한다.

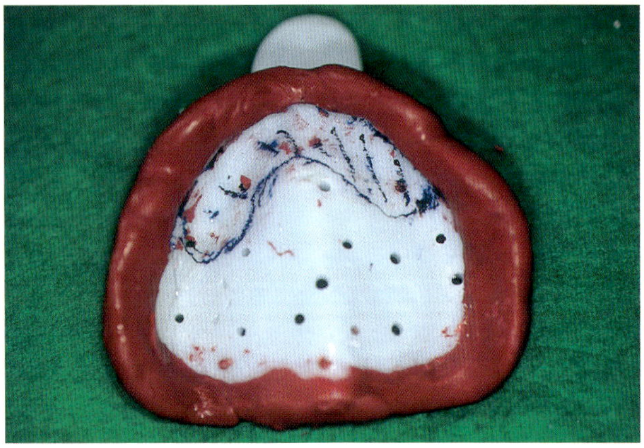

그림 3-148. 트레이를 삽입하고 복사연필로 표시된 부분.

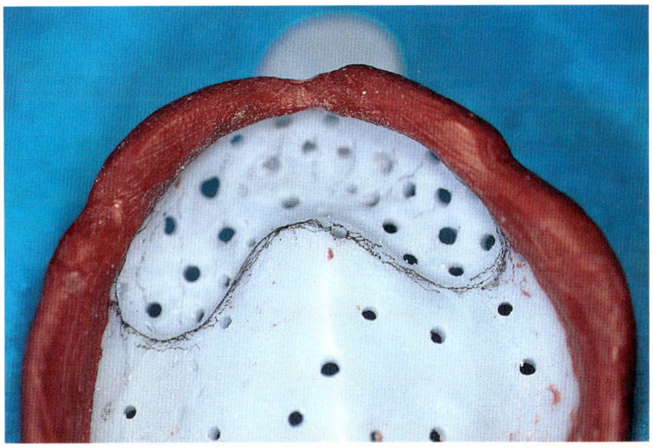

그림 3-149. 복사연필로 표시된 flabby 부분을 한 층 충분히 삭제한다. 인상재 통로를 라운드버나 피셔 버로 많이 형성한다.

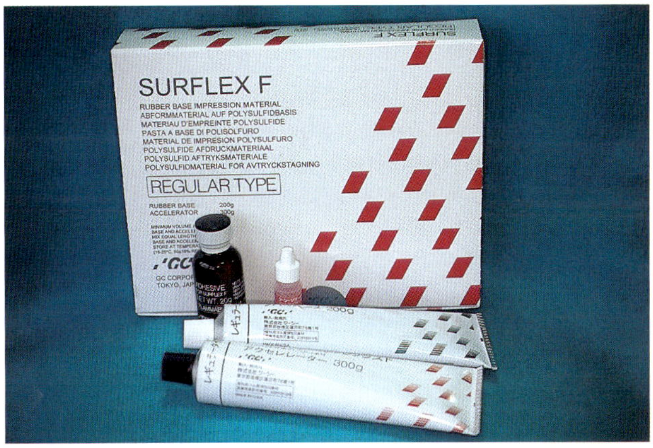

그림 3-150. 폴리설파이드계 러버베이스 인상재 'Surflex F' 레귤러 타입.

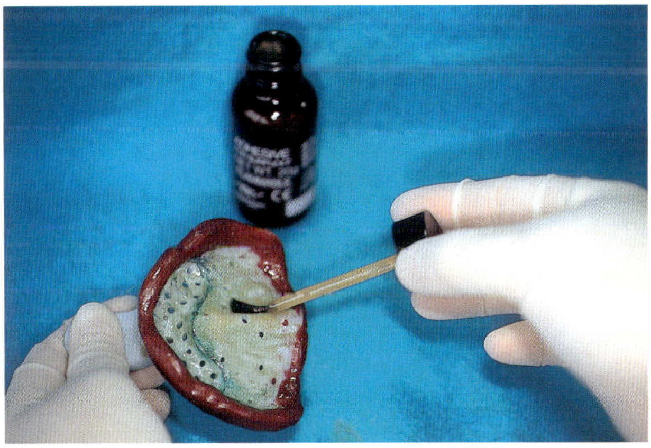

그림 3-151. 트레이부분에 접착제를 도포한다.

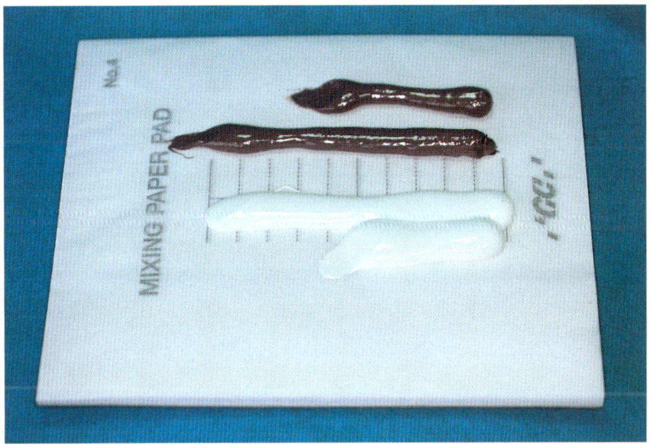

그림 3-152. Surflex를 필요한 양만큼 덜어낸다.

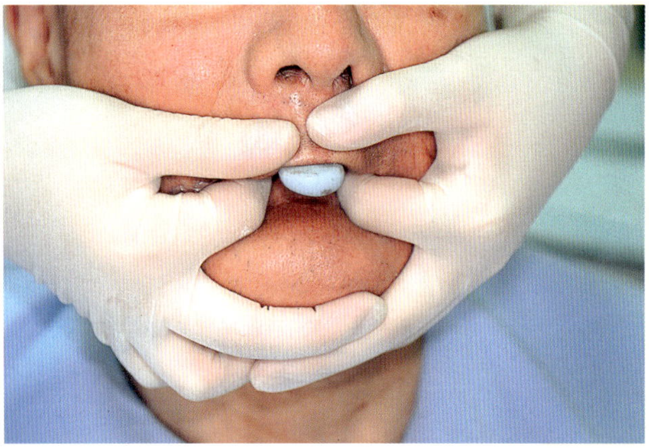

그림 3-153. Surflex를 연화해 축성하고 구강 내에 삽입한다. 폐구 위에서 고정한다.

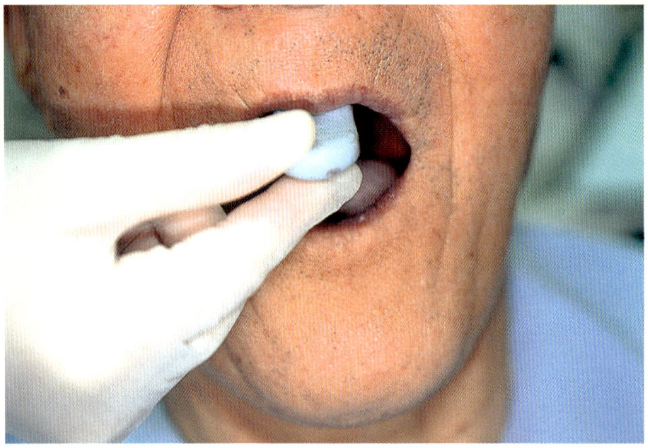

그림 3-154. 손으로 밀어낼 때 탈락하지 않는지 확인한다.

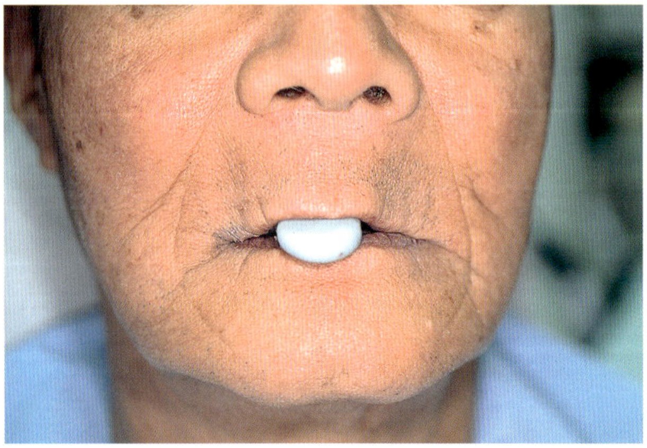

그림 3-155. 기능운동 후 경화되기를 기다린다.

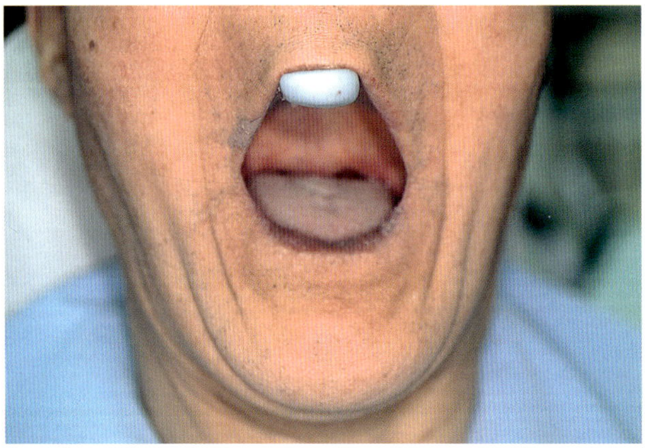

그림 3-156. 경화 후 크게 개구해도 미끄러져 탈락하지 않는다. 쉽게 탈락하지 않기 때문에 폐구하고 변연부에 바람을 불어주면서 분리한다.

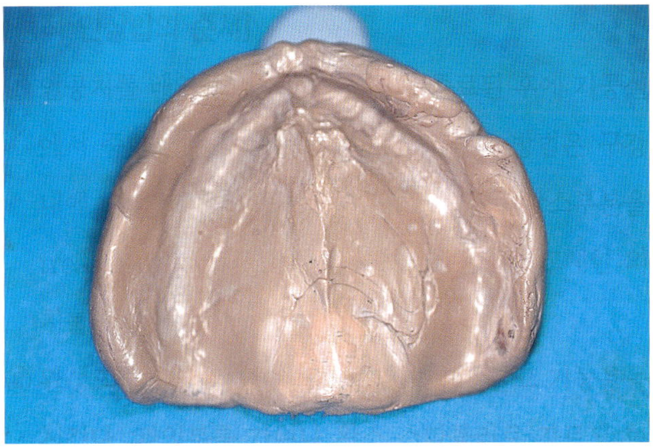

그림 3-157. Flabby 부분도 깨끗하게 표시된 최종인상.

[동적 인상법/티슈콘디셔너 사용]

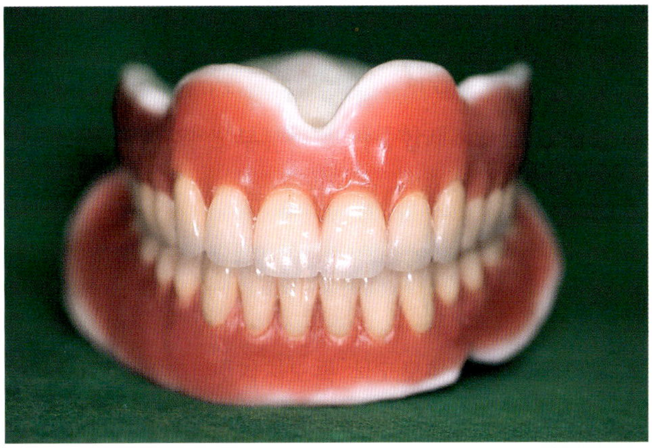

그림 3-158. 인공치를 배열하고 구강내 시적이 종료된 상하의치.

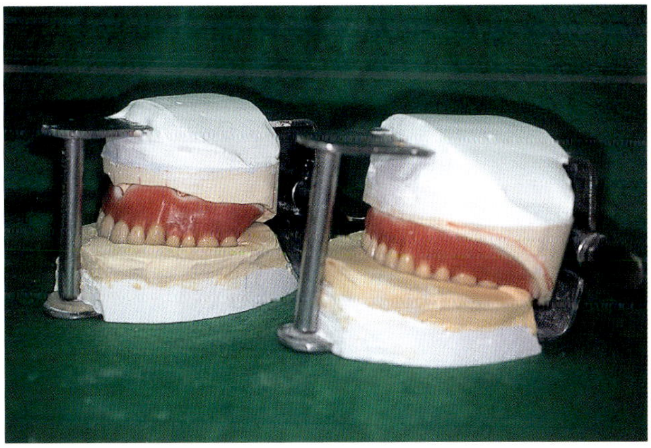

그림 3-159. 동적 기능인상을 하기 위해 상하 의치를 지그에 장착한다.

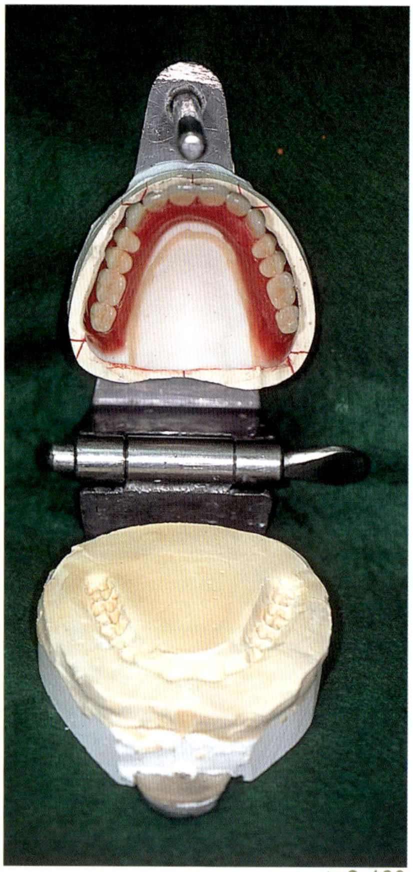

▲ 3-160

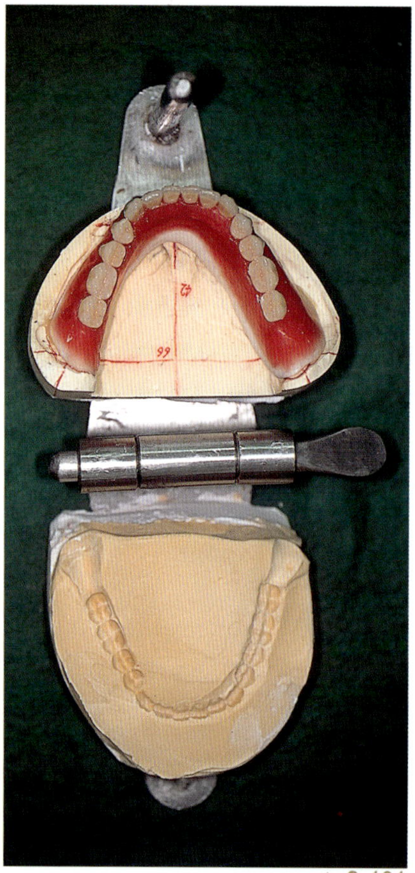

▲ 3-161

그림 3-160. 지그에 장착한 상악.

그림 3-161. 지그에 장착한 하악.

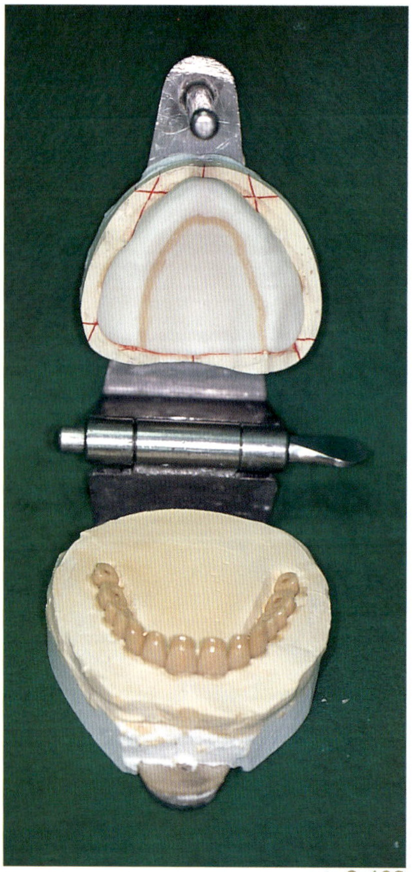

▲ 3-162

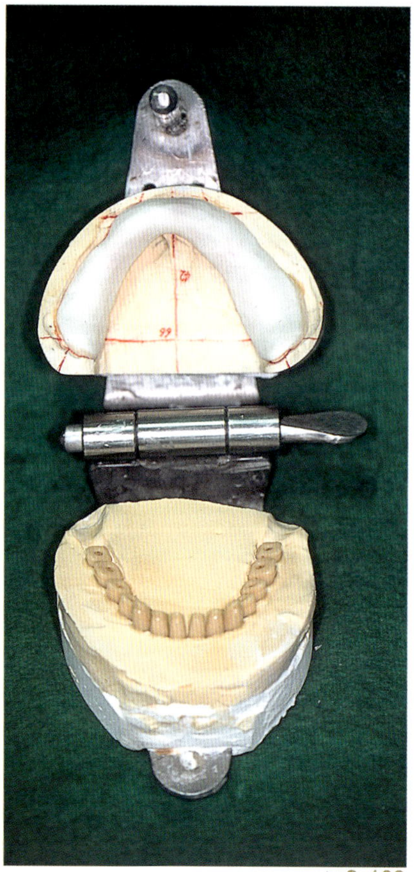

▲ 3-163

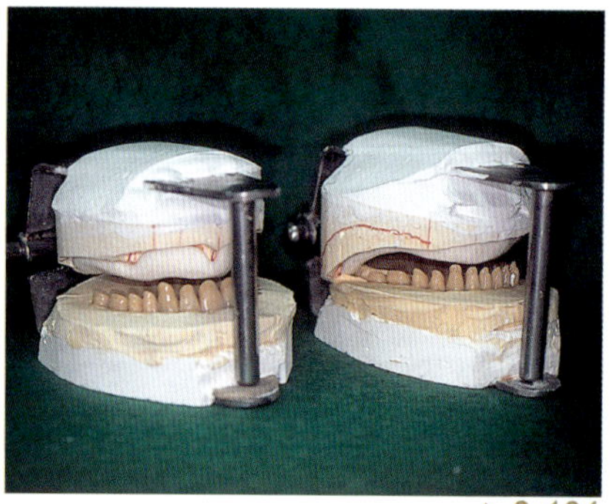

▲ 3-164

그림 3-162~3-164. 인공치를 고정하고 있던 왁스를 제거한 상태.

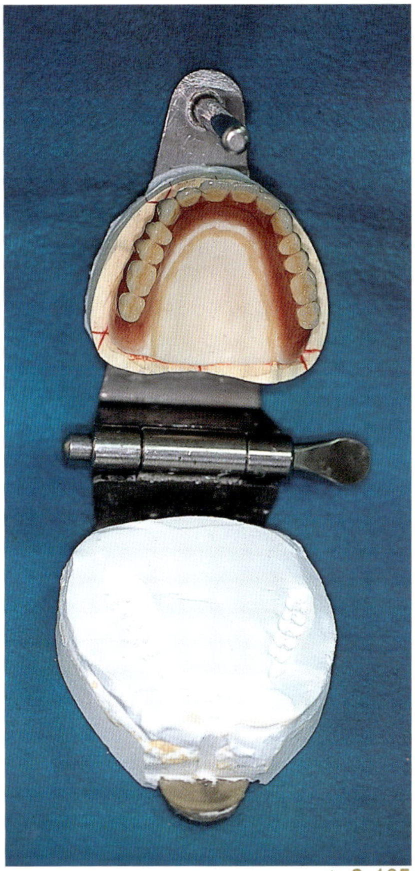

▲ 3-165

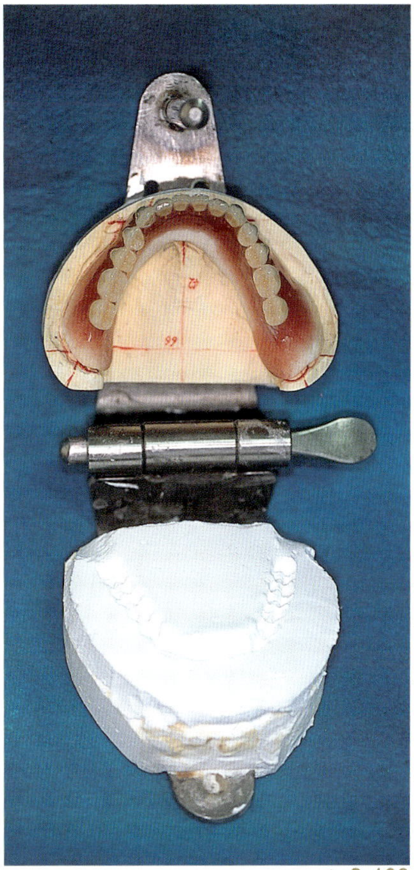

▲ 3-166

그림 3-165, 3-166. 지그상에서 왁스를 제거하고 즉시중합레진으로 교체한 상하의치.

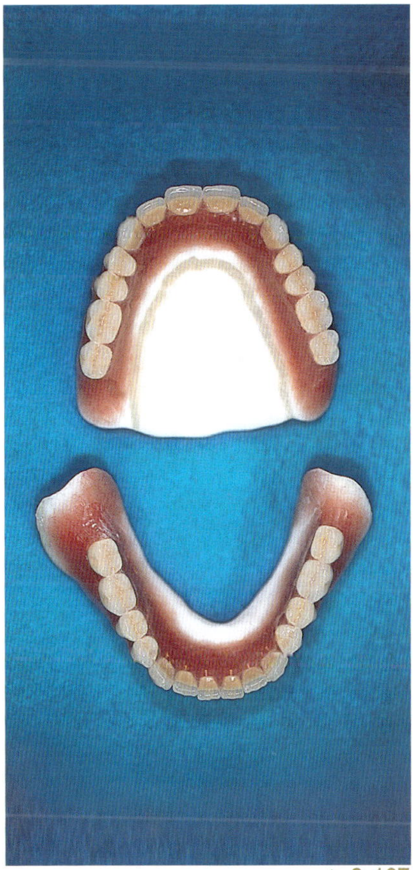

▲ 3-167

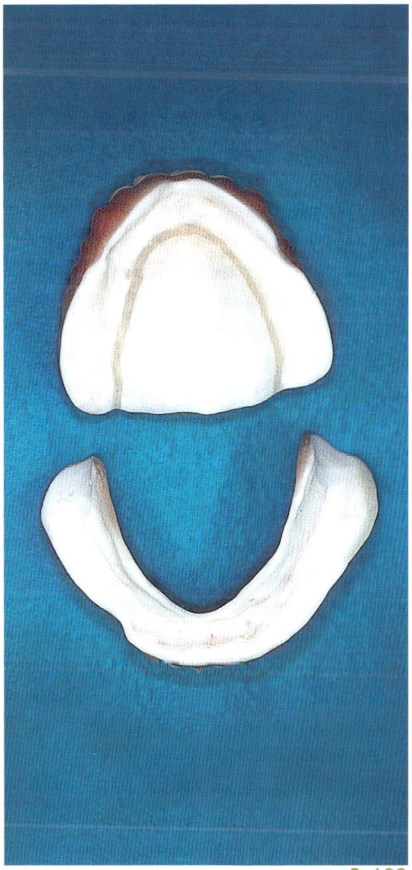

▲ 3-168

그림 3-167. 왁스부분을 즉시중합레진으로 교체하고 지그에서 분리한 상하의치 교합면관.

그림 3-168. 왁스부분을 즉시중합레진으로 교체한 상하의치 점막면관.

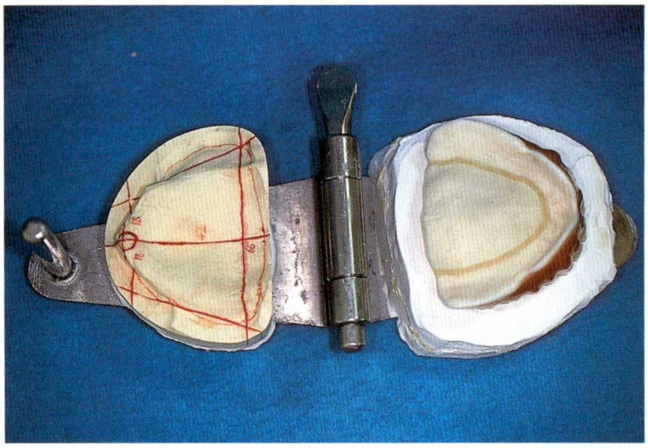

그림 3-169. 왁스를 즉시중합레진으로 교체한 상악의 지그를 편 상태.

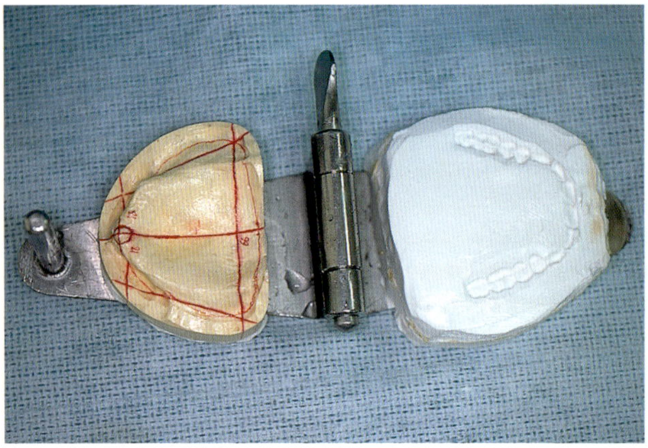

그림 3-170. 모형은 물에 담구고 바세린을 도포한다.

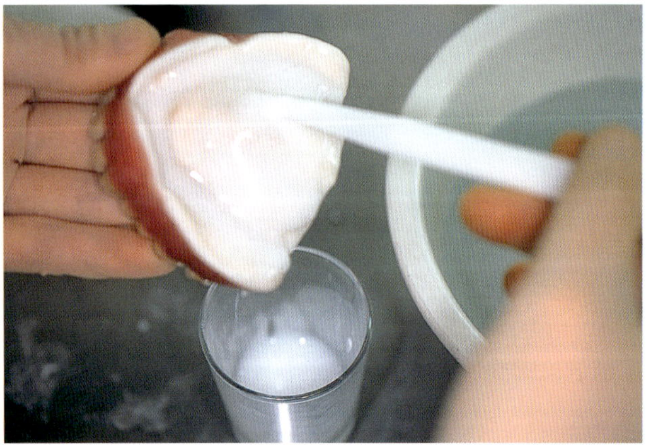

그림 3-171. 동적 기능 인상재로 Shofu 티슈콘디셔너를 사용한다. 흰색이므로 접촉부분의 확인이 용이하다. 티슈콘디셔너를 의치 내면에 축성한다. 바세린을 도포한 모형에도 티슈콘디셔너를 축성한다.

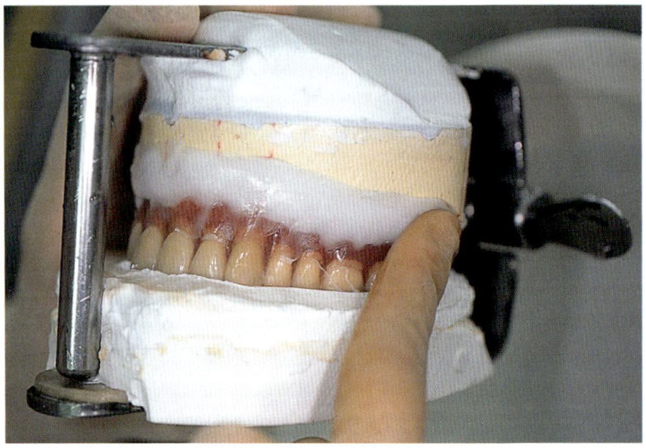

그림 3-172. 지그 모형에 압접하고 지그를 닫아 과잉부 형태를 손가락으로 정리한다.

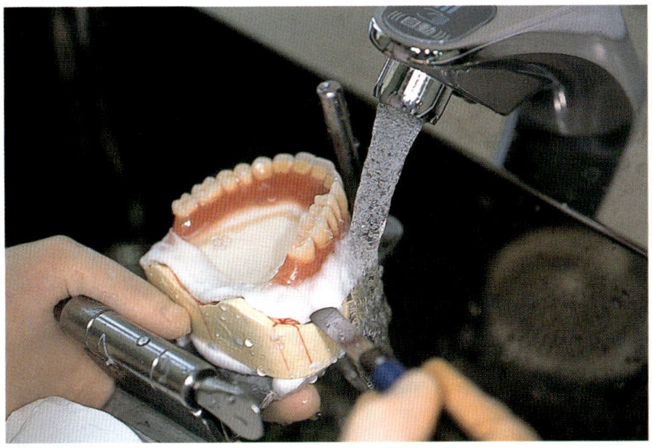

그림 3-173. 경화 후 흐르는 물로 지그를 분리한다.

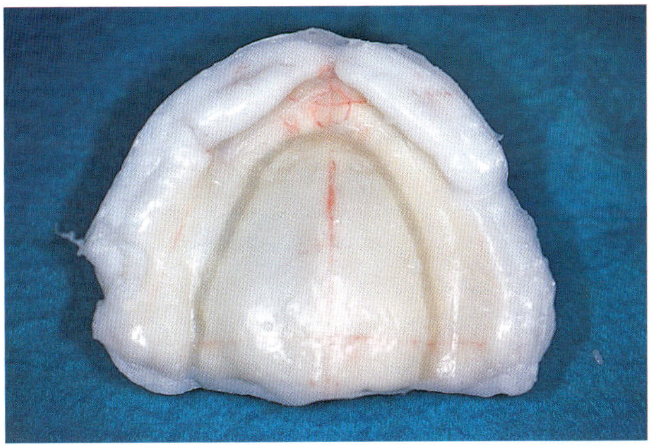

그림 3-174. 지그에서 분리한 상악.

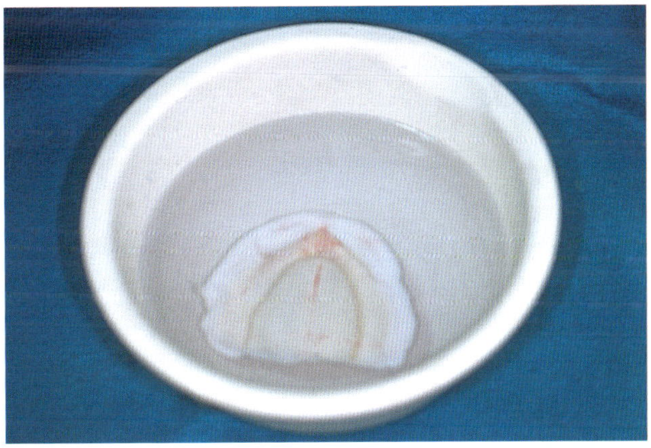

그림 3-175. 세척제 'PIKA(역주: 번쩍 번쩍의 일본어)'를 넣고 온수 통에 담근다.

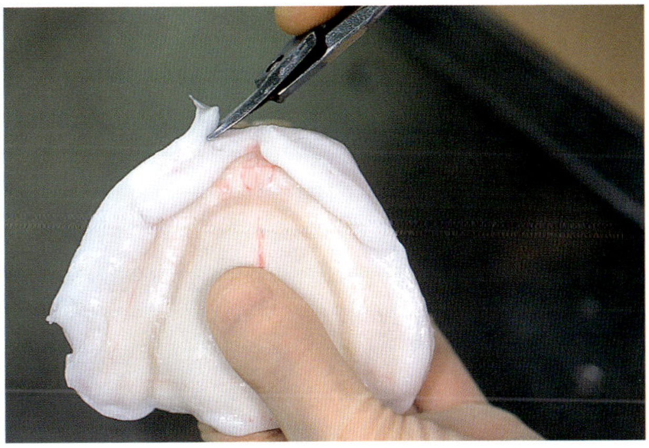

그림 3-176. 통에서 꺼내고 주변을 가위로 정리한다.

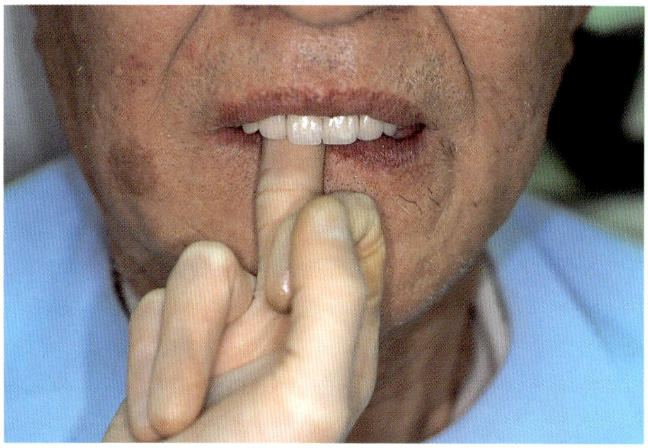

그림 3-177. 주변을 정리한 후 구강 내에 장착하고 구개부분을 강하게 상하 방향으로 압접한다.

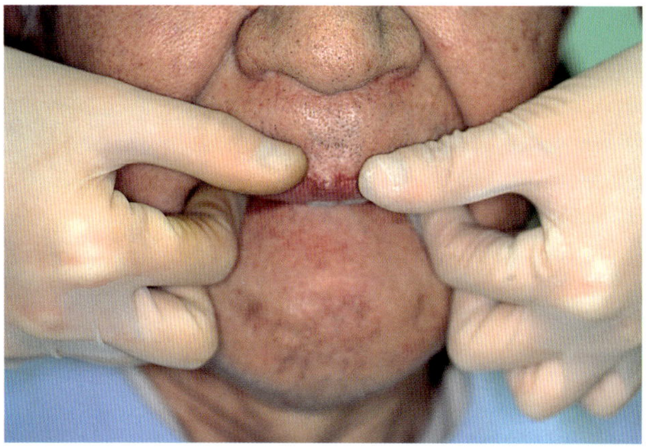

그림 3-178. 구순을 닫고 상하 순측부분의 구순점막을 하방으로 뺀다.

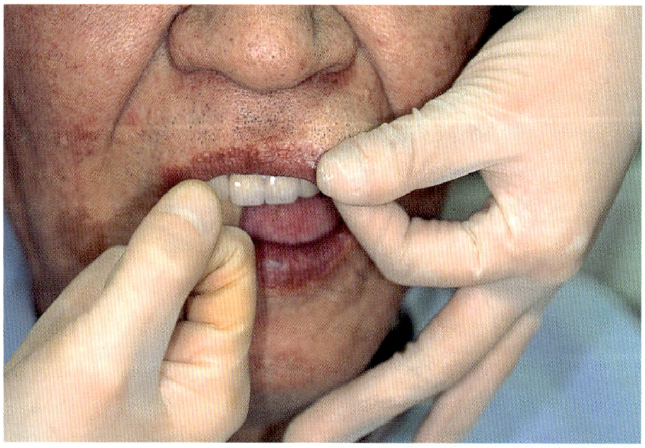

그림 3-179. 이어 좌측 협점막을 전방으로 당긴다.

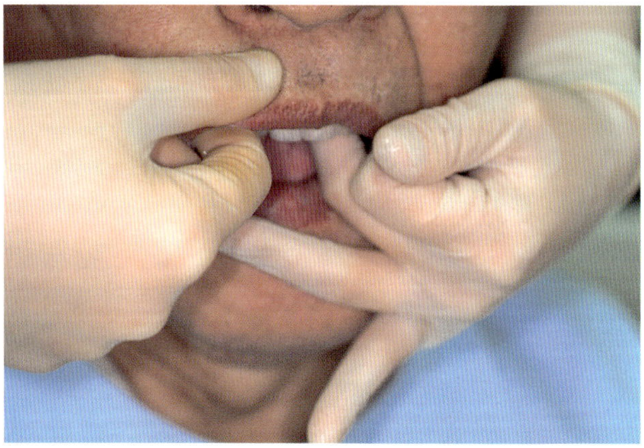

그림 3-180. 이어 우측 협점막을 전방으로 당긴다.

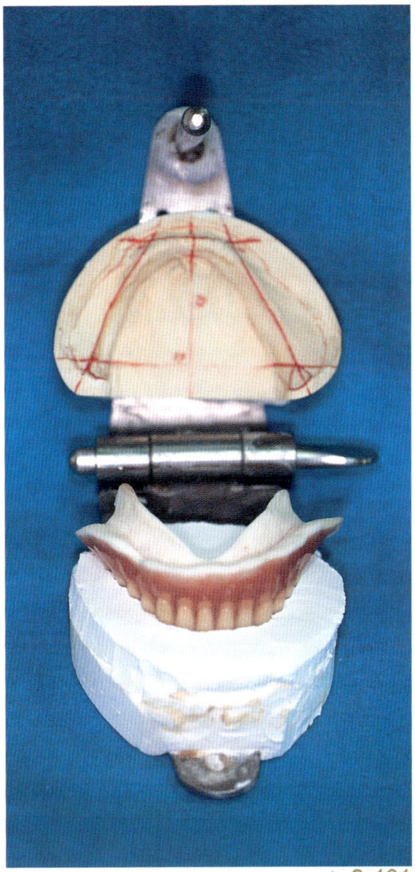

▲ 3-181

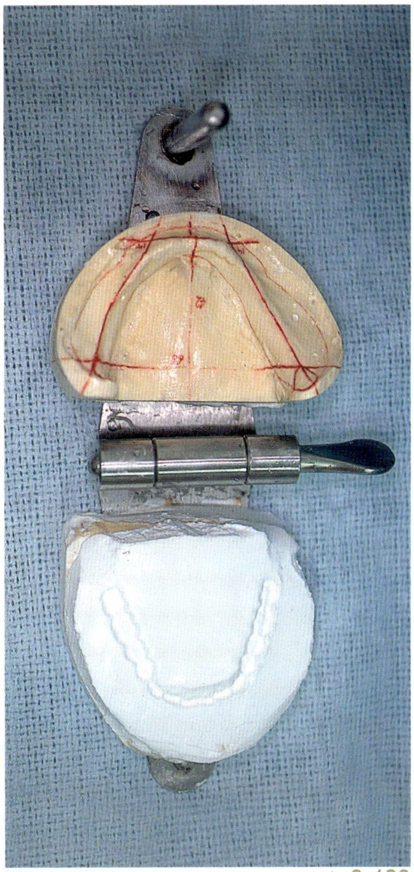

▲ 3-182

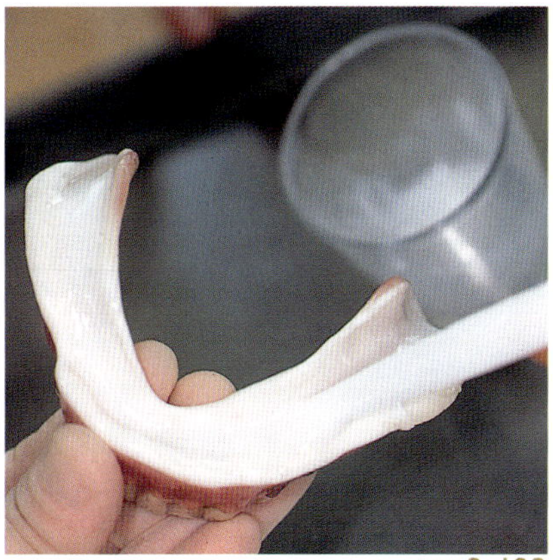

▲ 3-183

그림 3-181. 하악의 지그를 편 상태.

그림 3-182. 지그에 부착된 모형을 물에 충분히 담그고 바세린을 도포한다.

그림 3-183. 상악과 마찬가지로 Shofu 티슈콘디셔너를 의치 내면에 축성한다. 지그측 모형상에도 티슈콘디셔너를 축성해 지그를 닫는다.

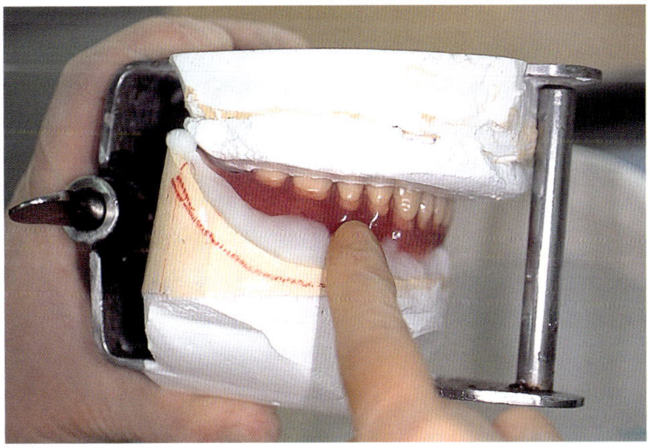

그림 3-184. 변연을 삐져나온 과잉부를 손가락으로 압접하고 형태를 정돈한다.

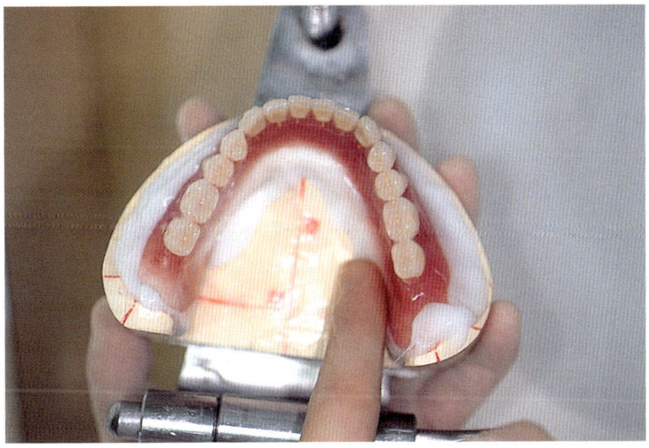

그림 3-185. 지그를 열고 형태를 정돈한다.

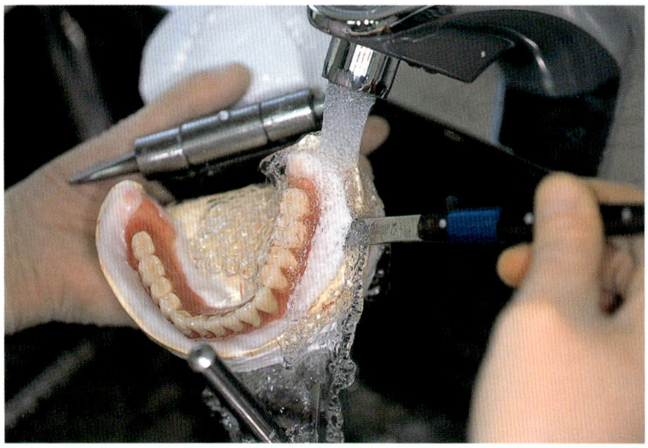

그림 3-186. 경화 후 흐르는 물에서 의치를 분리한다.

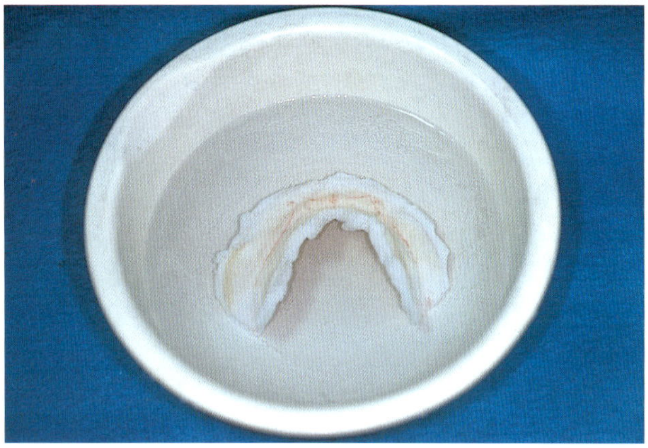

그림 3-187. 분리한 의치를 'PIKA'가 들어있는 물속에 넣는다. 인상면에서 끈적거리는 느낌이 사라지고 광택이 살아나게 된다.

[동적 인상법/인상시 근형성]

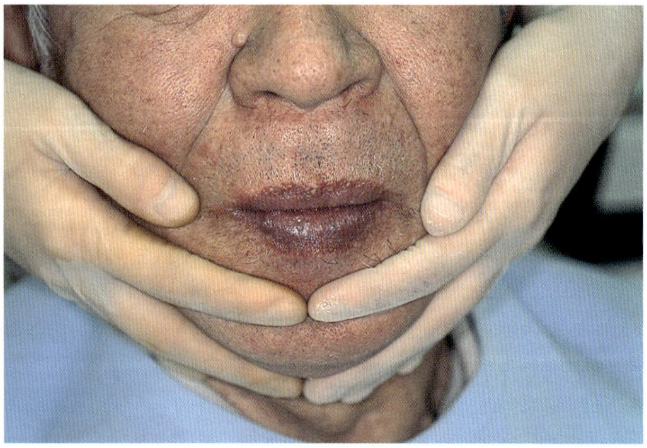

그림 3-188. 주변을 가위로 제거한 후 구강내에 장착하고 구순을 닫도록 한다. 하악이부에 검지를 대고 순측 및 협측 부분을 가볍게 압접한다.

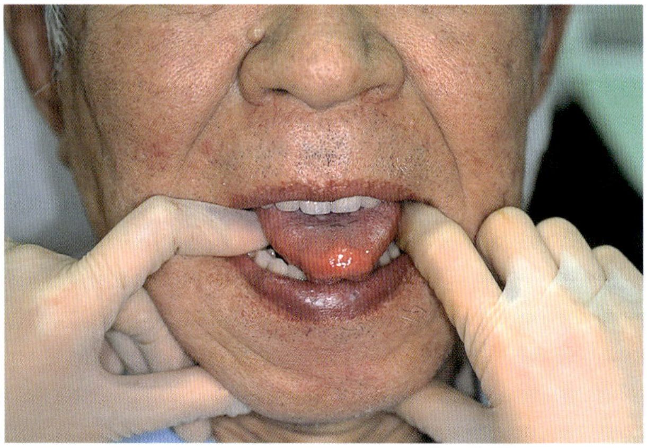

그림 3-189. 양측을 그림처럼 가볍게 누르고 혀를 전방으로 내밀도록 한다.

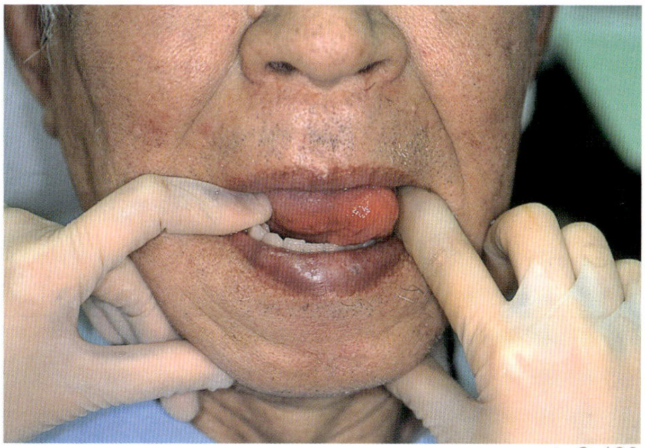

▲ 3-190

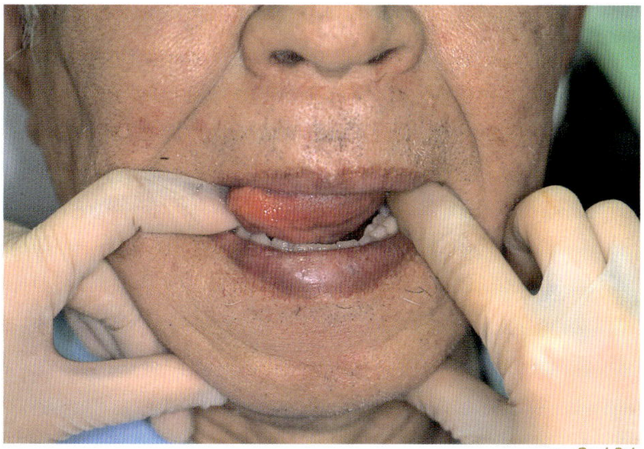

▲ 3-191

그림 3-190, 3-191. 그 후 설첨으로 상구순을 좌측에서 우측으로, 우측에서 좌측으로 접촉하도록 한다.

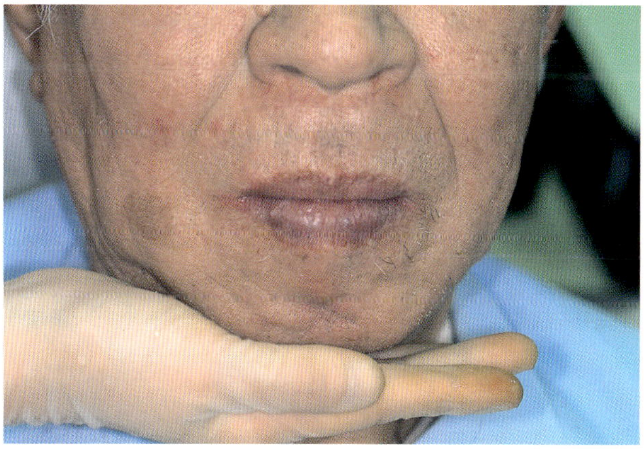

그림 3-192. 폐구하고 침을 삼킨다. 그림 3-190~3-192의 동작을 반복한다.

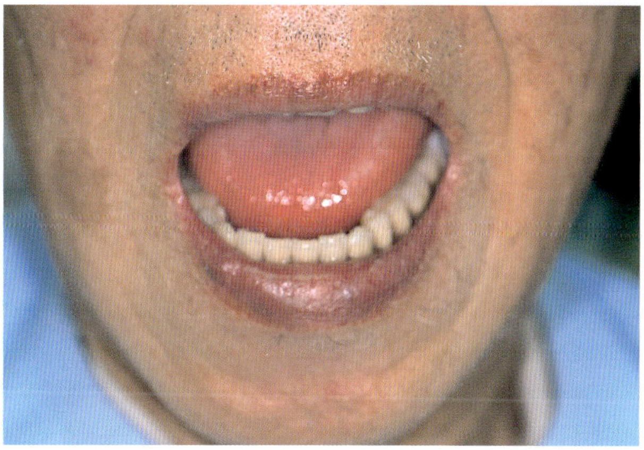

그림 3-193. 가끔 크게 개구한다.

동적 인상법(동적 기능인상법)

[동적 인상법]

레진상 위에 인공치가 배열된 의치를 사용해 티슈콘디셔너처럼 경화가 늦고 탄성이 있는 인상재를 사용해 실제로 사용하고 교합압 상태의 의치상하점막의 움직임을 인상면에 기록하는 방법을 동적 인상법, 동적 기능인상법이라 한다.

의치 상하 점막면 각 부위의 두께와 경도에 대응하면서 부분적으로 삭제하고 인상재를 추가해 가면서 완성해 간다.

인상재 자체는 점탄성이 있으므로 쿠션역할을 하고 점막을 보호하며 동요를 억제해 점막을 마사지해준다. 이른바 트레이닝 과정을 거치므로 까다로운 증례에 최적의 방법이다.

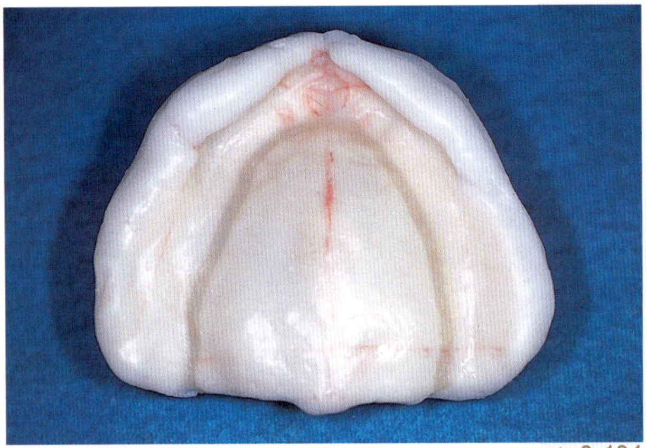

▲ 3-194

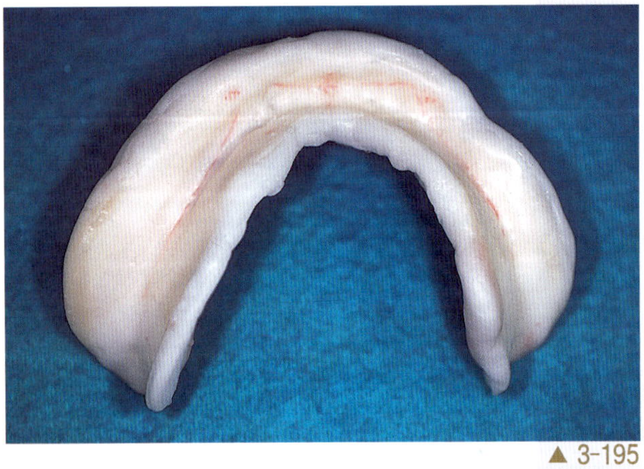

▲ 3-195

그림 3-194, 3-195. 티슈콘디셔너를 패킹한 상하 의치를 구강 내에 장착하고 기능운동 시켜 구강 밖에 꺼낸 상태. 이 상태에서 장착하고 귀가하도록 한다. 식사시 카레는 삼가하도록 한다.

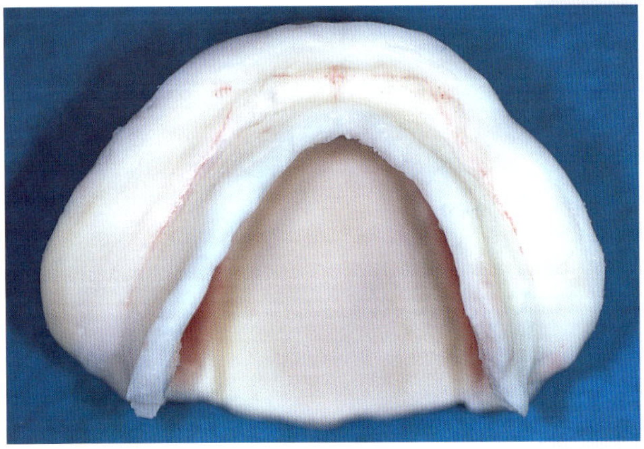

그림 3-196. 구강내 각종 기능운동을 시키고 구강 밖으로 꺼낸 상하 의치를 교합시켜 하악 점막면에서 관찰한 상태.

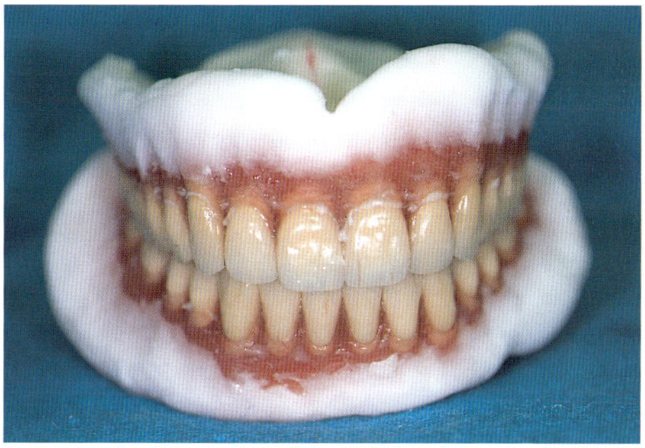

그림 3-197. 티슈콘디셔너를 깔고 구강내 기능운동을 마친 상하의치. 이것을 장착하고 귀가하도록 한다. 현재 사용 중인 의치는 반드시 보관하도록 한다.

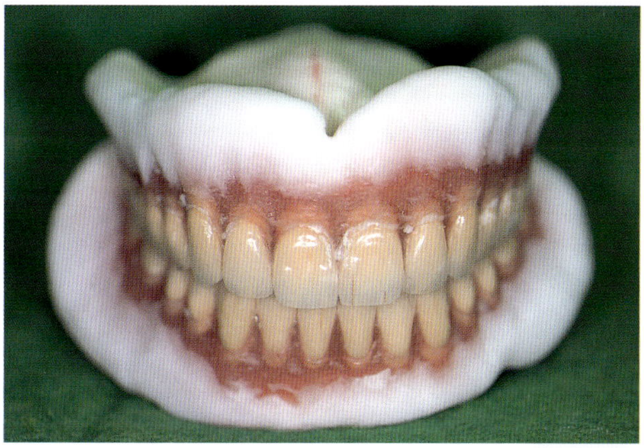

그림 3-198. 하루 종일 사용한 장착 다음날 상하 의치 정면 모습.

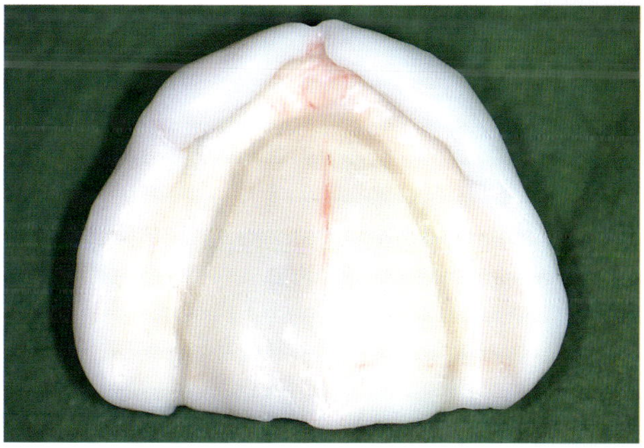

그림 3-199. 장착 다음날 상악 점막면.

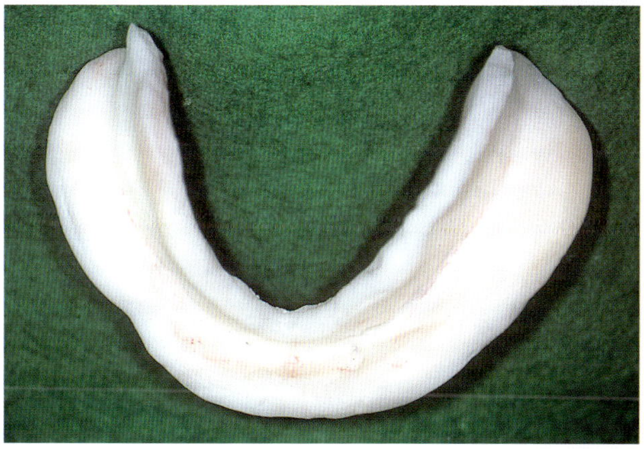

그림 3-200. 장착 다음날 하악 점막면.

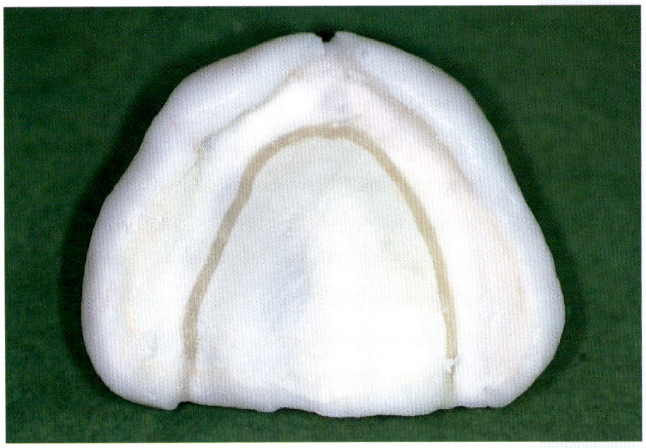

그림 3-201. 티슈콘디셔너의 얇은 점막면을 크게 삭제한다.

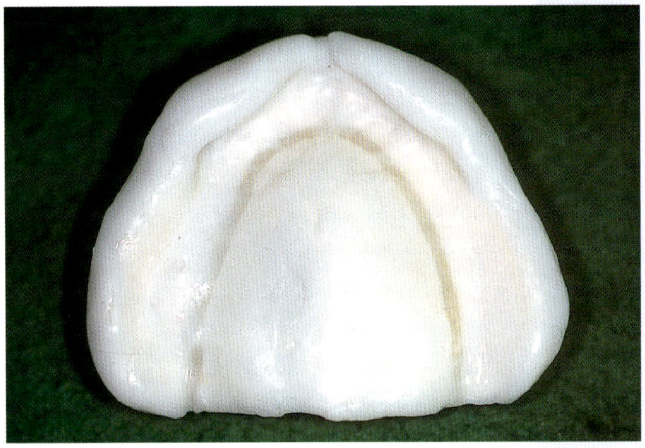

그림 3-202. 삭제한 부분에 새롭게 티슈콘디셔너를 축성하고 구강 내에 장착해 꺼낸 상태. 귀가 전에 붓으로 액을 얇게 펴바르듯이 도포한다(flow control).

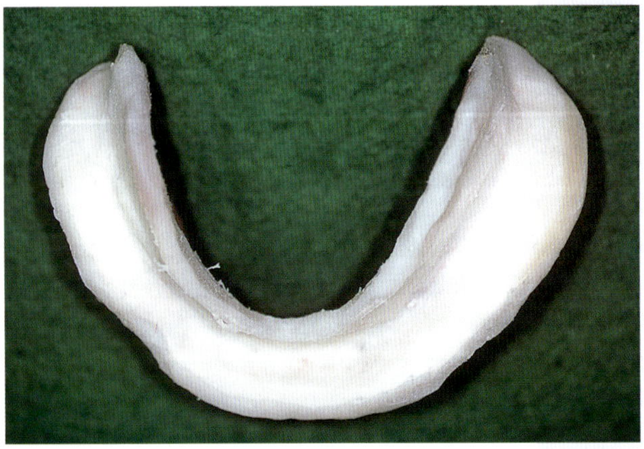

그림 3-203. 하악도 얇은 점막면을 삭제한다.

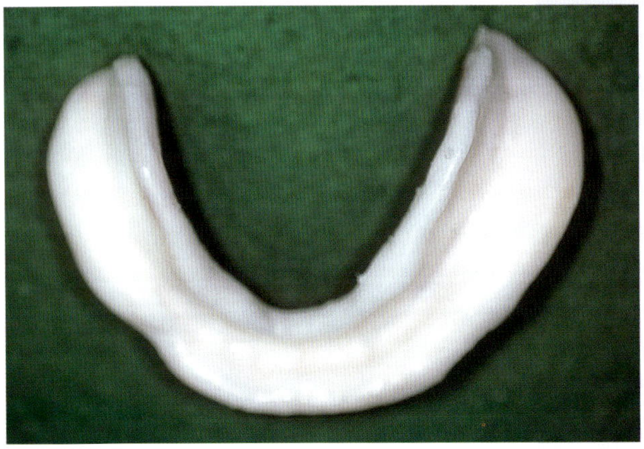

그림 3-204. 티슈콘디셔너를 깔고 완성한 상태.

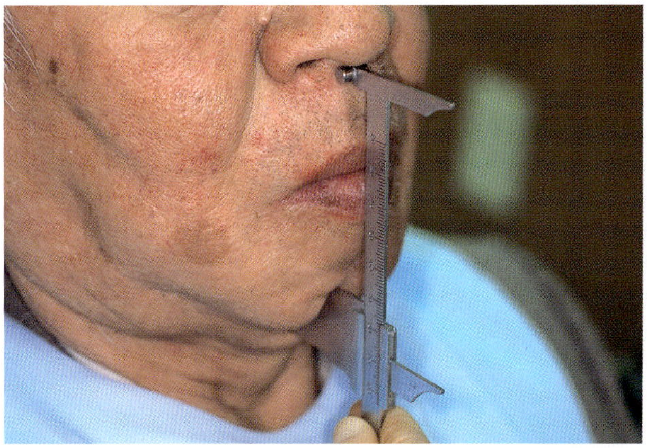

그림 3-205. 교합고경에 늘 주의하고 바이트게이지로 계측하면서 진행한다.

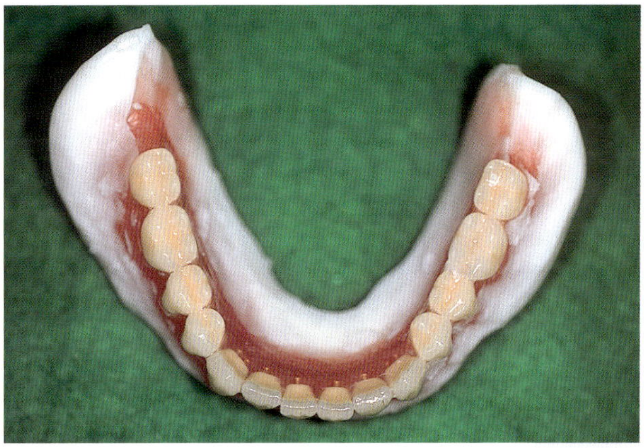

그림 3-206. 순협설측 연마면의 형태도 정돈한다.

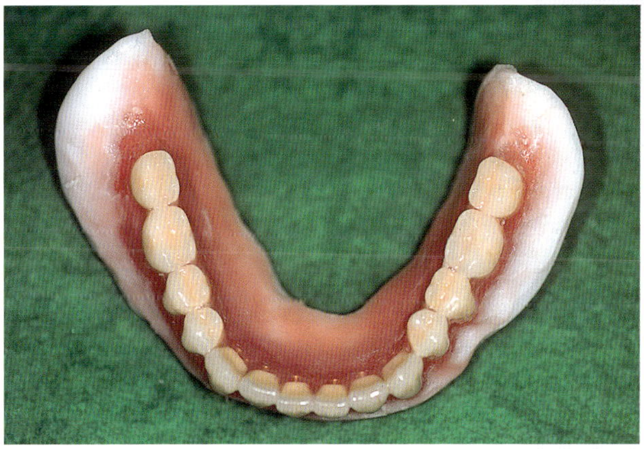

그림 3-207. 연마면의 티슈콘디셔너와 경계에 즉시중합레진을 붓으로 축성한다.

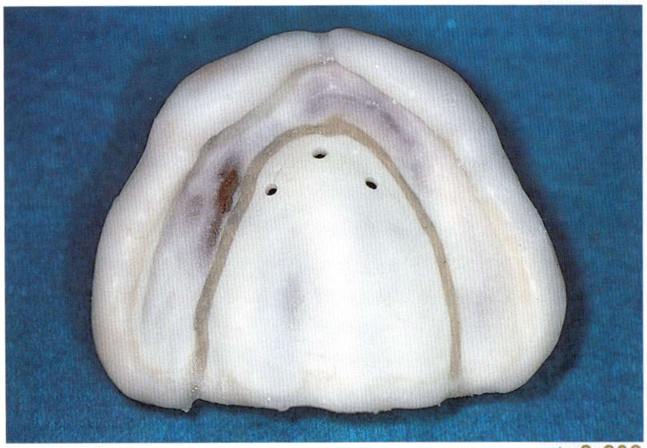
▲ 3-208

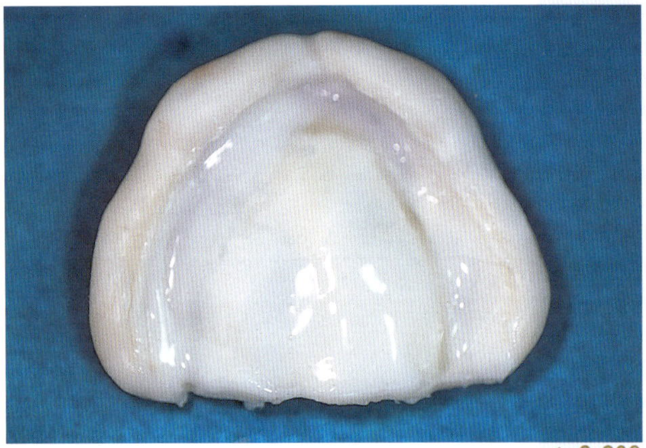
▲ 3-209

그림 3-208, 3-209. 접촉이 있는 부분, 접촉하리라 예상되는 부분을 삭제하고 새롭게 티슈콘디셔너를 깔고 구강 내에 장착해 기능운동 시킨다. 이때 구개에 버로 작은 구멍을 뚫어 티슈콘디셔너의 유출통로를 만든다.

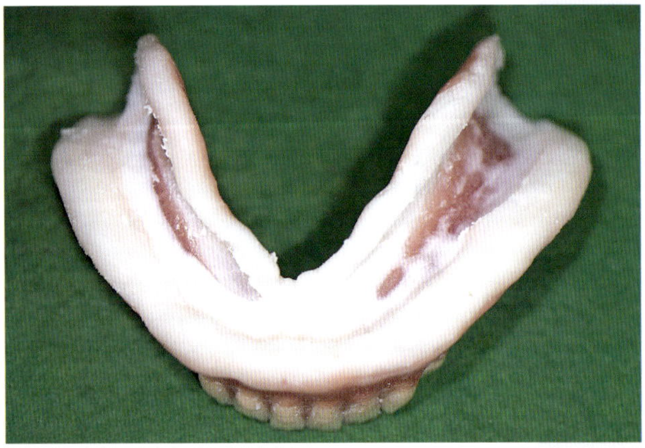

그림 3-210. 접촉부분을 부분적으로 삭제한다.

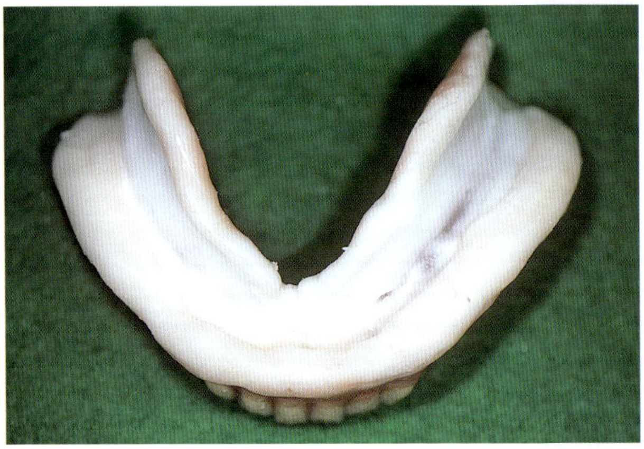

그림 3-211. 삭제부에 티슈콘디셔너를 축성해 완성한다. 티슈콘디셔너의 신구이행부분 뿐만 아니라 전체적으로 붓으로 액을 펴주듯이 도포한다.

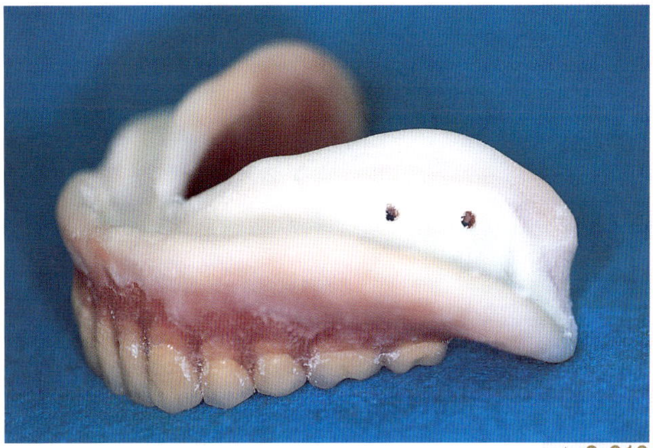

▲ 3-212

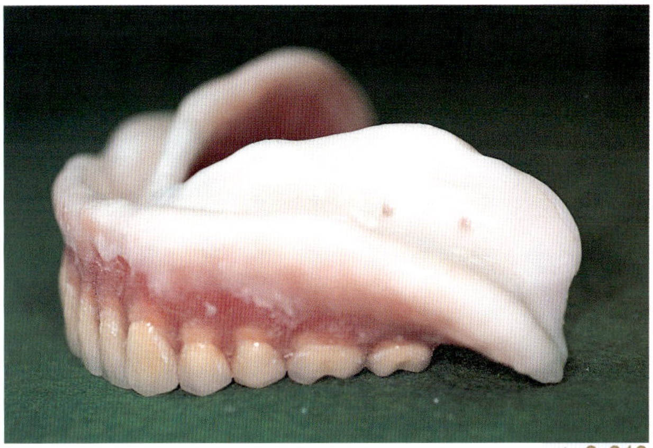

▲ 3-213

그림 3-212, 3-213. 하악도 동일하게 진행한다.

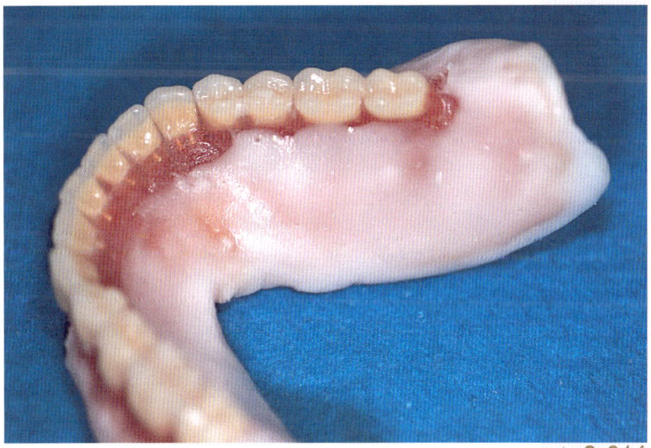

▲ 3-214

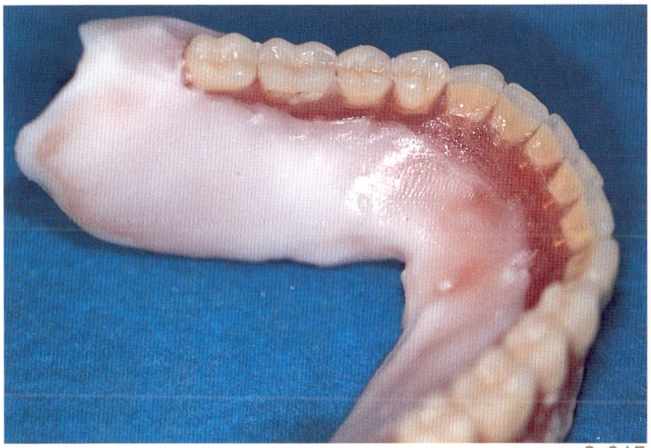

▲ 3-215

그림 3-214, 3-215. 설측면에 티슈콘디셔너를 축성하고 기능적인 설측면 형태를 만든다.

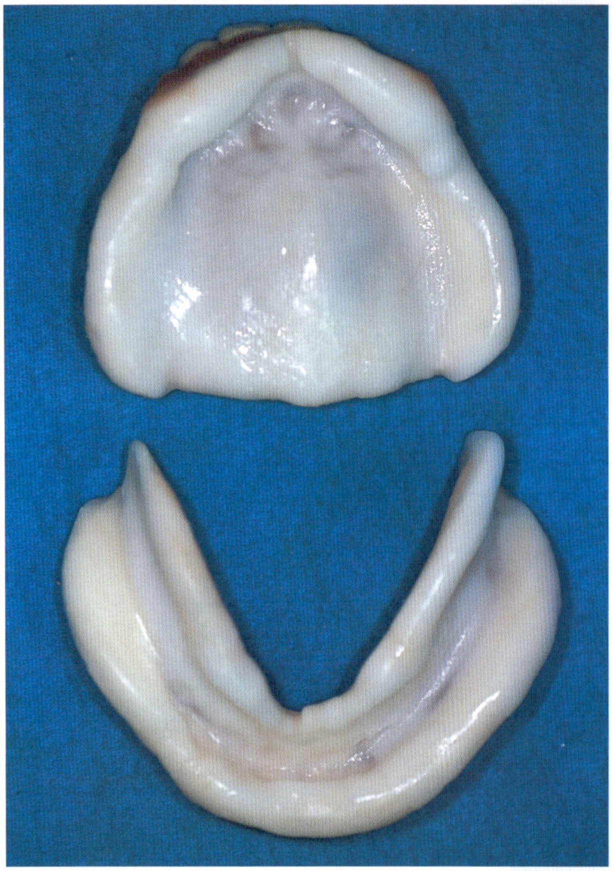

그림 3-216. 동적 기능인상을 개시한지 20일 후 최종 인상면.

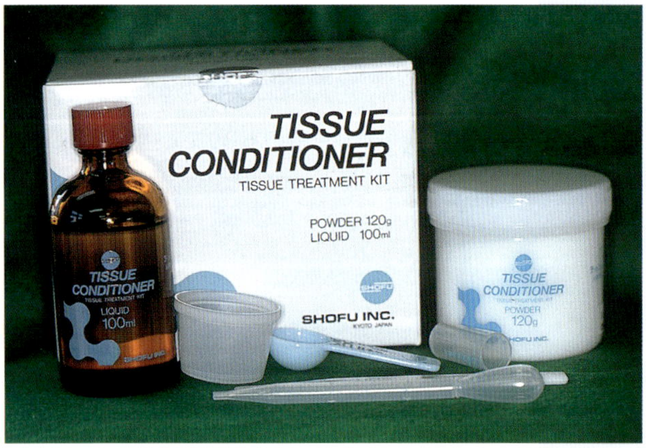

그림 3-217. 동적 기능인상재로 사용한 Shofu 티슈콘디셔너.

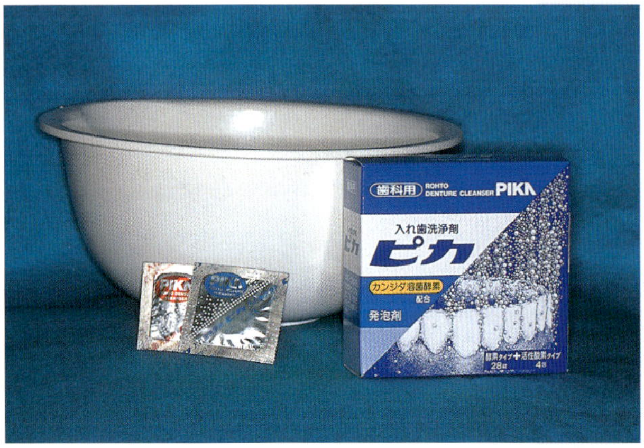

그림 3-218. Shofu PIKA. 온수에 녹여 사용한다. 티슈콘디셔너 조작이 간편해진다.

[동적 인상법의 순서]

① 인공치를 배열하고 구강내 시적이 종료된 후에 기공실에서 중합한 완성의치를 사용한다. 다른 방법은 구강내에 시적한 후 인공치를 지지하고 있는 왁스부분을 treatment jig를 사용해 즉시중합레진으로 교체한 의치를 사용한다.

② 완성 의치의 점막면에 티슈콘디셔너를 깔고 기능운동 시킨다. 과잉부를 가위나 왁스 스파튤러로 자르고 형태를 정리한 뒤 귀가하여 사용하도록 한다.

지그상에서 티슈콘디셔너를 사용하는 경우

지그상에서 왁스 부분을 즉시중합레진으로 교체한 의치를 사용할 경우는 석고작업 모형이 남아 있으므로 의치상하점막면의 인상은 지그상에서 진행한다. 지그상에서 진행하는 경우는 티슈콘디셔너가 석고모형에 부착하지 않고 벗겨지도록 석고모형을 물속에 충분히 담군 후 바세린을 도포하고 축성하도록 한다.

티슈콘디셔너는 모형면과 의치의 내면에 각각 축성해 지그를 맞추고 과잉부를 손가락으로 정리한다.

경화 후 지그에서 떨어진 과잉 부분을 트리밍하고 구강 내에 삽입해 기능운동 시킨다. 구강 밖으로 꺼낸 후 형테를 정돈하고 귀가시킨다.

귀가 전에 의치의 사용상 주의사항을 주지시킨다. 특히 식사할 때 카레처럼 색이 진한 음식은 삼가하도록 한다.

③ 장착 다음날(2일째) 반드시 내원하도록 한다. 인상면을 검사하고 티슈콘디셔너가 얇아지는 부분(구강점막부의 경우 하얗게 되거나 상처가 난 부분)은 많이 삭제하고 새롭게 티슈콘디셔너를 깔아 의치를 장착하고 기능운동 시킨다.

조정한 후에는 붓을 사용해 티슈콘디셔너액을 얇게 펴듯이 도포(flow control)한 후 장착하고 귀가하도록 한다.

④ 그 다음날(3일째)도 내원해 위의 조작을 반복한다. 삭제하기 전 또는 첨가한 후에도 항상 교합고경에 주의하고 바이트게이지로 계측하면서 진행한다.

⑤ 그 후 2~3일 기간을 두고 내원하도록 한다. 단단한 점막부에 눌려 인상재가 얇아지는 부분의 의치상면을 삭제하고 새롭게 티슈콘디셔너를 추가해 기능운동 시킨다.

⑥ 이상의 조작을 2~4주 간 사용하고 동적 기능인상을 마무리한다.

⑦ 마무리한 인상면을 지그에 장착한다.

⑧ 왁스업한다.

⑨ 플래스크에 매볼하고 중합해서 완성한다.

참고문헌

1. 林　都志夫編：全部床義歯補綴学，医歯薬出版，東京，1982.
2. 佐藤隆志：無歯顎の印象採得，而至歯科工業㈱，東京，1987.
3. 森谷良彦：最新歯科医学知識の整理，補綴科各論，医歯薬出版，東京，1990.
4. Bernard Levin：長尾正憲監訳：コンプリートデンチャーの印象，クインテッセンス出版，東京，1986.
5. 中村順三：一次印象，モデリング・アルジネート連合印象でどこまで採れるか，補綴臨床別冊，ワンポイントアドバイス，コンプリートデンチャーの臨床，1992.
6. 中村順三：無調整義歯から印象採得を考える，経日的機能印象について，補綴臨床．1990；23(6)：655－668.

찾아보기

저자 약력

Nakamura Kimio(中村 公雄)

兵庫縣 출신
치학박사
1968년 오사카대학 치학부 졸업
1972년 오사카대학 대학원 치학연구과 치과보철학전공 수료
현재 오사카시 개업, 貴和會 신오사카치과진료소 원장

〈주요 저서〉

豫智性 높은 補綴治療를 위한 齒周外科와 그 實際, Quintessence, 1994년(공저)
現代의 臨床補綴 - 齒周治療에 입각한 補綴治療, Quintessence, 1998년(공저)
科學이 살아있는 치아치료, 임플란트, Quintessence, 2001년(공저)

Sasaki Takeshi(佐々木 猛)

오사카 출신
1995년 오사카대학 치학부 졸업
현재 貴和會 신오사카치과진료소

〈주요 저서〉

審美修復治療를 再考한다 - 永續性이 높은 個性美를 추구하며, Quintessence, 2004년(공저)
現代의 治療指針 全治療分野와 periodontology, Quintessence, 2004년(공저)
審美修復治療를 再考한다. Part 2 -淸掃性을 중시한 齒周外科處置 後의 修復治療에 의한 審美的 配慮, Quintessence, 2005년(공저)

Nishikawa Toru(西川 徹)

오사카 출신
치과기공사
1995년 신오사카기공사전문학교 졸업
현재 貴和會 신오사카치과진료소 기공주임

〈주요 저서〉

크라운 브릿지 Practical Dental Technology, Quintessence, 2004년(공저)

Yatabe Masaru(谷田部 優)

千葉縣 출신
치학박사
1983년 동경의과치과대학치학부 졸업
1985년 동경의과치과대학치학부조수(국소의치학)
1994년 네덜란드 국립 ACTA악기능강좌 유학
2000년 동경의과치과대학기공사학교 非常勤講師 겸임
현재 동경 문경구 개업
동경의과치과대학 섭식기능구축학 강좌 非常勤講師

〈주요 저서〉

現代의 治療指針 全治療分野와 periodontology, Quintessence, 2004년(공저)
現代의 治療指針 全治療分野와 Cariology, Quintessence, 2003년(공저)
치열을 지킨다, 의치약출판, 2003년(공저)

Nakamura Joonzou(中村 順三)

北海道 출신
1973년 神察川치과대학치학부 졸업
1973년 北海道대학치학부구강외과연구생
1979년 동일본대학(현, 北海道의료대학) 제1구강해부 非常勤講師
현재 北海道 사뽀로시 개업
北海道대학치학부 임상교수
北海道대학치학부 보철 제2강좌 非常勤講師

〈주요 저서〉

舊의치 대응, 4가지 법칙, 일본의료센타, 1989년
유지, 안정이 좋은 하악 의치를 바라며, 치과의료 별책, 1997년(공저)
치아와 구강의 기능을 회복한다. 다수치 결손, 무치악에의 대응. 舊의치의 이용과 이용할 수 없는 不正의치와의 진단, 의치약출판, 2003년(공저)

역자 약력

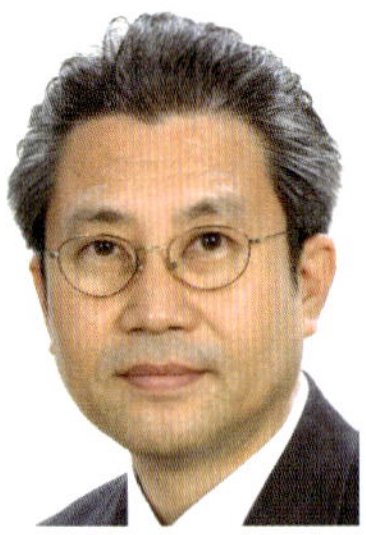

이 성 복 (李星馥, Richard Leesungbok, DMD, MSD, PhD)

■약력

1958	서울 원효로 출생
1965~1971	홍익국민학교 졸업
1971~1974	중앙중학교 졸업
1974~1977	여의도고등학교 졸업
1978~1984	경희대학교 치과대학 졸업
1984~1987	경희대학교 치과대학 부속치과병원 보철과 수련
1991~1992	일본 오우대학 치학부 가철성 보철과 박사과정 장학생 학점교류 유학
1994	일본치과대학 니이가타 치학부 고정성 보철과 방문교수 역임
1997~1999	미국 Harvard대학 보철과 및 임플란트과 교환교수 역임
1992	제1회 대한치과보철학회 신인학술상 수상
1993~현재	경희치대 보철과 교수
2006~현재	경희대학교 동서신의학병원 치대병원 생체재료 보철과장, 심미치과 센터장, 교육연구부장

■학회활동

대한치과보철학회 학술이사, 교육지도의
대한치과턱관절기능교합학회 부회장, 인정의 위원장
대한구강악안면임프란트학회 국제이사, 교육지도의
일본치과보철학회 회원
국제치과보철학회 회원
아시아치과보철학회 회원
ITI Fellow, Education Delegate
국제 자석치의학연구프로젝트 Active Member
국제임플란트학회 회원

완벽을 추구하는

인 상 채 득

적합이 좋은 보철물 제작을 위한 정밀인상의 이해

발행일 2007년 8월 17일
저 자 나카무라 키미오 외
역 자 이 성 복
발행인 최 용 원
편 집 이 유 미
표 지 이 유 미
발행처 **대한나래출판사**
등 록 제6-0365호(1994. 12. 14)

주 소 서울특별시 동대문구 용두동 102-65
전 화 (02) 922-0840
팩 스 (02) 922-0841
이메일 dhpub@chol.com

ISBN 978-89-5741-091-2 **정가 60,000원**

www.dhpub.com